U0152635

海外中医珍版古籍善本丛书

医学原始

（校点本）

清·王宏翰 著辑
张志斌 校点

人民卫生出版社
·北京·

图书在版编目（CIP）数据

医学原始：校点本 /（清）王宏翰著辑；张志斌校点. —北京：人民卫生出版社，2024.3
（医典重光：珍版海外中医古籍善本丛书）
ISBN 978-7-117-34797-6

Ⅰ. ①医… Ⅱ. ①王… ②张… Ⅲ. ①中医生理学－中国－清代 Ⅳ. ①R223

中国国家版本馆 CIP 数据核字（2023）第 189170 号

医典重光——珍版海外中医古籍善本丛书
医学原始（校点本）

Yidian Chongguang——Zhenban Haiwai Zhongyi Guji Shanben Congshu
Yixue Yuanshi（Jiaodian Ben）

著　　辑：清·王宏翰
校　　点：张志斌
出版发行：人民卫生出版社（中继线 010-59780011）
地　　址：北京市朝阳区潘家园南里 19 号
邮　　编：100021
E - mail：pmph @ pmph.com
购书热线：010-59787592　010-59787584　010-65264830
印　　刷：北京雅昌艺术印刷有限公司
经　　销：新华书店
开　　本：889 × 1194　1/16　　印张：16　　插页：3
字　　数：253 千字
版　　次：2024 年 3 月第 1 版
印　　次：2024 年 4 月第 1 次印刷
标准书号：ISBN 978-7-117-34797-6
定　　价：109.00 元
打击盗版举报电话：010-59787491　E-mail：WQ @ pmph.com
质量问题联系电话：010-59787234　E-mail：zhiliang @ pmph.com
数字融合服务电话：4001118166　E-mail：zengzhi @ pmph.com

珍版海外中医古籍善本丛书

丛书顾问

王永炎
真柳诚 [日]
文树德 (Paul Ulrich Unschuld)[德]

丛书总主编

郑金生
张志斌

校点凡例

一、《医学原始》九卷，清•王宏翰著辑于康熙二十七年（1688）。体仁堂初刊于康熙三十一年（1692），原刻今仅残存前四卷。另唯日本国立公文书馆内阁文库藏该版江户时期抄本为全帙，底本为康熙初刻本。今校点以康熙初刻残本及江户抄本为本书前四卷的双底本，其余各卷底本为江户抄本。此外校勘时多参原书所引文献以为旁证。

二、本书采用横排、简体，现代标点。简体字以2013年版《通用规范汉字表》为准（该字表中如无此字，则按原书）。原书竖排时显示文字位置的“右”“左”等字样一律保持原字，不做改动。原底本中的双行小字，今统一改为单行小字。

三、底本原有目录，仅卷次下出示同一级标题，无法体现原书论说层次。故今校点本依据正文实际内容，兼参原目录，新编三级目录，置于全书之前。原书目录作为资料篇保存于书中相应位置，以备参阅。

四、校点本对原书内容不删节、不改编，尽力保持原书面貌，因此原书可能存在的某些封建迷信内容，以及某些不合时宜的内容（如以骨相断贫下贤愚，或谓上智、下愚之人其心窍、毛多少不一等）仍予保留，请读者注意甄别，勿盲目袭用。

五、本书底本引文甚多，但却时有增删化裁，或加评述。对此，若文理通顺，意义无实质性改变者，不改不注。惟引文改变原意时，或有错字异文时，方据情酌改，或仍存其旧，均加校记。

六、原书的古今字、通假字，一般不加改动，以存原貌。底本的异体字、俗写字，或笔画有差错残缺，或明显笔误（如“已、己、巳”“盲、肓”“循、楯”“顶、项”之类），均径改作正字，一般不出注，或于首见处出注。

七、本书多涉及经络腧穴名及相关术语，凡属误名者均改为正名，必要时在该名首次出现时加注说明。不同时代所用穴名或有不同，故书中常见一穴多名。今一般将异写名作别名处理，不予统一，以保留其时代特征，仅少数穴名例外，如“彧中”与“域中”“或中”，今统作“彧中”；“衝”(太衝、天衝、衝阳等)或作“冲”“沖”，今统作“冲”等。

八、原书插图与正文的穴名用字或有差异，无法完全统一。例如原书多个穴名用“郄”，而“阴郄”等至今沿用，“络郄”等则改作“却”。又如穴名“窌”字，今多作“髎”，但原书插图中“窌”“髎”皆有。为使图、文用字保持一致，今仍保留少数“窌”字。原书图形狭小，故手绘图中常有不规范简化字，如“悬釐”作“元厘”，“悬颅”作“元卢”，“食窦”作“石豆”，“节”作“ㄗ”等。今除少数原图误字外，其余不规范简化字径改不注。

九、凡属难字、冷僻字、异读字，以及少量疑难术语、药物来源等，酌情加以注释。原稿漫漶不清、脱漏之文字，若能通过考证得以解决，则加注说明。若难以考出，用方框“□”表示，首次出注，后同不另加注。

十、原书某些大块文字的篇节，不便阅读理解，今酌情予以分段。另外，原书论十二经循行，多用大字；涉及经络、腧穴注释则用小字。其中腧穴位置及取穴法混夹在经络注文之中。为标点及文义明确计，今凡小字注涉及腧穴位置及取穴法，一律以圆括号括注，如“……下循臑内，至天泉穴(在曲腋下二寸，举臂取之)……”

目录

序[一]……001

序[二]……002

序[三]……003

序[四]……004

自叙……005

目录……007

卷之一……011

天人合一论……012

总论……012

元神元质说……017

受形论……019

诊脉分男女考……021

子形似父母或似祖伯母舅说……023

命门图说……024

卷之二……027

天形地体图论……028

四元行论……030

四行变化见象论……035

长生赖补养论……038

四液总论……039

红液黄液……041

黑液……041

白液……041
脉经之血由心炼论……042
动觉至细之力德论……043
知觉外官总论……044
目之视官论……044
耳之闻官论……046
鼻之嗅官论……046
口之啖官论……046
身之触官论……047
知觉内职总论……048
总知职……048
受相职……049
分别职……049
涉记职……050
记心法……051
记心辩……053
寤寐论……054
梦论……055
嘘吸论……057

卷之三……059

经脉营卫呼吸考……060
髭须眉发毫毛考……063
仰人骨度部位图……066
伏人骨度部位图……066
周身骨肉数界论……066
周身骨节长短大小考……067
周身骨节三百六十五考论……068
内景全图……070
脏腑位次考……071

内景正面图……072
内景背面图……073
鼻口通咽喉考……073
咽喉分脏腑考……074
藏府气血多少歌……075
三焦图说考……075
手少阳经脉络筋穴图说考……078
别络……081
经筋……081

卷之四……083

喉咙通五脏论……084
肺脏图说考……084
诊脉……088
肺下左侧图说考……089
肺下右侧图说考……090
手太阴经脉络筋腧穴图说……091
经脉……091
别络……093
经筋……093
经终死期……094
心脏图说考……095
诊脉……098
五脏系与心相通图……099
五脏系与心相通……100
手少阴经脉络穴图说考……101
经脉……102
别络……102
经筋……103
心包络图说考……103

气海膈膜图 105
膈膜 105
手厥阴经络穴脉图说考 106
经脉 106
别络 107
经筋 107
脾脏图说考 108
诊脉 111
脾胃包系图 112
脾胃包络 112
足太阴经脉络穴图说考 113
经脉 113
别络 115
经筋 115
肝脏图说考 116
诊脉 119
足厥阴经络穴图说考 120
经脉 120
别络 122
经筋 122
肾脏图说考 123
诊脉 127
足少阴经脉络穴图说考 128
经脉 128
别络 130
经筋 130

卷之五 133

咽嗌通六腑论 134
胃腑图说考 134

诊脉……136
足阳明经脉络穴图说考……137
经脉……137
经络……140
经筋……141
小肠腑图说考……142
阑门水谷泌别图……144
大小肠会为阑门……144
大小肠膀胱系……145
手太阳经脉络穴图说考……145
经脉……146
经络……147
经筋……147
大肠腑图说考……148
广肠……149
手阳明经脉络穴图说考……150
经脉……150
经络……152
经筋……152
胆腑图说考……153
足少阳经脉络穴图说考……154
经脉……155
经络……157
经筋……157
膀胱腑图说考……159
足太阳经脉络穴图说考……161
经脉……161
经络……164
经筋……164
经穴正面铜人全图……166

经穴背面铜人全图 ······ 166
十二经本一脉歌 ······ 166
十五络脉歌 ······ 166

卷之六 ······ 169

奇经八脉总论 ······ 170
任脉带脉阴维阴跻络穴图 ······ 171
督脉冲脉阳维阳跻络穴图 ······ 173
阴维脉 ······ 177
阳维脉 ······ 178
二维为病 ······ 178
阴跻脉 ······ 180
阳跻脉 ······ 180
二跻为病 ······ 181
冲脉 ······ 183
冲脉为病 ······ 184
带脉 ······ 187
带脉为病 ······ 187

卷之七 ······ 191

经络色脉主症 ······ 192
俞穴所属补泻法 ······ 192
针法浅深禁宜论 ······ 193
禁针穴歌 ······ 193
禁灸穴歌 ······ 194
针灸尻神禁忌图穴歌 ······ 194
手少阳三焦经俞穴主症 ······ 194
手太阴肺经俞穴主证 ······ 196
手少阴心经俞穴主症 ······ 198
手厥阴心包络经俞穴主证 ······ 198

足太阴脾经俞穴主症……200
足厥阴经俞穴主症……202
足少阴肾经俞穴主症……203

卷之八……207
足阳明胃经俞穴主症……208
手太阳小肠经俞穴主證……211
手阳明大肠经俞穴主病……213
足少阳胆经俞穴主症……215
足太阳膀胱经俞穴主病……219

卷之九……227
任脉俞穴主症……228
督脉俞穴主症……230
奇穴主症……233
岐伯四花穴……234
崔氏四花六穴图……235
万康叔四花穴图……236

校后记……237

序〔一〕

凡物莫不有始也，万物皆始于天地，而天地之始，莫不始于宰肇。故阴阳变化，而五行之用备矣。人各得天命之性，禀阴阳之气以成形，而五脏配五行，四液应四时。血气盛则精神旺，血气舛则疾病生，此自然之理也。帝王之治民也，善者因之，其次利导之，其次教训之，其次整齐之。沉潜刚克，高明柔克，依然有风雨雷霆之化焉。岐伯之治病也，亦犹是而已。察其体之虚实强弱，按其脉之浮沉迟数，孰为寒凉甘苦，孰为君臣佐使，利用温补，利用攻下，以视天地春温秋肃，各协其宜。原始义大矣！

王子惠源，少时勤习儒业，博学遍览。因母病癖，潜心岐黄，参究有年。著《医学原始》一书，问序于余。夫医理微奥，余亦何敢轻言？今观王子所著，皆阐达性学之理。如元神、元质一说，指人心、道心之精一；又受形男女之论，明受赋立命之本，详知觉运动之机，定五官四司之委。至五行之性，自古未辩，而王子辩以金木皆归于土，不得为元行。立火、气、水、土为四元行。种种卓然精确，皆补先哲之未发。又寤寐睡梦之理，前人言之，未能尽善，而王子立论，独宗儒理。其藏府经脉，无不备详明确，真探源星宿，登峰造极。宜乎王母之病霍寿耋。此王子隐孝之明验也。抑又闻王子为文中子[1]之裔，河汾家学，独得其传。故其为书，元元本本，皆有精义融贯其间。善哉！医始也，神乎其道矣。爰为之序。

康熙三十一年岁次壬申夏六月

年家眷弟韩菼撰

韩菼之印　慕庐

1　文中子：即隋代大儒、哲学家王通（584—617），字仲淹，绛州龙门（今山西河津）人。

序[1]〔二〕

古圣法，天地生成之德，极群黎陷溺之危，立德立言，垂为训典。其所以觉世淑民者，莫不有治身心、保性命之道，以传诸奕祀。故神农、黄帝、僦贷、岐伯，君相咨诹，考论得失，著为不易之经。意旨渊深，道法具备。世宝其言，人尊其术，历亿万载而不敢不尸祝之者，诚有见于医道之足以佐理治平也。然医亦未易言矣。古帝曰：上药养命，中药养性。其理原于吾儒明心见道之学，慎习复性之功。推而广之，类而究之，以葆元卫本，不失其为粹养之士。上而凛危微之旨，以尽性知命，可底圣贤之域。盖防于未然，谨于已然者，贵治于未病之先，非俟既病而后药之也。未可视医为小道，而不关乎天人性道之旨也。故古云论医者，必其人能知天地神祇之次，能明性命吉凶之数，审虚实之分，定顺逆之节，贯微达幽，不遗细小，然后谓之良医。

王子惠源，折肱斯道久已。形之著述，有《医学原始》一书。其间有阐天人性理者，有发乾坤蕴奥者。次论生人形气变动之端，阴阳梦觉之理；而后剖明脏腑脉络之旨者。探其本，抉其微，参之古籍，佐以名言，皆补前哲所未发。益人寿世，振聋启聩，利济之功，岂浅鲜哉！其书付梓垂峻，问序于余。余嘉其远宗近考，别有会晤，与人世守专家之业，斤斤于草木之性，汤散成方之论，循其末流而不识其本原之所在者，岂可同年而道哉！是书也，洵足以储心保命，佐理治平，传诸奕祀也。夫是为序。

康熙三十一年岁次壬申仲春吉旦

年家眷缪彤撰

缪彤之印　丁未状元

1 序：此序仅见于江户抄本，今存康熙初刻残本脱此序。

序〔三〕

闻昔人有言曰：先秦燔经籍，独存医学、种植、卜筮之书。然历世久远，六经具在，而医药、种植、卜筮之书虽不经秦火，至于今无一存者。余尝读《汉书·艺文志》，医经凡七家，经方十一家，俱二百余卷，可谓盛矣。今按志考之，自《黄帝内外经》以下，虽藏书之家，盖什不得二焉。岂非昔人之言，信而有征欤？虽然，书之传，系乎其术之精。苟术之不精，虽著书汗牛，终同于草木之荣华、鸟兽好音之过耳矣。苟能精其术，则辑古之要，摅己之得，以拯救生灵，开示来学。如汉、如唐、如宋元明，号神医者，亡虑数十家，皆有论著，班班可考。后之读者，奉其书，守其成规，未尝不凛如蓍蔡，炳如日星，夫岂尽如昔人所嗤者耶！

王子惠源，儒也，精乎医，有闻于时，又能苦心斯道，于后世经方传授之外，别有所会。著《医学原始》一书，大率能探其大本大原之所在，而发以名论，阐性命之理，明天地之道，尽阴阳之秘。非如今之专家，沾沾药性、脉诀，僻隘而固陋者。其书杀青垂竟，欲余一言弁其首，曰：非公言不可以信今传后。夫余固不知医者，虽有言，何足以不朽惠源？独惠源之书，自可以信今传后，则余之附名是书，当亦所不辞也！是为序。

康熙三十一年岁次壬申中秋日

年家眷弟徐乾学撰

徐乾学印　健庵

序〔四〕

渺众虑而广生生之道者，恶乎宜哉？其将起轩岐于荒古，咨仓扁于冥漠乎？曰：是殆不然！吾闻作者为圣，述者为明。作者固神灵首出，洞晓阴阳，深达造化。其于疾病死亡，如睹掌中罨窠，鉴于微茫，穷于杳渺。故其著为书也，元元本本，殚见洽闻。述者亦颖异特达，格物穷理，知白守黑。其于寒暑燥湿，如辨水之淄渑。探之茫茫，索之冥冥。故其辑为编也，洋洋洒洒，日照月临。依古以来，作者既已备略，则神而明之者，孰不赖乎述者哉？虽然，世氏绵邈，阐医理而明医学者，文成数万，其旨数千，充栋汗牛，莫可究诘。学者莫适所从，则又有达人起焉，芟刈繁芜，搜讨精要，以成一家言者矣。有旁搜远绍，分宗别派，古人之奇方秘旨，罔不殚悉。古人之穷神知化，无不备载，以为世所宗者矣。而其究也，去博返约，摘其精髓，传之其人。凡此者，述不一家。要其探本穷源，彰往察来，不爽累黍，其揆一也，而又何述之非圣哉。

吾郡王子惠源，与甥倩颜子彬威，风雨订交。尝与余称其医理精深，明性道之原，究人身生长之微，参天地造化之机，以所著《医学原始》，索予一言为序。夫王子乃文中子之裔，而儒本家传，因知其探程朱之奥，明太极西铭之理，以儒宗而演羲、黄之学，宜其阐发之精也。而立论元神、元质、性命之本，又详五官、四司、知觉之原，如烛照而数计，直发千古之奥。其究原致疾之根，条晰百脉经络，如响应而影从。其参考四行之原，开前哲之未发；讲究寤寐、睡梦之由，启后学之迷蒙也。使读者知人之所以尊生，与人之所以慎疾，莫不防微杜渐之思焉，何待望而知之之谓神，闻而知之之谓圣，始称奇术哉？孔子言：听讼非难，无讼为难。王子以治疾非贵，谨疾为贵，真得圣门之心传，而读书糟粕之谓欤。故曰：医者意也，书犹筌蹄也。变而通之测乎神，参而互之存乎识，勿药有喜存乎机，此固王子编书之意，而予之所为，心识其所以然者也。是为之序。

时康熙二十八年岁次己巳桂月朔旦

赐进士第翰林院庶吉士　年家眷弟沈宗敬拜撰

沈宗敬印　南季

自叙

盖闻忧于道者神清，精于学者靡暇。是以学问之原，须应致知格物，而格学之功，莫不有机焉。余少苦志业儒，因慕古人有言：不为良相，则为良医。然良医岂易言哉？上知天文气运之变化，下达地理万物之质性，中明人事情欲之乘克，庶几医学之原，在于斯矣。愚虽不敏，每思人之性命于天，而本来之原，务须明确，不致贸贸虚度。于是从师讨究，博访异人，而轩岐、叔和、仲景、东垣、河间诸家，及天文、坤舆、性学等书，罗核详考；而天地造化之理，五运六气之变迁，人身气血之盈虚，藏府经络之病机，悉皆参论。至于人之受命本来，最为关切。先儒虽有谆谆之论，今儒务末，置而不讲。虽有论者，俱多远儒近释。大医、大儒，道无二理，亦岂愦愦乎？愚慨性命之学不明，今而幸闻。凡究确而得于心者，不敢私秘。首立元神、元质一说，明人道之生机，上帝赋畀之本原，一烛了然，不使诱入修炼旁门之误。次论受形男女之分别，知受赋立命之原。命既立矣，而元质生机，原系四元行缔结，资饮食而成四液，繇[1]四液以发知觉。而五官、四司，得以涉记明悟。至寤寐睡梦，前人论而不确。或言梦乃魂出而成，殊不知魂合身生，魂离身死，岂有魂游千万里之外，而一唤即归醒之理乎？又道家托言“出神远游”，虚幻妄诞之谈，俱经分晰理明。又五藏六府，其中各有胎生之原病，如心藏髑骬[2]弱小者心脆，心脆则善病消瘅热中；肺藏合腋张胁者肺下，肺下则善胁下痛。医逢此症，若不胸有《灵》《素》，何以知其原？又医不知经络，犹夜行无烛。是以一藏一府之下，详论经脉络穴起止病原，分列每经正侧细图，致内照灼然。及奇经八脉之奥，亦并陈缀；至周身俞穴主病，针灸补泻之法，俱经详悉，而引经用药之理，靡不由斯。凡昔贤与儒说不出于医，而有关于性旨者，亦辩悉而著之。间以不揣之愚，附管窥以缀其中，皆出乎性学之实理，不敢以意为度也。使学者知变化曲折之深，得探性命之原，亦未必不于是而得之，岂止医道云乎哉。付诸梨枣，以公于世。若当吾

1 繇：通“由”。该书多用此字，故仍其旧。下同。

2 髑骬：hé yú，《汉语大辞典》：《集韵·月韵》：“髑，髑骬，胸前骨。”

世有高明之彦，积乎学之深，而更得其渊源，为余意之所未及者，犹幸而望其教我，以教天下者也。

康熙二十七年端月下浣
云间浩然子王宏翰自撰
王宏翰印　惠原

目录[1]

一卷

天人合一论 一
总论 二
元神元质说 三
受形论 四
诊分男女论 五
子形似父母祖伯论 六
命门图说考 七[2]

二卷

四元行论 一
四行情图 二
四元变化见象论 三
长生赖补养论 四
四液总论 五
红液黄液 六
黑液 七
白液 八
脉经之血由心炼 九
动觉至细之力德 十
知觉外官总 十一
目之视官 十二
耳之听官 十三
鼻之嗅官 十四
口之味官 十五
身之触官 十六
知觉内司总论 十七
总知司 十八
受相司 十九
分别司 二十
涉记司 二十一
记心法 二十二
记心辩 二十三
寤寐论 二十四
梦论 二十五
嘘吸论 二十六
天形地体图论 第一[3]

1 目录：此原目录，与实际目录相差较大，故原文保存以为资料。其与原书差异，亦不在本篇予以校正，详见正文。

2 七：原作“六”，与前一标题下序号重复，故改。

3 第一：原文如此，与序号不合。正文此节列为第一，置于“四元行论”之前。

三卷

经脉营卫呼吸考 一
髭须眉发毫毛考 二
仰人骨度部位图 三
伏人骨度部位图 四
周身骨肉数界论 五
周身骨节长短考 六
内景全图 七
脏腑位次考 八
内景正面图 九
内景背面图 十
鼻口通咽喉论 十一
咽喉分脏腑论 十二
藏府气血多少歌 十三
三焦图说考 十四
手少阳经脉络筋穴图说考 十五
周身骨节三百六十五考 又六[1]

四卷

喉咙通五脏论 一
肺脏图说考 二
肺下左侧图说考 三
肺下左侧图说考 四
手太阴经脉络图说考 五
心脏图说考 六
五脏系心图说考 七
手少阴经脉络图说考 八
心包络图说考 九
气海隔膜图说考 十
手厥阴经脉络图说考 十一
脾脏图说考 十二
脾胃包络图说考 十三
足太阴经脉络图说考 十四
肝脏图说考 十五
足厥阴经脉络图说考 十六
肾脏图说考 十七
足少阴经脉络图说考 十八

五卷

咽嗌通六腑论 一
胃腑图说考 二
足阳明经脉络图说考 三
小肠腑图说考 四
阑门水谷泌别图 五
大小肠会为阑门论 六
大小肠膀胱系考 七
手太阳经脉络图说考 八
大肠腑图说考 九
手阳明经脉络图说考 十

1 又六：正文此节在“周身骨节长短考六”之后，原脱，比及发现，版已刻成，故补刻作“又六”。

胆腑图说考 十一
足少阳经脉络图说考 十二
膀胱腑图说考 十三
足太阳经脉络图说考 十四
十二经本一脉歌 十五
十五络脉歌 十六
周身正面腧穴铜人大全图 十七
周身背面腧穴铜人大全图 十八

六卷

奇经八脉总论 一
奇经八脉歌 二
任脉图说考 三
督脉图说考 四
阴维脉论 五
阳维脉论 六
阴跻脉论 七
阳跻脉论 八
冲脉论 九
带脉论 十

七卷

经络色脉主病论 一
腧穴所属补泻法论 二
针法浅深禁宜论 三
禁针腧穴歌 四
禁灸腧穴歌 尻神禁忌图穴歌
手少阳经穴主病 六
手太阴经穴主病 七
手少阴经穴主病 八
手厥阴经穴主病 九
足太阴经穴主病 十
足厥阴经穴主病 十一
足少阴经穴主病 十二

八卷

足阳明经穴主病 一
手太阳经穴主病 二
手阳明经穴主病 三
足少阳经穴主病 四
足太阳经穴主病 五

九卷

任脉俞穴主病 一
督脉俞穴主病 二
奇穴主症 三
岐伯四花穴 四
崔氏四花六穴 五
万氏四花穴 六

《医学原始》

卷之一

云间浩然子惠源王宏翰著辑

男　圣来王兆文

圣发王兆武参校

天人合一论

人受天命之性，禀阴阳媾合以成形。肢体百骸，知觉运动，无不与天地相合，故曰：人乃一小天地也。但大医、大儒，道无二理。学宜穷理格物，务得致知之功，庶可与讲儒而论医。然儒能穷危微精一之奥，明修身治平之道，致斯民于衽席之间者，始可称之为大儒。医能格致物性，参究天人性命之旨，宗儒理而斥旁门，使人均沾回春之泽者，始可称之为大医。是以上古圣贤，念切生民疾病之危，立经立典，垂训万世。而《灵》《素》诸书，俱讲究藏府脉络之委，病机经穴之奥，立九针，详运气，极悉民疾，尽善尽美矣。则知格物性命之学，天地风雷变化之理，上古圣神，良有真传。历洪水，遭秦火，书籍散亡。庄、列、淮南辈突出，立言荒唐。幸赖程、朱诸儒，援溺挽颓，性学一明。惜乎宋儒以后，讲道学，辨性命，往往不入于禅、则流于老，全失大学明德真旨。今余得遇西儒，参天讲性，溯源而致尧舜孔孟，其理惟一。既明性命之本，则知吾儒之途，明亮正大，原无径窦可以驳杂也。立元神元质以论，明上帝赋畀之原，乾坤细缊之奥，则知人身之小天地，与覆载之大天地，两相吻合，原无旁门可以假借混淆也。既明性命之旨，而受形之理，前人议论，各立己见，据此验彼，不能两征。余汇集褚、朱、《圣济》等诸言，辨悉而约不易之论，嗣育艰难者得以广种，庶无歧途之叹。参看《性原脉鉴》。又记心一端，思想之机，纳像之库藏，无不从总知受想，分别涉记之四穴，向古以来沉沦而不觉。今幸得西传，特表而出之，使人人得览，知记性之原，顿觉而明悟，回思久远之事，神升立取，顷刻而托出也。空际中，惑世之事多端，迷害愚人者不浅，皆因不明天文之理，四元行之变化，日月之蚀、雷震彗孛之本，今尽悉而详辨之。又举切近者八端，如双火、单火、跃羊、拈尖等火，通世咸疑鬼神所使。又空际之飞龙，乃燥气为寒云所逼，像似龙形，概世误认真龙，皆详确四行之情，变化之由，以释世人永惑之害，免陷旁门魔溺之境也。

总　论

《本藏篇》黄帝曰：人之血气精神者，所以奉生而周于性命者也。经脉者，所以行血气而营阴阳，濡筋骨利关节者也；卫气者，所以温分肉，充皮肤，肥腠理，司开阖者也；志意者，所以御精神，收魂魄，适寒温、和喜怒者也。是故血和则经脉流行，营覆阴阳，筋骨劲强，关节清利矣。卫气和则分肉解利，皮肤调柔，腠理致密矣。志意和则精神专直，魂魄不散，悔怒不起，五脏不受邪矣。寒温和则六腑化谷，风痹不作，经脉通利，肢节得安矣。此人之常平也。五脏者，所以藏精神、血气、魂魄者也；六府者，所以化水谷而行津液者也。此人之所以具受于天也。无愚智贤不肖，无以相倚也。然有其获尽天寿而无邪僻之病，百年不衰，虽犯风雨卒寒大暑，犹有弗能害也。有其不离屏敝室内，无怵惕之恐，然犹不免于病者。

岐伯曰：五脏者，所以参天地，副阴阳而运四时，化五节者也。又曰：五脏皆小者，少病苦焦，心大愁忧。五脏皆大者，缓于事，难使以忧；五脏皆高者，好高举措；五脏皆下者，好出人下；五脏皆坚者，无病；五脏皆脆者，不离于病；五脏皆端正者，和利得人心；五脏皆偏倾者，邪心而善盗，不可以为人平，反复言语也。本藏府、原病，在各藏府内已分晰。又曰：视其外应，以知其内脏，则知所病矣。

萧廷瑞曰：眼不视而魂在肝，耳不闻而精在肾，舌不动而神在心，鼻不嗅而魄在肺，精神魂魄聚于意，土也。

西山真景元曰：人之生也，精与气合而已。精者血之类，是滋养一身者，故属阴；气是能知觉运动者，故属阳。二者合而为人精，即魄也。目之所以明，耳之所以聪者，即精之为也。此之为魄气充乎体。凡人心之能思虑，有知识，身之能举动，与夫勇决敢为者，即气之所为也，此之谓魂。

张横渠曰：寤形开而志交诸外也，梦形闭而气专乎内也。寤所以知新于耳目，梦所以缘旧于习心。所谓饥梦取，饱梦与。凡寤梦所感，专语气于五脏之变，容有取焉尔。

《内经·营卫生会篇》曰：壮者之气血盛，其肌肉滑，营卫之行不失其常，故昼精而夜暝。老者之气血衰，其肌肉枯，气道涩，五脏之气相搏，其营气衰少，而卫气内伐，故昼不精而夜不暝。

又曰：多卧者，肠胃大而皮肤涩，分肉不解，卫气行迟故也。

张子和曰：思气所至为不眠，为嗜卧。

巢元方曰：脾病困倦而嗜卧，胆病多烦而不眠。

《内经·淫邪发梦篇》曰：阴气盛则梦涉大水而恐惧，阳气盛则梦大火而燔焫，阴阳俱盛则梦相杀。上盛则梦飞，下盛则梦堕。甚饱则梦与，甚饥则梦取。此皆有余也。厥气客于项，则梦斩首；客于阴器，则梦接内。客于胫，则梦行走不能前，及居深地窌苑中；客于股肱，则梦礼节拜起；客于胞脏，则梦溲便。此皆不足也。

《脉要精微论》曰：短虫多则梦聚众，长虫多则梦相击毁伤。

《天年篇》曰：人生十岁，五脏始定，血气已通，其气在下，故好走。二十岁血气始盛，肌肉方长，故好趋。三十岁，五脏大定，肌肉坚固，血脉盛满，故好步。四十岁，五脏六腑、十二经脉皆大盛以平定，腠理始疏，荣华颓落，发颇斑白，平盛不摇，故好坐。五十岁，肝始衰，肝叶始薄，胆汁始灭，目始不明。六十岁，心气始衰，苦忧悲，血气懈惰，故好卧。七十岁，脾气虚，皮肤枯。八十岁，肺气衰，魄离，故言善误。九十岁，肾气焦，四藏经脉空虚。百岁，五藏皆虚，神气皆去，形骸独居而终矣。

《寿夭刚柔篇》，黄帝问于伯高曰：余闻形有缓急，气有盛衰，骨有大小，肉有坚脆，皮有厚薄，其以立寿夭，奈何？伯高答曰：形与气相任则寿，不相任则夭。皮与肉相果则寿，不相果则夭。血气经络，胜形则寿，不胜形则夭。黄帝曰：何谓形之缓急？伯高答曰：形充而皮肤缓者则寿，形充而皮肤急者则夭。形充而脉坚大者顺也，形充而脉小以弱者气衰，衰则危矣。若形充而颧不起者骨小，骨小而夭矣。形充而大肉䐃坚而有分者肉坚，肉坚则寿矣。形充而大肉无分理、不坚者肉脆，肉脆则夭矣。此天之生命，所以立形定气而视寿夭者，必明乎此。立形定气，而后以临病人，决死生。

黄帝曰：余闻寿夭无以度之？伯高答曰：墙基卑高不及其地者，不满三十而死。其有因加疾者，不及二十而死也。黄帝曰：形气之相胜以立寿夭奈何？伯高答曰：平人而气胜形者寿，病而形肉脱，气胜形者死，形胜气者危矣。

雷公曰：不知水所从生，涕所从出也。帝曰：夫心者，五脏之专精也。目者其窍也，华色者其荣也。是以人有德者，则气和于目；有亡，忧知于色。是以悲哀则泣下，泣[1]下水所由生。水宗者，积水也。积水者，至阴也。至阴者，肾之精也。宗精之水所以不出者，是精持之、辅之、裹之，故水不行也。夫水之精为志，火之精为神，水火相感，神志俱悲，是以目之水生也。故谚言曰：

1 泣下，泣：原误作“泪下位”，据《素问•解精微论篇》改。

“心悲名曰志悲。”志与心精共凑于目也。是以俱悲则神气传于心精，上不传于志而志独悲，故泣[1]出也。泣涕者脑也，脑者阴也，髓者骨之充也，故脑渗为涕。髓者骨之主也，是以水流而涕从之者，其行类也。夫涕之与泣者，譬如人之兄弟，急则俱死[2]，生则俱生。其志以早悲，是以涕泣俱出而横行也。夫人涕泣俱出而相从者，所属之类也。

雷公曰：人哭泣而泪不出者，泣若出而少，涕不从之，何也？帝曰：夫泣[3]不出者，哭不悲也；不哭者，神不慈也。神不慈则志不悲，阴阳相持，故安能独来？夫志悲者惋，惋则冲阴，冲阴则志去目，志去则神不守精，精神去目，涕泪出也。且子独不念不诵[4]夫经言乎？厥则目无所见。夫人厥则阳气并于上，阴气并于下。阳并于上则火[5]独光也。阴并于下则足寒，足寒则胀也。夫一水不胜五火，故目眦盲。是以气冲风，泣下而不止。夫风之中目也，阳气内守于精，是火气燔目，故见风则泣下也。

《口问篇》黄帝曰：人之哀而泣涕出者，何气使然？岐伯曰：心者，五脏六腑之主也。目者，宗脉之所聚也，上液之道也。口鼻者，气之门户也。故悲哀愁忧则心动，心动则五脏六腑皆摇，摇则宗脉感，宗脉感则液道开，液道开，故涕泣出焉。液者，所以灌精、濡空窍者也。故上液之道开则泣，泣不止则液竭，液竭则精不灌，精不灌则目无所见矣。故命曰夺精。

《论勇篇》黄帝曰：夫人之忍痛与不忍痛者，非勇怯之分也。夫勇士之不忍痛者，见难则前，见痛则止；夫怯士之忍痛者，闻难则恐，遇痛不动。夫勇士之忍痛者，见难不恐，遇痛不动。夫怯士之不忍痛者，见难与痛，目转面盼，恐不能言，失气惊，颜色变化，乍死乍生。余见其然也，不知其何由？愿闻其故。少俞曰：夫忍痛与不忍痛者，皮肤之薄厚、肌肉之坚脆、缓急之分也，非勇怯之分也。

黄帝曰：愿闻勇怯之所由然。少俞曰：勇士者，目深以固，长衡直扬，三焦理横，其心端直，其肝大以坚，其胆满以傍，怒则气盛而胸张，肝举而胆横，

---

1 泣：原误作“悲”，据《素问•解精微论篇》改。
2 死：原误作“化”，据《素问•解精微论篇》改。
3 泣：原作“涕”，据《素问•解精微论篇》改。
4 诵：原作“谓”，据《素问•解精微论篇》改。
5 火：原作“夭”，据《素问•解精微论篇》改。

眦裂而目扬，毛起而面苍，此勇士之由然者也。黄帝曰：愿闻怯士之所由然。少俞曰：怯士者，目大而不减，阴阳相失，三焦理纵，䯏骬短而小，肝系缓，其胆不满而纵，肠胃挺，胁下空。虽方大怒，气不能满其胸。肝肺虽举，气衰复下，故不能久怒。此怯士之所由然者也。

老子[1]曰：神处心，神守则血气流通。魄在肺，魄安则德修寿延。魂居肝，魂静则至道不乱。意托脾，意宁则智无散越。志藏肾，志荣则骨髓满实。

《五癃津液别篇》曰：五脏六腑，心为之主。耳为之听，目为之候，肺为之相，肝为之将，脾为之卫，肾为之主外。故五脏六腑之津液，尽上渗于目。心悲气并则心系急，心系急则肺举，肺举则液上溢。夫心系与肺不能常举，乍上乍下，故咳而泣出矣。

黄帝[2]曰：首面与身形也，属骨连筋，同血合于气耳。天寒则裂地凌冰。其卒寒，或手足懈惰，然而其面不衣，何也？岐伯曰：十二经脉，三百六十五络，其气血皆上于面而走穴窍，其精阳气上走于目而为睛，其别气走于耳而为听，其宗气上出于鼻而为臭，其浊气出于胃，走唇舌而为味，其气之精液皆上熏于面，而皮又厚，其肉坚，故天热甚寒不能胜之也。

《上古天真篇》曰：上古之人，其知道者，法于阴阳，和于术数，饮食有节，起居有常，不妄作劳。故能形与神俱，而尽终其天年，度百岁乃去。今时之人不然也，以酒为浆，以妄为常。醉以入房，以欲竭其精，以耗散其真。不知持满，不时御神，务快其心。逆于生乐，起居无节，故半百而衰也。

又曰：女子七岁，肾气盛，齿更发长。二七而天癸至，任脉通，太冲脉盛，月事以时下，故有子。三七肾气平均，故真牙生而长极。四七筋骨坚，发长极，身体盛壮。五七阳明脉衰，面始焦，发始堕。六七三阳脉衰于上，面皆焦，发始白。七七任脉虚，太冲脉衰少，天癸竭，地道不通，故形坏而无子也。丈夫八岁肾气实，发长齿更。二八肾气盛，天癸至，精气溢泻，阴阳和，故能有子。三八肾气平均，筋力劲强，故真牙生而长极。四八筋骨隆盛，肌肉满壮。五八肾气衰，发堕齿槁。六八阳气衰竭于上，面焦，发鬓颁白。七八肝气衰，筋不能动，天癸竭，精少，肾气衰，形体皆极。八八则齿发去。肾者主水，受

---

1 老子：此文见唐•王冰注《黄帝内经素问》。

2 黄帝：此下见于《灵枢•邪气藏府病形》。

五藏六府之精而藏之，故五藏盛乃能写。今五藏皆衰，筋骨解堕[1]，天癸尽矣。故发鬓白，身体重，行步不正而无子耳。

又曰：有其年已老而有子者，此其天寿过度，气脉常通而肾气有余也。此虽有子，男不过尽八八，女不过尽七七，而天地之精气皆竭矣。

浩然按：人之先天禀气者，乃男女交媾之时，阴精先至，阳精后冲，阴开裹阳则成男；阳精先至，阴精后参，阳开裹阴则成女。是以女为阴，阴中有阳，阳中之数七，故一七而阴精始盛，二七而阴血溢。男为阳，阳中有阴，阴中之数八，故一八而阳精始实，二八而阳精溢也。至于年老而能生子者，乃先天之气禀厚，然虽生子，男寿不过八八，女寿不过七七者，乃父母元气不充，先天禀薄，故不能长寿也。虽年老而能生子者，子必气脉衰微，髓不满胫，时未至冬，足先怕冷。略至中年，必先畏热怯寒。凡子形肖父母者，以其精血尝于父母之身，无所不历也。

元神元质说

元神，即灵性，一曰灵魂，一曰神性，一曰灵神，即天之所命之灵性也。元质，即体质内含觉性，一曰知觉，一曰体魄。觉性之原，一曰元火，一曰元气，一曰精血，即母胎中先天之禀受也。觉性、灵性，相去几希，古人常疑觉即是灵，灵即是觉。觉为形质之用，形质，即元质，而元质即形体精血之质，是父母受生所禀精血形质之元体也。灵为义理之用。一局促现在，一照彻无涯，二者其性相远，奈何？世人不辨，混而一之乎？良繇并处身中，无形可辩。有时血肉胜即灵为觉役，有时义理胜则觉为灵役，有时形质、义理互相抵昂，而觉、灵杂揉，莫适谁胜，人遂认为一物也。

夫灵、觉二性，前儒虽有谆谆之论，但未考耳。晦庵注《大学》云：明德者，人之所得乎天，而虚灵不昧，此指灵性者也。灵本神妙不虚，人以形质之躯视之，故曰虚灵也。为气禀所拘，人欲所蔽，则有时而昏，此指觉性者也。孟子所谓口期易牙，耳期师旷，目期子都，独至于心，指出同然在于理义，分明各一脉络，后又分别其官。耳目不能思而蔽于物，心则能思而属大体。可见甘食、悦色是，

1　堕：原误作“隋”，据《素问·上古天真论篇》改。

皆觉性所动，而不关乎灵性。理义悦心，是乃真灵性也。虞廷人心道心之训可味，人心生于形质之私，道心生于灵明义理之正。告子生之谓性之失，亦可鉴也。若谓觉即是灵，则甘食、悦色，人乃无所不至，顺纵恣欲，必且流为禽兽。此果率之即为道，修之即为教，故觉不可混于灵也。

或曰：若然，何以儒重先觉，释重大觉，而天之生民，又使人人觉耶？曰：此不过借用字义，分别二种。如人心痛则觉痛，痒则觉痒，热则觉热，寒则觉寒，此何以故？血脉流通使之然也。设一肢一节，痿痹不仁，即痛痒寒热全然不觉，此果可谓灵性有所不到耶？可见人之能觉，遍繇气血，不必俱繇灵性。又觉与不觉，口吻常谭，借此易晓之文，分别二义。大都知觉有二，一为触觉，即五官、四司。计在二卷。所触有形之物，而知其冷热、顺逆之情，此人与禽兽所均有者也。一为灵觉，即义理之明悟，以分别事物之善恶，而定趋避焉。是以惟人最贵而出于灵性者也。但灵性有记含、明悟、爱欲之三德，其理深奥，兹不详及。又世人常称灵魂是气者，殆由魂本神妙，非目可接；气亦微渺，难以目击，姑取其近似者名之，其实超越于气之上，而灵性实非气也。或疑人在气中呼吸，赖气以生，若呼吸之气一尽，身即死者之说。艾儒略曰：此因不明气乃四元行之一也。然人之呼吸，昼夜出入，时刻不停，不知几经更易。设谓性即是气，则性亦岂有更易之理乎？晦庵又云：或生于形气之私，或原于性命之正，而为知觉者不同，以灵神气禀二者，分晰了然，而灵自灵，气自气，断非一物明矣。然灵性疑气之说，因人未明天地之理尔。人乃一小天地也。聊述一端，可不辩自明矣。天文书云：天有十二重，自地而上二百六十里有奇，为气域。万物皆在气域中变化。气域上为火域。气域分为三际，近地为和际，中为冷际，上为热际。因近火域故热。气域而上至月轮天是第一重，为元火之界，界中不容物入。四元行者，火、气、水、土也。水轻于土，故水在土之上，气轻于水，故气在水之上，火轻于气，故元火在气域之上。月天以上，无气亦无火也。推此，倘灵性是气，则身后一灵何能上陟乎？而灵性非气，又显然自明矣。然草木有生性，赖生气之发育；禽兽有觉性，从肉躯而发，赖血气之精华。气聚则生，气散则灭，故禽兽死后灭而无灵也。惟人之性，上帝赋畀，纯为神灵，绝不属气。魂合则身生，魂离则身死也。夫人之疾病，皆繇元质禀气，与后天培养精血失调，或饮食劳逸过度，或时令与地土不和而生者。善调摄者，斟酌药性气味之厚薄，寒热温平甘苦之升降，用之以扶柔而复强，使藏府气血调和，以乐天年耳。盖世人不明性命之本来，而贸贸一生，老死而不悟者概众矣。医者，操乎司命之权。若不格学明理，何能起沉疴于顷刻哉？此篇冠于受形之前者，使学者知性命之本，有自来尔。

○陈阜庵曰：自古名医著述，真汗牛充栋，从未讲究性学之原。先生宗儒理而精医，所论皆超出前人，立元神、元质者，发虞廷"人心道心"之奥，"危微精一"之理，直贯大圣之心传，为吾儒之柱石也。至"灵神非气"之论，足破老氏运气炼神、运神、离身朝天之诳。又论草木止有生气，禽兽止有觉气，气聚则生，气散则灭，如此则草木、禽兽无灵，显然明晰，则佛氏所创莲花现佛，龟蛇听讲，禽兽得道，成佛成仙之说，俱属诞妄矣。惑世害人，千百年来，一旦卓然阐发，为后学误入旁门之明鉴，宗吾儒天命之性也。但灵、觉之混杂，气、行之相似，讲论虽彻，而学者更须静心参悟。至天地之理，火、气、水、土，元行之性，务须熟读玩味，反复而细释之，庶可得其性学之旨云尔。

○殷吉生曰：轩岐家辄[1]言"人一小天地也"。及询其故，且[2]不知大天地为何物？今读先生元神元质说，洞见天地之本，体人物之本性，凛若监观者在，不特疗人形疾，直疗人神疾也夫。

受 形 论

《易》曰：天地絪缊，万物化醇。男女媾精，万物化生。乾道成男，坤道成女。絪缊者，升降凝聚之谓也；媾精者，配合交感之谓也。此盖言男女生生之机，造化之本源，性命之根本也。

褚澄曰：男女交畅，阴血先至，阳精后冲，血开裹精则生男。阳精先至，阴血后参，精开裹血则生女。阴阳均至，非男非女之身；精血散分，骈胎品胎之兆。父少母老，产女必羸；母壮父衰，生男必弱。补羸女则养血壮脾，补弱男则壮脾节色。羸女必及时而嫁，弱男必待壮而婚。男子阳气聚面，溺死必伏；女子阴气聚背，溺死必仰。走兽溺死仰伏皆然也。

《道藏经》言：月水止后一三五日成男，二四六日成女。

李东垣谓：血海始净一二日成男，二四五日成女。

《圣济经》曰：因气而左动，阳资之则成男；因气而右动，阴资之则成女。

---

1 辄：原作"辙"，据文义改。

2 且：康熙刻本作"且"，江户抄本作"旦"，前者义长，从之。

谓子宫一系在下,上有两歧,一达于左,一达于右也。

朱丹溪乃非褚氏,而是东垣,主《圣济》左右之说而立论,归于子宫左右之系。

李时珍曰:褚氏未可非也,东垣未尽是也。盖褚氏以精血之先后言,《道藏》以日数之奇偶言,东垣以妇血之盈亏言,《圣济》、丹溪以子宫之左右言,各执一见,会而观之,理自得矣。夫独男、独女之胎,则可以日数论,而骈胎、品胎之感,亦可以日数论乎?稽之诸史载:一产三子、四子者甚多,其子有半男半女,或男多女少,男少女多。《西樵野记》载国朝天顺时,扬州民家一产五男,皆育成。观此,则一三五日为男,二四六日为女之说,岂其然哉?有一日受男,而二日复受女之理乎?此则《圣济》、丹溪、褚氏主精血、子宫左右之论为有见,而《道藏》、东垣日数之论为可疑矣。王叔和《脉经》以脉之左右浮沉,辩猥生之男女,高阳生《脉诀》以脉之纵横逆顺,别骈品之胎形,恐亦臆度,非确见也。

浩然曰:诸家皆以父精母血而成胎,若此之言,则女子岂无精乎?今余略论而发明之。夫人之生,男女俱有精。男女俱有真元之神气。精者,神气之安宅也。无精则无气。女人经后受胎者,以月水始净,新血方生,此时子宫乃开,男女交会之时,皆有精有气,但男子阳中有阴,女子阴中有阳,两者媾动,皆精气相感而成胎。成胎之后,俱属后天矣。一切之人,莫不有命。命中气精,非吾之气也,乃父母之元阳。无精则无气,非吾之精也,乃父母之元质。真气为阳,真水为阴,阳藏水中,阴藏气中。气主乎升,气中有真水;水主乎降,水中有真气。真水乃真阴也,真气乃真阳也,二者不能相离。所谓动而无动,静而无静,真阴根阳,真阳根阴也。

且夫乾为父,坤为母,常理也。而有五种非男,不可为父;五种非女,不可为母,何也?岂非男得阳气之亏、女得阴气之塞耶?五不女,螺、纹、鼓、角、脉也。螺者,牝窍内旋,有物如螺也。纹者,窍小,即实女也。鼓者,无窍,如鼓也。角者,有物,如角,古名阴挺是也。脉者,一生经水不调,及崩带之类是也。五不男,天、犍音坚、漏、怯、变也。天者,阳痿不用。古云"天宦"是也。犍者,阳势阉去,寺人是也。漏者,精寒不固,常自遗泄也。怯者,举而不强,或见敌不兴也。变者,体兼男女,俗名二形,《晋书》以谓乱气所生,谓之人痾,其类有三;有值男即女,值女即男者;有半月阴,半月阳者;有可妻不可夫者,此皆具体而无用者也。

人之变化有出常理之外者，乃细缊一气之所施，如男化女，女化男；男生潼，女生须；胁生、背产之奇异。时珍《纲目》有“人傀”之篇，启玄《密语[1]·书五行类应篇》中，俱详载分明。而博雅之士所当览识，以备多闻眚咎之征。

诊脉分男女考

阴搏阳别谓之有子。搏者，近也，阴脉逼近于下，阳脉则出于上，阳中见阳，乃知阳施阴化，法当有子。

少阴脉动甚者，妊子也。手少阴属心，足少阴属肾，心主血，肾主精，精血交会，投识于其间，则有妊。

三部脉浮沉正等，无病者，有妊也。左手尺脉浮洪为男，右手尺脉浮洪为女，两手尺脉俱浮洪为两男，俱沉实为两女。

妊娠脉三部俱滑大而疾，在左是男，在右是女。

一云：中指一跳一止者一月胎，二跳二止者二月胎也。

一云：寸关尺三部脉浮沉正直齐等，举按无绝，及尺内举按不止住者，真的怀胎也。

滑疾不散三月胎，但疾不散五月母。若怀胎五月，是以数足胎成就而结聚，必母身体壮热，当见脉息躁乱，非病苦之症，谓五月胎已成，受火精，以成气，故身热脉乱，是无病也。

妇人怀胎，凡男抱母，女背母。或上或下，为夭胎；或左或右，为寿胎。贵者胎动必匀，自无毒病。贱者胎乱动，母常有病。寿者母必安，夭者母多病，男胎母气足，神常清。女胎母气不足，神多乱。母声清，孕生福寿之男；母声浊，孕生孤苦之子。

妊娠辨分男女，外验有四：一、受孕后，身更轻快，更壮健，其性常喜，面色加红，是男胎也。因男性热倍于女，故胎能倍加母之热性，面发红色，更喜美好之饮食。若女胎则反，是因女之性冷故也。二、若胎是男，必四十日后，即兆运动，女则运动迟，必在三月后矣。三、胎是男则左肢之行工，愈觉轻便，左之乳体必先高硬。四、胎是男，用行亦便于右，若女则便于左也。

---

1 密语：即题唐·王冰《素问六气玄珠密语》卷十六《五行类应纪篇》。

女人受孕内外皆有征验者七：眼懒看，俗谓慈眼也，眼变为微黄，一也；月经既止，厚气上升，头有昏眩，二也；心常闷躁，三也；易生厌烦，因内厚之气昏，故不喜事物，四也；体重懒行，五也；齿、膝交疼，因胎火厚旺所致，六也；懒厌美好之味，反喜粗粝之物，及咸酸辛辣等味，七也。此因子宫凝闭，月信不行，故发不和之性，变平昔之嗜好，思不伦之。或一月，或两三月即止者，因胎具百肢，头已生发。故至四月，则一切不和之性悉反正矣。因胎渐大，能吸母液以资养，则子宫既无余液之厚气，故不和嗜好之性自无也。

胚在母腹中未足一月，不得结成，必循性本之德，足三十日，始得结上下百肢。其体纤小，如蛛网织聚也。如未足六十日，不能运动，必足六十日，则始能运动。其母亦觉胚胎之运动轻快也。但男胎，须四十日以后，乃结成整足，灵性遂得赋焉。女胎必八十日后，始能结成整足，乃得赋之灵性也。未受灵性曰胚，已赋灵性曰胎也。

妊娠一月曰始胚，阴阳新合，寒则痛，热则惊，寝必静，母恐畏。足厥阴脉所养，不可针灸其经。每月皆仿此。二月曰胎形，成胎也，儿精成于胞里，有寒不成，有热即萎，足少阳脉所养。三月曰始胎，形象始化，未有定仪，因感而变，见物而化，正胎教之所端慎，盖三月为定形，分男女也。见物而变者，乃变易性情，非是以女可以变男，以男可变女也。故君子慎重胎教者，正为养性情也。今人不明，误认胎在三月，男女之形未定，可以将法使妇变男之说惑世。此因未究确受胎之理，故蹈变男变女之诬。可详前后各篇，其理可自了然矣。手心主脉所养。四形象具成，血脉以通耳目，而行经络，六府顺成。手少阳脉所养。五月筋骨毛发生，儿四肢成。足太阴脉所养，脾主四肢也。六月筋成，儿口目皆成。足阳明脉所养，胃主口目也。七月骨成，儿皮毫生，劳身摇肢，无使定止，动作屈伸，以运血气。手太阴脉所养，肺主皮毛也。八月肤革成，儿九窍完。足手阳明脉所养，大肠主九窍也。九月三转身，皮毛成，六府百节无不毕备，足少阴脉所养，肾主骨髓，续缕完成也。十月足太阳脉所养，受气足，五脏全备，六府通纳天地气于丹田，故使关节人事皆备，惟待时而生也。外有不足十月之胎，有十一二月不等月之胎者，又有瑞胎、妖胎之异者，此关天地之气运，系人事之正乖，又不拘此篇之论也。

诸阴阳各养三十日，活儿于胎中，然手太阳、少阴不养者，下主月水，上为乳汁，以活儿养母也。故娠妇不可针其二经，恐致堕胎也。

子形似父母或似祖伯母舅说

子形所似者，盖因作受之时，交媾也，男作女受也。其精质既和合，一或多而德大，一或少而德小，故胎子似父，或似母也。大抵似父者居多，因男女之作受，妻心必全属于夫，易受其夫之像，亦易印于精质之德，所以胎子即肖其父容也。又男人之意，独在生子，不专在于妇，乃不能受其像于心而印于胎，故母之容，子所以不似也。若男心切定于女，必受其女之貌，印其德于精质，则胎子必似其母也。或有似其祖，或似其伯叔、母舅者，因男或先见父之像，或恒忆其父之如在，或其父之德既在于子之性类，而受其相孚之像，乃印其德于精质，是以胎子似其祖容也，似其至亲者亦由此。

夫世之有黑人而生白人者，因夫妇作受之时，女人切想白之像，而传通于精质之德，故胎子即成白之貌，此本性之当然，非怪事也。因知胎子之相似，皆依赖形体所发之形模，随其父母切想之像，以印其德，故子因以各肖其像而已。由此益知夫妇作受之时，不可生忧怒之情及发焦闷之气，勿思丑像及怀恶念，戒绝不和邪理乖戾之意，务以相和相爱，止以传生为愿，如此，必得其佳美之形模，即产亦易生，且又免其精质所带之诸苦也。

又胎在母腹时，倘以不佳之血，养成其形体，生子所发之性情，亦不必佳矣。是以乏乳择母，务必详慎，恐知觉嗜好之情，几与类也。此古人所以重胎教也。

人具天地之性，秉万物之灵，阴阳和平，气质完美，或附赘垂疣，骈拇枝指，侏儒跛躄。而形质美恶者，虽皆胚胎造化之施，然其原始在父母自作所致也。或男人修身积德，寡欲静养，而妇人性沉淑德，谨和胎教，所生之子，自必英慧美好也。或夫妇顽嚣凶暴，乖戾尤愆，而生子禀质怪异，何必多疑哉。

夫儿痘疹之患，亦受于结胎之始。然胎气借母气以滋息，其母七情五辛、风雨晦冥、寒暑妖氛、跌扑坎坷、饥饱劳役，母受之，儿亦受之。内蕴此毒，外惑不正之气，触其藏者，藏毒出而为痘；触其府者，府毒出而为疹。若母能凛[1]遵胎教，不但生子鲜受夭亡之患，而聪慧之质，英睿自多矣。

---

1 凛：通“懔”。懔栗，敬畏。

命 门 图 说

按《铜人图》,脊骨自上而下十四节,自下而上七节,有命门穴,两傍有肾俞穴,则知中是命门,两傍皆肾也。脐与命门生于百体之先,故命门对脐中。《易》曰:一阳陷于二阴之中。命门,犹儒之太极也。

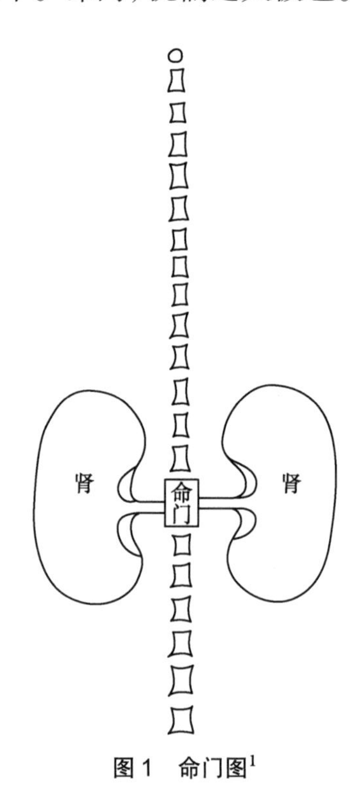

图1　命门图[1]

浩然曰:夫男女交媾之始,皆动元火、元气,而后精聚。两火气感,则两精渗洽,凝于子宫,如炉炼金,如浆点腐,两精凝结细皮,即成胚胎之胞衣矣。两精既相感凝,犹如哺鸡之蛋,虽未变未熟,而在将变之时,其内体尚未尽凝,犹如汁包,即有多线相接合。其外白而内红,如以血洒之。中见小鸡将变,其脐与细皮,并化成胞衣矣。人之胚始子宫,概相似也。夫两精凝结细皮,变为胞衣。此细皮不但为胞衣,裨益凝结之体,更为胚胎脉络之系,乃先生一血络与一脉络,以结成脐与命门。但脐络乃九日后结成,而脐系于胚,以代口之用,吸取母血,以养,渐化为胚胎也。但先生一血络之根,而渐变多细血络,

1 图1:本书前四卷,因康熙原刻本尚存,故其图直接取自原刻本,不取江户抄本之仿绘图。下同。

亦以一脉络之根，渐变为多细脉络，而周于精质之体，以通受母之血，与元火生活发动，如醉水和面，罯郁而热发也，遂成三泡，如雨滴下之水泡。三泡既发，首成三肢，心一、肝一、脑颅一，是胚胎形模之兆发也。心为百体之君，元火之府，生命之根，灵神之寓，故四藏皆系于心，而次第生焉。但心一系，系于脊之上，七节之旁，贯脊上通于脑，下通命门与肾，魂居于肝，为藏真之处。肝生四液，为生气之门。脑颅居百体之首，为五官四司所赖，以摄百肢，为运动知觉之德。脑颅既成，而后全体诸骨渐成。诸骨既成，乃生九窍：首七，眼、耳、鼻、口；下体二，前后便也。女则加一子宫，为生育之须。人之始生，先脐与命门，故命门为十二经脉之主，一曰真火，一曰真气，一曰动气。真火者，人身之太极，无形可见，先天一点之元阳，两肾之间是其息所，人无此火则无以养生。曰真气者，禀于有生之初，从无而有，即元气之本体也。曰动气者，盖动则生，亦阳之动也。命门具而两肾生。两肾者，静物也，静则化，亦阴之静也。命门者，立命之门，乃元火元气[1]之息所，造化之枢纽，阴阳之根蒂，即先天之太极。四行由此而生，脏腑以继而成。越人曰：脐下肾间动气，人之生命也。五脏六腑之本，十二经脉之根，呼吸之门，三焦之原。又曰：命门者，诸精神之所舍，原气之所系也。故男子以藏精，女子以系胞，其气与肾通。

《内经》曰：女子胞者，地气之所生，藏于阴而象于地，名曰奇恒之府。其原始自心之下系，贯七节之傍。其系曲屈下行，接两肾之系，下尾闾，附脏肠之右，通二阴之间。前与膀胱下系溲溺之处相并而出，乃是精气所泄之道也。若女子则子户胞门，亦自脏肠之右，膀胱下系相并而受胎，故气、精、血、脉、脑，皆五脏之真，以是当知精血来有自矣。

夫人之有三焦，如天之有三才。三焦者，原气之别使也。且夫天地之阳精为日，阴精为月，要知天明则日月不明之理，人身中之命元，亦以此推之，正谓一言而终，推之无穷。

李时珍曰：夫三焦者，元气之别使；命门者，三焦之本原。盖一原一委也。命门指所居之府而名，为藏精系胞之物，三焦指分治之部而名，为出纳熟腐之司。命门上通心肺，下通二肾，贯属于脑，为生命之原，相火之主，精气之府。

---

1 气：原作“炁”。“炁”同“气”，多见道家书。本书用“炁”随意，并无特指，故今统改为“气”，下同。

《灵枢》已著其厚薄、缓急之状，而《难经》不知原委之分，以右肾为命门，谓三焦有名无状。高阳伪诀[1]承其谬说，以误后人。至朱肱、陈言、戴起宗始辟之，而知者尚少。

浩然曰：后人皆以右肾为命门，就以右尺为命门脉，承误而误。又言右尺阳绝者，无子户脉也。且夫两尺皆候肾之脉也，亦皆命门脉也。而左尺脉衰，无神者，亦不能受胎，非独右尺而然也。但两尺者，两肾之脉也。肾以主精，精壮则真元旺，真元旺则能成胎。故曰“无精则无气”，未有气精虚衰而能受胎者。又曰：少阴脉动甚者，妊子也。手少阴属心，足少阴属肾，心主血，肾主精，精气交会，投识于其间，故有妊也。

吴草庐曰：医者于寸关尺，辄名之曰：此心脉，此肺脉，此肝脉，此脾脉，此肾脉者，非也；五脏六腑，凡十二经，两手寸关尺者，手太阴肺经之一脉也，分其部位以候他脏之气耳。脉行始于肺，终于肝，而复会于肺，肺为气所出之门户，故名曰气口，而为脉之大会，以占一身焉。

李时珍曰：两手六部皆肺之经脉也，特取此以候五脏六腑之气耳，非五脏六腑所居之处也。凡诊察皆以肺、心、脾、肝、肾各候一动，五十动不止者，五脏皆足。内有一止，则知一脏之脉不至。据此推之，则以肺经一脉候五脏六腑之气者，可心解矣。

浩然按：草庐论六部之脉皆肺之气，而时珍承草庐之论，为候脏腑之气耳，非脏腑所居之地也，皆未发明脉气之本来。然要知肺气之源源，根之所从，营者，水谷之精气，行于脉中者也。卫者，水谷之悍气，行于脉外者也。且夫脉之为体者，惟一真元之精气也。夫真元之为真元者，先天禀受之元质也。

1　伪诀：指六朝高阳生托名所撰之《王叔和脉诀》。

《医学原始》

卷之二

云间浩然子惠源王宏翰著

吴郡松房子萍斋郑元良订

夫世人尽知身乃一小天地也，此真千古之确言。若人不格知天地之内、气域之间、变化之机、四元行之性本，则人身之性体，何由知之与天地同也？愚少自苦禀拙学疏，凡三教诸子等书，虽经辩论详考；遇老儒博学之士，俱师礼问论，励志苦心，潜学有年，而本来性命之原，俱无究竟。后得艾儒略、高一志性学等书，极论格物穷理之本，理实明显，至立论天圜地圜之一端，真发千古未明之旨。讲论性命医道之理，皆特见异闻，出前圣未经论及者。如披云睹日，觉道原之大，凡究确而得于心，义理明实，前人未经发论者，今特表而出之。分别四元行，四行变化，生长，四液，知觉，五官，四司等论，逐一条分缕晰，梓之公于天下。使人人观之，了然人与天地同也，不致误入旁门，得悟性命之本来，岂止医道云尔哉。

天形地体图论

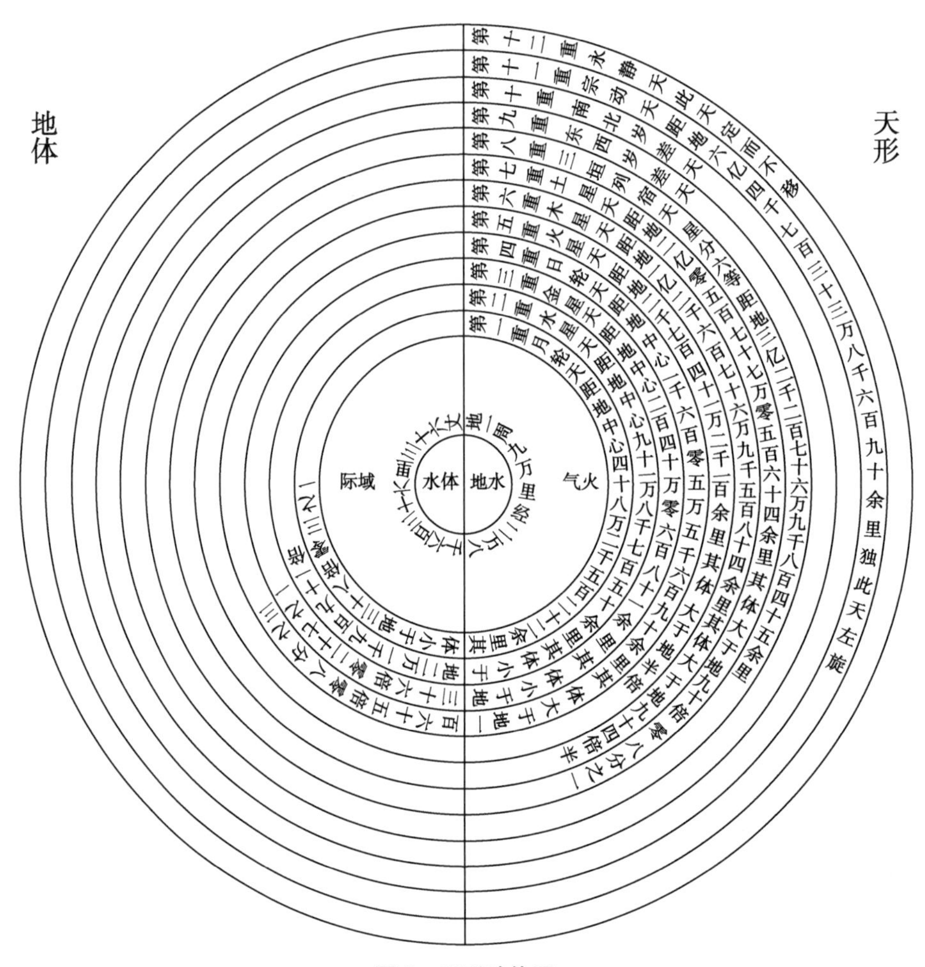

图2　天形地体图

大圜者，外天内地之总名也。水附地以成一球，凝奠居中，天为大圜包其外，有气火充实其间。在天则有经纬，在地则有度数。以地合天，而太阳节气与五星凌犯，及各方之交食，可得而推矣。但天体、地形，古来俱以天圆地方立论，至释道两家，以天有三十三重之说，甚为妄诞。

今我朝睿圣，钦天监擢用泰西南怀仁，极详天圜地圜之理。天圜者，天非可见其体，因众星出入于东西，旋转管辖两极，故见天体之圜也。地为圜者，以月蚀之形圜一端推之，则地体之本圜确矣。

夫地谓方者，言其定静不移之德，非言其形体也。然天体如玻璃，星宿之在天，虽似木节之在板，而德乃健，能自运也。天既包地，则彼此相应。天有南北二极，地亦有之。天有三百六十度，地亦同之。天中为赤道，自赤道而南，二十三度半，为南道；赤道而北二十三度半为北道。中华在北道之北。周天之度，纵横皆三百六十。北极为天枢，与南极相对，相距一百八十度。赤道带天体之纮，距两极各九十度，黄道斜络于赤道，冬至日缠黄道，距北极一百十五度，在赤道外二十三度半。夏至日缠黄道，距北极六十七度，在赤道内二十三度。春秋二分，日缠，距两极各九十度，乃黄赤二道相交之处也。

天有十二重，第一月轮天，运二十七日三十一刻，行一周天。第二辰星天，其行随日先后，运，岁一周天。第三太白星天，其行亦先后随日，运，岁一周天；第四日轮天，运三百六十五日二十三刻，行一周天。第五荧惑星天，运一年又二百二十一日九十三刻，行一周天。第六岁星天，运一十一年三百十三日七十刻，行一周天。第七镇星天，运二十九年一百五十五日二十五刻，行一周天。第八三垣二十八宿天，运二万五千四百年，行一周天。第九东西岁差天，第十南北岁差天，第十一宗动天，第十二永静天，定而不动也。然各天自有本动，迟速不一。若宗动天之运，十二时行一周天，从东而西，亘古恒然。其下十重，皆自西而东，各举本动也。但宗动天运行最速，带转下十重天，如蚁行磨上，人目惟见自东而西也。然诸天层层承接，中间绝无一间，每重以上层含抱下层，而总一枢极，故上天之运，能挈下天而运也。此皆有专书测算，若人不知天运地凝之本来，犹同梦梦。今述一端，明天体地形之本然关尔。

四 元 行 论

行之名义:高一志《格致书》曰:行者,纯体也,乃所分不成他品之物,惟能生成杂物之诸品也。所谓纯体者,何也?谓一性之体,无他行之杂也。盖天下万物,有纯杂之别。纯者即土、水、气、火四行也。杂者有五品,如雨露雷电之类,金石之类,草木五谷之类,禽兽之类,人类,此五品无不有四行之杂也。惟元行虽略有清浊,其性则纯而不杂也。谓"所分不成他品之物"者何也?言万物皆有全、有分。凡分与全,有同名者,有异名者。如一撮曰土,大山亦称土;一滴曰水,大海亦称水;气火亦然,则分与全皆同名也。所谓惟能生成杂物之诸品者,何也?杂物五品,如上所云,皆无不包四行之杂。如人身骨肉属土,痰血属水,呼吸属气,身中之热属火。杂物之类,所得四行之杂,多寡不等。如金石等以土为主,其余次之。烟雾等以气为主,电彗等以火为主,杂物诸品皆然。故欲洞彻诸杂物之性情,非先明元行之性情,则无可由也。

行之数:又曰:或有于四元行中,止立一行,为万物母者,其说各异而不相通,前哲皆病之,定四为元行之确数,曰:土、水、气、火,至全至纯也。其可证之理非一端,兹且拈其五:

一曰元情之合,盖散于万物者,元情止有四,主作且受者二,曰热曰冷,热冷属阳,主被且受者二。曰干曰湿,干湿属阴,今任相合,如热干相合成火,火性甚热甚干,湿热相合成气,湿冷相合成水,干冷相合成土。元情有四,元行亦有四也。盖情如性之传种然。若冷与热,干与湿,相反则不能成行,盖相对则必相拒而不相能,于后图可见。

二曰轻重之别,纯体者或轻或重,甚轻者火,甚重者土也。次轻者气,次重者水也。即杂体亦不能外轻重,但不得称为元行耳。要其中甚轻者,以火为主。甚重者以土为主。次轻者以气为主。次重者以水为主也。

三曰元动之别,动中亦有杂有纯。纯动又有三,皆以地心为界。四元行在天地之内,惟地心为至低,在天之中心也。旋动周心,乃诸天之本动也。从心至上,乃轻行之本动也。从上至心,乃重行之本动也。惟轻重又有甚次之别,故甚重至心者土,甚轻至天者火,次重安土上者水,次轻系火下者气。纯动之界惟四。故元行亦惟四也。

四曰杂体之散坏。凡杂体散坏时，必遗其内所含之迹。假如木被火焚时，必有气之烟，水之湿，土之灰，火之炎，渐渐渫出，则岂不验杂体原结以四行乎？否则木之所遗，四行之迹由何发乎？人身所含四液，亦应四行，则验人身，亦为四行所结成耳。禽兽之体亦然。

五曰天体亘古旋动，即宜有不动之体，以为中心，是即地体也。地性甚重，甚浊，得甚低之位，则宜有一甚轻甚洁者对敌之，必火也。两敌体以相反之性，不能相适相近，以生成万物，故复须气、水二行。人居两体之间而调和之，故元行定四，始为至真至纯也。

金、木不得为元行：或曰：五行之说乃从古立论，今止论四行，而去其金木，请详此理。高一志曰：五行之论，古今多不相同。按前诸论，所谓行者，乃万形之所从出也，则惟元行为至纯也。既纯则必无相杂矣。试观万物之成，概不由金、木，如人鸟兽诸类是也。故金木不得为万物之元行也。然金木之体，皆实有火气水土之相杂，既杂则不能为元行矣。试杂者可为元行，则草石等物俱宜置于元行之列，则又不止于五矣，何独取于金木耶？昔大禹陈谟，特以水火金木土与谷列之为六府，只云“其切于生民者”，《洪范》亦然，未尝谓为元行，及万物之本也，后儒言水而木，木而火，火而土，土而金，乃以为相生之序，此说诚有难以顺非者。夫木中兼有火、土，何独由水生？而火水未生时，木安得以自成乎？如土未生先，木将于何地植乎？夫物之相生，今宜无异于昔也。乃今之水，无土与太阳之火，莫能生木。必先有木，种入土，后以水渍，以太阳照，而后下生根，上萌芽而长成矣。则古昔亦应如是，何无所据而殊其说乎？又木如生火，则木性至热矣。水性至冷，何能生至热之木耶？水既生木，而木生火，水乃祖，火乃孙也，则祖孙何至相反相灭，一不仁、一不肖，至此极也乎？初未有土金木时，独水于何居？存用何器受含乎？金由土生，则与木何异？盖金生乎土内，木生于土上，本皆自土发也。且《易》注天一生水，地二生火，天三生木，地四生金。天五生土，则五者之生，若有先后定序矣。今曰金生水，则金四当先于水一矣。曰土生金，则土五当先于金四矣。火二虽居土五之前，然隔三四，何以生土？木三虽居水一之后，然隔火二，何以承生于水一乎？是其序均难解，故五行之说，似乎性理，无合无据，仍宜前所定四元行之数，为至纯至真也。

行之序：序者，万物之文也。四元行不杂不乱，得所则安，不得则强上声，强力已尽，自复本所。本所者何？土下而水次之，火上而气次之，此定序也。其故有三：

一曰重、轻。重爱低，轻爱高，以分上下。重轻有甚次之别，因是上之中有下，下之中有上，以分元行之四。盖水轻乎土，气重乎火，水在土之上，气在火之下也。但水曰重而不曰轻，气曰轻而不曰重，较从其众故也。盖水对一土曰轻，对二火、气曰重，气对一火曰重，对二水、土则曰轻也。以是知水必下而不上，气必上而不下也。

二曰和情。盖情相和则近，相背则远。假如干冷成土，湿冷成水，土水以冷情相和，故相近。湿热成气，湿冷成水，水气以湿情相和，故亦相近。干热成火，湿热成气，气火以热情相和，故亦相近。若背情之行，相反则远。假如水冷而湿，火热而干，二情相背，故以相远也。问土火以干情相和而极远者，以土火虽有相和之情，重轻大异，故权衡二，故可以定四行之序。

三曰见试，盖四行之序，目前易试也。火发为焱，常有从下至上尖杀之形，名曰火形。盖不能安下而奋力以上，必向极高是也。气偶入土水之中，不能得安而欲上行，在土为地震，为山崩；在水为沤、为泡，试强一球至水底，忽然突出是也。水若腾在气域，必被强而不得安，迨强力已尽，自归本所。如成雨者，以太阳熏蒸，地湿为云，云稀属气，故轻而浮；云密属水，故重而坠，坠者复其本所也。土入水必下，至水底而后安，或问水多在下，而土在上，何也？曰：上主初造天地时，无山无谷，地面为水所蔽，但欲适物之便，故山峙谷降，水乃流而盈科，如人身血脉周流，非土在水上也，详上论可知也。火较诸行为尊，盖其性与情，皆精于诸行，而其有力，犹强犹远，其功犹大犹广，故其所居之处，宜高于诸行，乃易通达而辅造化也。

行之情：四元行各有本情：火清而轻，气次之，土浊而重，水次之，故诸行之动，或上或下，由之而异焉。然察之复有可疑者。试观火，或从上而下于气域之中，则火非极轻矣。黄金、水银、黑铅等物，皆重于土。浮石以土为主，而浮于水上，人尸亦然。又海中多岛，流浮不停，则土又非极重矣。西有湖水，投之石木不沉，则水又有重于土者。气非极轻，则稍带重而杂；水非极重，则稍带轻而杂，杂则非纯情矣。以上观之，则四行之情，似未确定，且与上论难合也。虽然，按性理，惟火为极轻，而气次之；惟土极重，而水次之，非由其情之杂也。盖四行之性，虽有清浊之异，而其本，皆至纯无杂。则其情虽异，亦无不纯，惟相较之时，似杂而实无杂也。情随性，岂有性纯而情杂者乎？是以火本极轻，故非至极高弗止；气本次轻，故至于火轮之下即止，而不复欲上。土本极重，故非至极低弗止。水本次轻，故至土上即止，而不复欲下矣。试观水偶在土位之内必上，而气偶在火位之内必下，则岂非其自然之情乎？但所谓气下水上，非真下真上也。盖趋于重物之本位，谓之真下；趋于轻物之本位，谓之真上，乃气从火之中，而反本位，非趋重物之本位，岂宜谓之下耶？水从土之中反本位，非趋轻物之本位，岂宜谓之上耶？惟俗言然耳。或曰四行相较时，似然而实非然。亦通由是则上所设诸疑，可冰释也。若谓火下而出乎本轮之外，是必为上天之势所强，乃诸天旋转所带也。非自然之情也。至金、铅、水银之情，是皆重于所见杂性之土，而不重于深藏纯性之土也。盖诸金之所以重而下者，必得之于土，乃何能以土胜土，而以土之重胜土之重也。惟由于土之或纯、或杂耳。至人尸、浮石，岛浮不沉之情，是皆物内所含之气使然。吾斯所论者，惟元行之纯情而居其所，得其序，姑不及其遇空与序之乱者也。

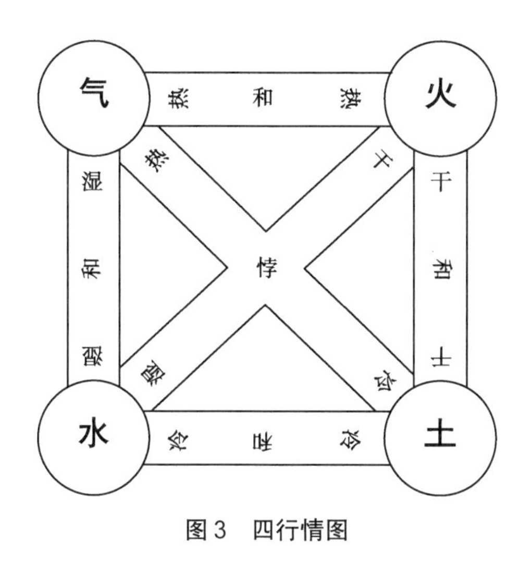

图3 四行情图

行之形：或曰：天圆地圆之理已明，但水、气、火疑无定形，似随所居之器以为体。但天以旋运，故宜圆形。四形直行，何须圆耶？曰：此理人皆未经格致尔。但四行形之必圆，其理有二：一曰宇宙之全，正为一球。球以天与火、气、水、土五大体而全成，且天包火，火包气，气包水，水包土，重重相包，则四形之体皆宜圆矣。而天体既圆，其四行之形，理所必圆，无疑也。二曰，四行皆在月天之下,面相切也。若有他行,则火行之上面,或方或尖而不圆,必于月天之下面,未能相切,必致有空阙,为物性所不容也。但四行之上面既圆,则其下之亦然。苟下有他形,则地心之周围亦不成圆矣。地面既无不圆,则其相连之水与气亦无不圆也。

或曰:气上无火,既以地下之火为元行乎?曰:火性至轻,理冲飞诸行之上。若论火轮之形不见者,因元火非如下土焚爇之火,但元火极净极热,因无薪炭供焚之料,以传其光尔。倘遇可爇之物,其光立发,如彗孛,及流火之等可证也。

或曰:四行何取于圆乎?曰:上论天性已详圆形之妙。又圆形存物,方者易散而毁,且非特四行诸天而圆,至于人物肢体、草木、果实,无不皆圆,至滴水成珠,性固欲合以存,不欲散而以致亡也。

或曰:气无声色,疑为无有。曰:无气则天内空矣。地何以恋空而得居其中?万物何以得生?日月星辰何以得外光?又何以隐德养育万生乎?盖物惟联统,庶得相济相保,但空虚是所大忌避也。试风寂时,人急趋走,则前面若有物触之者,此非气而何?又人向空中挥鞭有声,何也?夫声从二物相击而生,若空中无气,则挥鞭亦无声矣。又空中寂静无风,其隙影内,尘埃滚滚,何也?此是气所使之然也。

凡物性多爱圆,水性更甚,试以滴水洒空,入尘者皆成圆体,降为雨雪,亦复如是也。

地之体圆,以月蚀验之,盖月蚀为地影所掩似蚀,月蚀之形既圆,则地体之圆自无疑矣。

行之厚:地之广厚,何以证之?曰:乃用测法得之,地球面之周广,约有九万里,则用一围三径之法,则地厚有二万八千六百三十六里三十六丈矣。盖地之广,以周天三百六十二度测之,但每度定取地面二百五十里,合而总算,故得地有九万里之数也。

水较地之大小,古今多疑水大于地。俗又云"三山六水一分田",此言水在地面广阔之大,非谓聚天下之水,有广厚而言也。近考西士涉海者,尝见海中各岛,及探其极深处不过十余里也。且地厚二万八千九百余里,则地大于水也甚晰。即或聚天下江湖川渎之水,不能比一大海,聚天下众海之水较地,又不啻什百矣。

气域之厚，约有二百五十里，何以为证？如太阳摄土、水清气，冲至火轮而止，乃以甚干甚清，易燃而变火。其微者，一燃即散，是为流星。厚者燃不易灭，久悬空中，是为彗孛。此系气之升在最高之域。用法测之，其高不过二百五十里也。使气再高彗孛之上，尚有清气。此气非变于火，亦近火性，当于火域内置算矣。

元火之厚，约有四十六万七千九百五十三里八十二丈。有测法。何以验之？从下面始，则视彗孛，便知气火相分之处。从上面始，则视月轮，便可以测月天与火相分之处也。上下二界已定，则其中之隔处，如指掌矣。然元火必如是宽者，也？曰：一因其甚远于地，一因其甚关于物。倘不然，则其热不足以敌水土之寒。且太阳之光照，亦不足以氤氲宇宙之广大，即人、物亦无由长育矣。然南北二极之下，有半年夜时者，非得空中元火之广博，而万生何由得以长育乎。

或曰：元行各足怀保生物，如气于禽鸟，水于鱼鳖，土于走兽，且火域甚广，独无此功耶？曰：元火在上，怀保生物，其功最高显达。是以地下之火，亦切普育生物也。夫物之生，必欲冷热干湿四元情之和。若无火热之德，则万物何以得育也。然负形之物，火内不能永存者，适见火性甚清甚强，不容他情之杂也。其怀保之功，广显切达，更非诸元行之可比者也。

四行变化见象论

客曰：前论火、气、水、土为元行，真发千古之秘，泄天机之奥。虽圣人复出，必取诸理也。但空际中之风、云、雨、雪、雷、霾、彗、孛，诸化工，自地自天，从何起灭？亦有关于四行何？

曰：此皆四行之升降，相战相薄所成。但四行各有本质，各有类聚。浊者居下，水、土是也；清者居上，火、气是也。火最轻，亦最上；气次轻，则次上，土最重，亦最下，水次重，则次下。故天包火，火包气，气包水，水包土，重重相包，如裹葱头然。且四行虽分亦合，合则成物。又四行各不相和，合则相凌，一有不胜，则物必败。今诸化工，悉缘日光照地，地成温热，蒸为湿气。气情本暖，暖者欲升，复得日温，郁隆腾起，内有火行。火本燔热，飘扬如烟，复挟土体，相附上行。气之本行有三际：上近火行，谓之热际；下近于土，谓之温际。惟中际甚冷，气升离地，则渐近冷际，因于水、土本情，是冷是湿，结而成云，是一云体中有四行也。云至冷际，冉冉欲化，内多湿情。湿情若胜，即化为水。既成点滴，自复归地，是为雨也。若湿气清微，日中上升，则为风日所干，故浮云以渐而散也。清微之气，升于夜时。至冷际，乃凝为露也。但气升不等，所具四行，各有偏胜，或火、土胜，则为霾雾，或为雷霆彗孛也。风之为物，亦是热干，与雷霆彗孛一本。内惟土气如有所抑，不得直升旋反下降。后之腾者，适与相触，升降不得，横骛于地，则为风耳。若云化为雨，是其常分。但旱熯之年，气行大体，多成燥干。云虽时升，湿性绝微，更遇大风，飘向他方，或成他方之雨。如风性燥干，微湿亦泯。

客曰：风既为热干，何西南来者则晴，东北来者每为雨乎？又南者则暖，北来则寒，何故？

曰：此随地起见耳。若中国，则南风暖者，日在南，气皆暖故也。北风冷者，北方离日太远，地无暖气。冰海在北，气皆冷故也。其为晴、为雨者，则东近海，风之来，每带潮气，故多湿情。内有北风，性冷，潮气遇冷，每化为雨。如有南风，性暖，潮风遇暖，暖甚则晴，潮甚则雨也。若西则皆陆地，风之来，则带土气，性燥，内有南风则热燥，有北风则冷燥，故皆为晴。若赤道昼短线之南地，则北风为暖，南风为冷耳。若冬之月，冷际甚冷，气至其际，则凝而为雪露之为霜亦然也。

客曰：湿气化雪，既若露之为霜，云何六出？

曰：《水法》云：凡物方体相等，聚成大方，必以八围一。圆体相等，聚成大圆，必以六围一。此定理中之定数也。又凡水升空中，在气行体内。气不容水，急切围抱，不令四散。水则聚而自保。自保之极，必成圆体，此定理中之定势也。故云至冷际，变而成雨。因在大气之中，一一皆圆。初圆甚微，以渐归并。未至地时，悉皆圆点也。冬天甚冷，一一凝冱，悉皆散圆。及至下零，欲求归并，却因凝冱不能得合，辄相依附求作大圆，以六围一即成花矣。

客曰：既因依附，就不相合，亦宜抟聚，云何成片？

曰：地体不动，天形左旋。气之冷际，亦随天运。动势神速，难可思维。有物遇之，如锯出屑。雪既凝冱，受其磨荡，平中凑合，尚得自由，直处逢迎，势不可得。正如湿米磨粉，易令作片，难以成团也。

又云从气升，当其上腾，挟其火情。火情炎上，其势壮猛，土之精者亦随而上。一云之中，必具四行。但水胜时多，间或火、土合气，水情绝少。力势既盛，土之次分，亦随而上。上遇冷际，力势稍微。土之次分，复归于地，则成霾雾矣。

若水云甚盛，火土上升，阻于阴云，难归本所。阴云逼迫，既不相容，火之与土，上下不得，奋迅决发，激为雷霆。电既迸裂之光，有电必雷，有雷必电。火迸上腾，土经火炼，凝聚成质，质降于地，即为雷楔音屑矣。

其雷发雷震，声之迟速，又因远近之分也。亦有火、土自升，不遇阴云，则不能成雷电。凌高直突，至于火际。火自归火，挟上之土，轻微热干，略似炱煤。乘势直冲，遇火便烧，状如药引，即夏月之奔星是也。

其土势太甚者，有声有迹，下及于地，或成落星之石也。

若土气更精更厚如浓烟，结聚不散，甚干而热，升于火际而燃，则成彗孛。附丽既久，势尽力衰，渐乃微灭矣。然彗孛，乃众燥热之气，克塞空际而生，见时多有暴风旱涸之患生焉。独是夏月，气升浓厚，决起上腾，力专势锐。若郁积愈厚，腾上愈速，入冷际愈深，变合愈骤，结体愈大。其浓厚专锐之极，遽升遽入，抵于极冷。冷之深处，比冬更甚。以此骤凝，结体为雹。雹体大小，又因入冷际深浅，为其等差。愈速愈深，当愈大也。上文是皆四行之变化，空际中见象之略。然人身概相似尔，故谓人乃一小天地也。火象甚繁且显，今列八象于左，以释俗人之疑尔。

火燥：燥气繁而清，渐腾空际，伸而长之。忽遇火域之火燃之，则形如火熛，即俗云火把之象也。但燥气之质，厚薄清浊不等，故其光之巨微、体之长短，及隐见之迟速，亦不等矣。惟气愈清薄，则愈燃而亮，愈易灭而散也。

火锋：燥气至空中，长短等齐，停注不动，而火燃之如火锋，或如火箭，或火栋也。

狂火：干热气浊，且多含膏油，不能冲高。忽值寒气围逼，或风所触激，则易燃而浮，且非法乱动，故谓之狂火也。人于夏秋月，夜间疾行多见之。或在人之前后左右，何也？其先因人疾行时，逐其气故也。其后人引其气，比从故也。其旁因气为风，或他体所运故也。盖此种之气，易为动浮，大体多显于丘垅之中，因内有积尸之气尔。故空悬之尸，生是气者尤多。此种名曰磷火，即俗云鬼火也。

跃羊火：燥气冲高，其体不广而长，厚薄不等。始燃时，先从其气之清薄者，传跳于其厚者，致成羊跃之象。或曰气之体质略厚，其外围之气略薄，似羊身之绒，火燃于外，又连于中，若羊之跃然也。

垂线火：燥气不均，下厚且浊，上薄且清，清者先燃而炎。上浊者，后燃而垂下。乃其形成若楹立，或似一线垂，上尖下厚之象也。

拈顶火：薄细之燥气，从土飞出，浮游不定，以故易燃易散，且多见燃于人行时之发，或燃于马行时之鬃，因发与鬃有膏油之故。试将毳毛及细缯，以手捋之，即发火且磔磔有声，亦是其类也。

双火、单火：单火者，因地上燥热之气，甚肥且黏，偶被外风鼓击，或遇外寒围逼，因而燃之。其气猛而未散，必生暴风也。双火者，是气既分为二、为三，乃消散之兆，因知暴风将息矣。故单火多凶，双火多吉，航海者屡验之。俗云：单火为鬼，双火为神所显者，俱谬也。

飞龙：地出之气，不甚热燥密厚。冲腾之际，忽遇寒云，必退转下，乃其旋回之间，必致点燃，而成龙飞之象。又因其气上升之首本清洁，其退回时，点燃之象，犹龙吐火而旋下之尾，必为寒云所逼，因细而蜿蜒，犹龙尾然，俗以为真龙者谬矣。

长生赖补养论

人受上帝赋畀之灵性以生，而形体禀质含火、气、水、土四元行之所结，有冷热干燥之情。而形体生命，赖饮食补养以生长。而生长乃人与禽兽、草木皆得之。今止论人之生长，而凡物概可类推。物之所由生活者，有二：一为元火，一为元湿。譬如灯光，有火，有油，无火则灭，无油亦灭。火常消油，欲存其火，必须补其所消之油，庶可得以存其光也。人之活体，或受外物之侵，或被内热之损，不补亦不能活也。所以存养生命者，须饮食变化膏液之资，补养其元湿，以补其元火之所耗也。如人内热骨蒸，饮食不进，则元湿无补。而元湿为热渐消，复无补养，则身无元热之德，亦全无元湿之资，灵性于是离身矣。然生长之原，能善补其所消，则饮食自多变体，循性运养，其身自可久存也。

夫饮食补养由三化而成：一口化，一胃化，一肝化也。口化不惟齿牙之咀嚼，更以津液调和，舌得展转，以助饮食之化，而输于胃。胃受以化，乃为第二化也。胃化饮食，百肢共用。至肝化液，方布散于百肢也。胃之傍有脾，脾有黑液，致胃觉饥，使胃气开而思食，如火上之加薪也。右边有肝、有胆，肝为血府，胆有细络，以通热气以助胃。胃之所化，既为百骸所需，百骸各以其火输焉。胃化饮食，乃成白色，如乳粥之凝。肝有多细脉络，吸胃化膏脂以入肝。余糟粕乃入大肠，而为大便也。肝以所翕之精华，化为四液，散于百体，即肝之第三化也。四液中之最纯者为红液，血为红液也。其液之次者，成黄白黑三液。而三液虽有本用在身，然不能补养，惟血能补。血成于肝，区分为二，一灌溉周身，运养百体；一至于心，心有二孔，孔各有管路，各有小窍。血先入右孔炼之，即入左孔又细炼之，以成生活至细之德，始成脉经甚热至纯之行血。此气甚热，亦分之为二：一偕血遍流，贯达百肢，使血不凝，运行不息也。一至头脑，蒸化为髓，又炼而成知觉之气，从脑后下于内肾，更细炼而至外肾，以成精质之纯体。心其苗乎，脑其秀乎；心其光乎，脑其焰乎。脑有细细脉络，由此达于五官，而成知觉之气，能使目视、耳听、鼻嗅、口尝。若气有阻滞，不能至于五官，则虽欲视、欲听而无其力，小则疲倦，甚则聋瞽，诸般之患生焉。盖生觉之功，虽本于灵神之能，然必外用五官百体，内用气血精脉运行，犹作事之用器具也。

精髓皆肝化之血所变，即女人之乳，亦血所化。设将乳贮一器，过一宿，即化为血色也。

人之周身百肢，各有三德，亦名三能，各以受补养其体之性。一曰吸德，吸取饮食也。一曰变德，变化饮食为体也。一曰除德、泄德，饮食既变为体，除其所余以泄之也。

心主脉，脉性甚热。血体重，凝滞不行，故凡周身之血，必藉脉经至纯甚热之性，运行于身也。

四液总论

凡世物之体，皆火、气、水、土相结而成，故物皆有燥湿冷热，相辅而运，亦相克而成。故凡以四行结体者，相战相薄，不免有胜有负，迨其散也，则物体随之，盖以此结者，即以此灭，而要终归于四行也。试观生木，受火化之时，其本上必有滋润出沫,即水也;必有烟,即气也;必有焰,即火也;煨烬成灰,即土也。化既分归于四行,则知初生之始,亦必由四行以成矣。是以人之气体生时,必有火情,以暖周身,以化饮食。有气情之嘘吸以遍注,有水情以滋骨肉,有土情以坚形骸,而四液由此生焉。

此四液有合有分,其所云合者,皆能流注,皆从肝生,皆与血并行,而其分于本位者,则各不同。盖血中有纯清而红色者,此本等之血,有气行之性者也。血上有轻浮如沫而带黄色者,此乃黄液,有火之性者也。次有淡白而粘者,此乃白液,有水之性者也。次有在底粗浊,此为黑液,其性属土者也。四种之液,若审察其脉,刺而出之,可以明见。而其上下次第,亦如在天地间四行之次序焉。土至重而居下,火至轻而炎上,气重于[1]火而轻于水,水重于气而轻于土,故水在土上气下,气在火下水上也。

此四液者,虽遍体中之所必有,然各有一本所主藏之。黄液在胆,黑液在脾,白液多在脑,红液则多在脉络中。此四液之用,原以浸润藏府,而体所由养,皆赖于血,血乏则痰以代之。痰之为物,亦以害人,亦以养人。黄液近热,使血流行不滞;黑液近冷,使血不过于流而缓行,白液则散在一身,以滋百体,乘汗而出,或从脑由肾而入膀胱也。

四液之外尚有他液,如乳、如汗、如溺、如涕之类,谓之第二等液,更有别论。总之不兼四行,不能成体;不赖四行,不能自养也。

夫水行之德在肝、在肾者,盖肝生四液,试将血贮于一器,久之白液之在于血内者,则必变为水也。肾藏精,故水德亦在肾也。

气行之德在肺。肺主嘘吸,吸外气以凉心。至舌转动,击气为声音、为言语。及带至耳,遂得听闻,犹钟击之方响也。凡音之得有声者,在气,无气则无声也。

火行之德在心,心性甚热,生动觉至细之德,以使五官各得其本界之向。

土行之德在脾,脾主黑液而化饮食,而骨肉亦土之德,故身死归于土也。

然火气之德情俱细,力殊厚乃少,水土之德情俱粗,其力薄乃多也。

人身有火德之热,以气之湿润之。盖湿凉热,热暖湿,两者和,生命所以存也。水土之德虽多,然与他德相调,人身所以得成也。

1　于:原脱。据下句对文句式补。

红液黄液

凡红、黄、白、黑四液，皆从肝生，而黄、白、黑三液，相和洽以行于红液血络之中也。黄液以甚热陪血，使血行不滞。其细纯者陪血，粗者自肝渗至胆。胆为黄液之本所，胆在右，联于肝，胆以黄液养本体，又以热助胃化饮食，如薪焚釜下。黄液自肝下肠，以其热辣动肠中之渣滓也。盖肠无力德，以泻渣滓，以黄液下而渣滓始可出也。

红液应气主于春。春之情，湿与热兼，故气在中，不使甚热甚湿，而时令温，春之温，以方过冬也。春之热，以将至夏也。然春之气，主火、水、土三行，故得温与湿热两者相和也。血应气，得气之情，春气时血，主黄白黑三液。血之情温，如气通行于周身，与三液调和，则恒无疾也。

黄液应火，主于夏。夏之情热与燥，因日近北陆，切对人，而人遂发大热燥也。而黄液应火，得火之情，故夏时增生黄液于肝也。若黄液过热过多，则易致重病，如伤寒肋旁痛诸症是也。总之火与燥过多，黄液即太热，则血因之而坏也。

黑液

黑液应土，主于秋。秋之情燥与冷兼，秋之燥，以方离夏去热也。秋之冷，以将至冬也，而土甚燥次冷。秋得燥冷之情，故土主秋，土冷燥，冷软腻，犹之石灰，易受外之湿气也。如冬则易受湿气之寒，夏则受湿气之热也。因日近赤道者地热，远赤道者地寒，是皆土之受于外也。故黑液应土，得土之情，而秋时增生黑液于肝，自肝泻之于脾，故黑液之本所在脾。脾在左，黑液之用养脾也。自脾上胃，撼绉胃之皮，人即觉饥，非此黑液则不思食。病者黑液散于周身，故形貌皆黑，甚至不欲食也。但胃本无力德，人觉饥，惟藉此黑液耳。

黑液燥冷，其为病多危，如痈疔诸患，病愈重，血愈烂，皆黑液过重过冷之害也。人有内生痈，压心之热，忽而殒者，病发于黑液也，有受大难大辱，以致猝死者，盖心燥闷、发黑液之害也。

白液

白液应水主于冬，冬之情，冷与湿兼。冷为日远南行，湿为霜雪雨多，故冬时之水，主火、气、土三行，而白液应水，得水之情，主红、黄、黑三液，故冬时增生白液于肝也。

白液之情冷湿，饮食化变，为暖体，则身旺。若胃弱元热少，饮食不能化，则不能变暖体，多变为恶气，则胃不饥，食亦不和。白液为病者，多头眩发喘，鼓胀诸症也。

人之鼓胀者，为饮化过分，致生白液，遍散周身，流溢脏府之外。而病根在膀胱，渐而腹与脬、及身皆肿，口出臭气，有发热口渴不欲食者，日夜饮水而渴不止也。

白液本所在脑后。盖人周身之液气，皆上升于脑后，变为白液以润头，使易睡易记。其无用者，自鼻出之。人乃一小天地也。如地之诸湿，为日德吸取上升于气域，即变为云，复为日德吸之，或为雨露雪也。白液之能自鼻出者，因头内有一络管，上圆下尖，状如漏酒之斗，头所不需之白液，聚其中以出之。如作室者，必有沟以泄水也。白液与黄液，合和于红液血络，与血并行，以滋周身之百体者也。

或问：白液之自口出者何来？曰：凡饮食自胃化以至肠，或有未即化者，则存于胃，渐化以出其湿，变为白液，以为胃元热之薪。其所不须者，口则唾之，或成溺出之。然白液自口出者，或由脑上来，或由于胃，其吐出时自觉也。若胃弱无力者，其元热亦无力，饮食必难化，因变恶气与白液，致胃不饥。苟白液之无用者，或自口出，或从肠泄，则胃洁饮食，黑液上升，致胃觉饥矣。

若人之汗，则上分不入四液，下分不为溺，名曰剩液。在胃中，人受夏热蒸内，此液则相煎以出则为汗，味则咸，故夏月汗出，乃液为汗，故溺少。冬既无汗，故溺多。若有疾发汗者，病从剩液以去也。若人病，则元热少，力不胜此液。虽出为汗，汗则冷，冷则澹澹为热微之过。若元热旺，能胜此液，液则少，则汗热而咸也。

脉经之血由心炼论

夫人身大小诸血络，散结周身，其根皆生发于肝，其本性之德亦在肝。带黄、白、黑液，同红液灌溉于血络，此为一分。养周身之肢体者也，更以一分。

从肝带三液以至心。心细炼为甚热至纯之血，并生活至细之德，流灌于脉络，以运周身，而脉络之根与血，同生发于心者也。脉经分绕周身之肢体，俱贴于血络之下，血络与脉经各有本络，各有相别之血也。

问：血络之血，运行周身者可见。脉经之血，运行周身于血络之下者不可见，何也？曰：脉经之本性本用，较之血络，脉经尤高。其覆掩之也，有皮肉与血络三重，且脉经之纯血与生活至细之德，均为甚热，必脉经贴于血络之下，则血络之血，受脉经血之甚热，乃不凝固，可运行于周身。不然，血体重，凝滞不行矣。今血出肤，未有不冻者，是知血络之血，必藉脉经血之甚热以行周身也。脉经之血，较肝血更精粹，故甚热甚纯须甚生活，盖由来之所以然为甚热耳，其体性如火之迅烈也。

或问：大小脉经，何以必分周身之上下？曰：脉络大根生于心，犹血经之根在肝，上生、下生，分为二焉。一由心下分，分于左右至足；一由心上分，分以至头，尽贴于血络之下，绕行周身，使生活至细之德，与血络养补之血，俱运行不少凝止。且以甚热之血，与生活至细之德，至脑内更细炼之，即变为动觉至细之质之德也。

心之本性甚热甚烈。试以初杀牛羊之内，探手试之，其心如火。心内有二小包孔，一左一右，二孔中以坚肉成壁，以为左右孔之界。

问：心内坚肉，何以二孔之界如壁？曰：心之二小孔，所以炼脉经甚热之血，使莫可渗。初进右小孔，细炼之，其外进恶粗之诸气，以嘘出之。其精者，左小孔更细炼之，始成脉络甚热至细之血矣。二小孔各有管路，各有小门，如树之小叶，血之出入，皆自开合，莫或有逆退者。细炼既成，一为生活至细之德，一为脉行之血，理虽二分，实则总在一脉经也。心既常动，故周身之脉经亦俱运动不息也。

动觉至细之力德论

夫生活细体之力德，生于心者也。心有二小包，肝化之血，既进于左右胞中，细炼以升于脑，脑中更为细炼，则成动觉至细之力德。故人之生活，较之草木、禽兽大为高超。脑中亦有二小胞，以生动觉至细之德，亦如心然。今之劳心苦思者，多患弱病。盖生活之力德，升为动觉至细之质，每为元热所消，则生活至细之德亦消，则生活至细之德既少，即不能化饮食，乃生白液，变恶气，此弱病之所由生也。动觉至细之德有二分，一使周身有运动之德，一使周身有知觉之德，皆由筋络以通百体。又有二筋分于周身，一带能动之细德，以使周身之运动。一带知觉之细德，以使周身之知觉。若半身不遂者，盖运动之筋，受恶气阻塞，不能流通以运动也。如半身不遂，尚能知痛苦，则知觉之筋，犹未为恶气所阻，则摩触之而即知觉也。

夫生活之德，何以生于心？盖在肺之气，与脉经甚热之血，结而生成者也。分此运于百体，使有生活，至脑更炼之。故头之顶，为动觉细德之本所，是以脑之髓，必近耳也。盖目以此德始能见，耳以此德始能听，余官皆然也。脑之髓包以二层之皮，一名严父，一名慈母。髓之后，生脊骨之髓于背，又于脊骨生二十四双之筋，十二双带动觉之德于左，自背而下，至腰以至足，在右亦如之。盖脑髓所生动觉之细德，其从头至足者，在各肢有本所，俱有动觉之德也。

知觉外官总论

人有知觉之性，有灵明之性。前哲常疑觉即是灵，灵即是觉，已于《元神元质篇》内详晰矣。但知觉之能，分而有三：一为外觉，一为内觉，一为发用。外者五官，亦称五职，曰目、曰耳、曰鼻、曰口、曰体也。内者四司，亦称四职，曰总知、曰受相、曰分别、曰涉记。总为九觉，亦谓九职也。至其发而为用，则嗜欲、运动二职该焉，兹不详及。

夫五官之用所繇成，各有五焉：一曰觉原，一曰觉力，一曰觉界，一曰觉具，一曰觉由也。又色为目界，声为耳界，臭为鼻界，味为口界，寒暑等为体触界是也。

目之视官论

目为五官之尊，以视为职，其德在明。位居脑前近额，左右两目各有二细筋，由总知生至目内，带动觉至细之德通于目，以使目得见像。凡万物各发其像，印之于气，目因得见。犹镜当前，凡有必昭然也。目为至精至公之官，以见为识为能，其力与向在明见，其视之在皆以色为光。光有二，有外照之光，有内照之光。内光为动觉至细之德，若此德无二筋带动，即有外像印之于气，虽自显然，目终不能得接。若无外光，内光虽具，曜亦不发，故必内外之光，相应相和，而后目能得见也。

其视之具则有三者：

○[1] 目之前后上下，有薄膜层层包护眸子，如城郭然。

○脑内总知所，有二筋通目，而授知觉之气，与其能视之力也。

○人身有四液，而目另有三液凝结成体。三液分为三层，首层则凝晶色之液，晶液甚坚，光如水晶；次层则凝赤色之液，与血液不同，乃在血之外，为晶液之界；三层则凝蓝色之液，聚而坚目之瞳，故瞳子清如水晶，不染一色，故能照辨万色。倘目或红或黄者，则不能分辨真色也。设凡光若过于目之能，则瞳眩；如仰视太阳，则不克承也。夫具以受之，界以交之，繇以接之，而后乃成其为视也。

目之上下生睫毛者，以防飞尘之侵，即汗下，亦不能注入也。

夫人外体最尊者惟目。因人有明爱之能，循其性本，欲知明万物之性情，故必须目以得见诸像，乃进于灵性之明能，以明知于万物，是必以目为门也。

夜半乍醒，目中发光，能见室中之物，即可读数行之书，俄顷遂灭，何也？曰：乃繇视觉之气，自脑至目，原具内光；或人此气甚旺，睡久更聚，其目乍开，其光迸出，正如水闸，水注已久，其闸一开，水即猛腾，故此光气，倏尔能照，须臾气尽，仍在暗中也。

人之情伪，先观其目，此心之捷报也。心有一情，目即露之。

目之接物，无有等待。耳之闻声，借气以运，未免由近及远，略有节候。但音声原非形象，不能与色一齐俱到，所以隔里遥望伐木，先见其象，后闻其声。或自远望见放铳者，亦必先见点爇，与见火光，而后铳声渐到于耳也。电是雷之光，见电在先，闻雷在后，亦其证也。故目为五官之尊也。

暗中闭目，以手按摩，内光忽见，何也？盖目中原有自然之微光，不激动，则不发见。以手按摩，则击动其光也，俗所谓神光尔。

凡哀痛之泪，注目觉热；喜乐之泪，注目觉凉。但哀痛者，火聚于内，则面目寒凉，内液出至凉处，故觉热。喜乐者内火上升，面目俱热，其内液之湿，溢在热处，故自觉其凉矣。

---

1 ○：原书用“—”作为分隔文字的符号，今改用圈号“○”。

耳之闻[1]官论

耳为闻之具,肾气通于耳。闻之原力,乃在内性,自能用耳以闻,即所谓觉气者是也。

闻之具,脑中有二细筋,由总知所至耳,带动觉至细之德通于耳,以使耳闻。耳内有一小孔,孔口有薄皮,稍如鼓面,上有最小活动骨棰,音声感之,此骨即动,气急来即急动,缓来则缓动,如通报者然。

两耳各有耳鼓,知音者乃耳鼓助听也。如击外物有声,则是声响至耳中,如击耳鼓,而耳得以闻之,是以耳中又必有风,若鼓破无风,则不闻矣。

耳外之轮,向前而兜,其故有二:一则音声之来,以耳轮留而驻之,不使径过;一则音声或急,一时骤难直入,必外面层层拦挡,以徐其气,可令缓缓而纳,不坏内具也。又耳有一窍脉应喉,故喉内之声亦可以听,以喉通于耳也。常有因挖耳垢,喉忽生咳者,是微气激触之耳。又人之首仰,故耳以正受,兽首俯地,故其欲听,必先直竖其耳也。

一法:重听者,以手置耳后,扒使稍前,便可兜气以入,使即闻也。

一法:用极薄银片为耳管者,外博内细,进入耳内,能多翕音气,与眼镜之功相同耳。

鼻之嗅官论

鼻司嗅,受物之臭味,以分美恶焉。嗅之具,鼻内有二细筋,从脑前公司所至鼻,带动觉至细之德通于鼻,使鼻受其闻。其筋末有嫩肉,如乳头而多窍,外有薄膜包之,香臭之辨,皆二嫩肉助鼻之能,然必有风送彼物之气,入至二嫩肉之间,乃能知辨。外有鼻筒以蔽卫之,不使之露也,故鼻之在上,能泄去湿毒。或人身不和,气升至脑,则脑中有湿痰,鼻则为之引吸而出,否则痰伤其身矣。故鼻本不为嗅之具,而为嗅之门户。所以护具,而加美于容貌者也。

口之啖[2]官论

口司啖,啖之由在于舌。舌者心之官,舌柔而多窍,润湿而无味。柔而多

---

1 闻:原目录作“听”。《说文解字·耳部》:“闻,知闻也。”然《韩非子·十过》云:“闻酒臭而还。”闻又有“嗅”义。本书正文以“耳为闻之具”,故作“闻官”。

2 啖:原目录作“味”。正文言“口”,实多谈“舌”,故议“味”而兼及“言语”,涉“啖”者反少。

窍者，便于转展吞咽，又便于掉运，以极声音之变。润湿而无味者，便分别诸味也。至于啖具，必须多湿，无湿不滑，不可以啖。如病者口干，不能加湿于物，而众物皆失味矣。然非多窍，则不能为湿。湿而无味，惟无味，乃能分别万味也。设舌自有一味，何繇辨万味乎？如病者气上升至脑，而湿下降于舌，口中液苦，则入口之物皆觉为苦，而不能辨真味矣。

又舌之力，舌中有二大筋，又多细筋，如木之绸缠周匝，故窍多而能知味之美恶。然总会于两筋管，自舌通至脑中公觉之所，是为啖具。至于啖之力，则觉性中之一能，用此啖具于舌，以接物味者也。津生于舌本，与白液不同也。又舌底下两旁有二穴，左为金津，右为玉液也。

舌之本，乃一坚刚之骨，在于喉。舌中有浑细之肉九条，舌体管路似分为二，实则合于一体也。如耳、目管路皆有二也。舌有二略大之血络，亦有二脉络，亦有二筋。一筋稍劲，以运动舌本；一筋则柔，以分别物味。故味之管路，其性干燥，因可受湿，其必以筋之柔者，因筋之体性，更干燥于舌肉。柔筋遍于舌体，故得物之味也，至舌之尖，更见柔筋之德力也。

人之声音，非击气则不发。使无舌为言语之具，虽有声则不成言语，故肺之呼吸，并以动舌。舌或抵齿、或抵上腭，则言语遂明矣。

人之哑者，必喉中悬雍不成其全，如初生之子，不能言也。横骨柔弱，致舌不转，舌下之筋，不足应其用，犹马之受衔者。然亦有癞者，致伤悬雍，亦竟不能语。至有言语不明者，或口吃者，皆缘舌下之筋，过促与过缓，故舌转难。盖言语之器交失其恰适之界，则言语不明，殆且不能言语也。

凡看书默诵与口诵者，默诵止繇目一路而入，口诵则繇目、耳、口三路而纳，是故默诵易忘，口诵易记。然口诵而心不静，则又难入。就其大概而论，口诵则便于记文字，默诵则便记事理也。

身之触官论

身为触之官。触觉之用，遍体有之。设体之无触，不知冷热痛痒，便为痿痹不仁，虽蹈水火，而不知冷热而死者矣。其触之繇，在一身之皮肤；触之具，在肉躯内有无算之筋络。然触觉之原，则有一络，生自脑中，带动觉至细之德，布遍周身，而为触之能，使知觉诸情。故觉者，赖此无算细筋所通之皮肉。若无皮肉，则亦不能触觉，如爪甲毛发也。然身中原有燥湿寒热滑涩等情，而外之燥湿寒暑滑涩，与之相触，其有合否？因觉其有违顺，倘于相触之时，身有本热二三分，外热亦二三分，则亦不觉其热。惟夫外来之热有过不及于吾身之热者，而后能辨其热否也。燥湿滑涩亦复如是。大抵人之血气愈清美者，其触觉愈精细，其才能亦愈秀颖。盖才能虽根灵性，亦赖肉躯为作用之器。器精者，作用自精也。若论其他觉能，则独檀之精，禽兽反有愈于人者。鹰之视，能于空中最高处，下视水底之鱼，不爽毫末。猎犬之鼻，能于旷野，嗅狐兔经过之气，而追迹焉。人之目视、鼻嗅，岂能及之耶！独四体触觉，人得最精。虽四末之处，稍有毫末之刺，风雪之着，无不触觉冷热痛痒也。

知觉内职[1] 总论

人身外备五官，随遘[2] 而觉，美恶俱受，无所拣择。又内备四司，取五官所进而区别安置之。一曰：总知，亦曰公司，亦曰公觉；二曰受相，三曰分别，亦曰明悟司；四曰涉记，亦曰思记含。外官者，感物象而受之于内。如一城之有五门，然内四职者，亦曰四司，收五官所入而观察焉，以定其取舍，如诸司列署有分职然。合此五官四司，共成一觉性，共觉性之所含也。

总知职

总知之论有三：一能、一所、一识也。总知乃觉性之一，能在脑为五官之根源，繇细细筋管，传觉气于五官，又由此细管，复纳五官所受之物象而总知之。如沧海为江河之所自出，而又为江河之所还注。又如几何一规之中点，从此发线，以至于边界，而又为诸线所辐辏之枢也，故此职称为总知也。

总知处所，在于脑中。盖自额以至于脑后，次第分为四穴，有如四藏，而总知最前近额，密迩五官，以便接受诸官之象。此藏之体，为湿为嫩，略如骨髓，而物象从印焉。故额广阔者，其额脑亦广阔，其觉常捷，狭隘者其觉常钝。凡耳目鼻俱有两筋通于总知，有所见闻，即从此接送也。

总知之识有二，一则取五官畸零所得者而总合之，较别之。如目止能觉乳

1 职：原目录作“司”。
2 遘：《说文解字》：“遘，遇也。”

之白，不知其白中有甘；口能觉乳之甘，不知甘中有白。鼻、耳、体亦然，故必有总其知者焉。二则兼五官之所为而尽知之。凡五官各觉其界，设无总知一职，则五官各守其职，不相为用，而不成其为一体矣。

受相职

总知之后则有受相之职，其论亦有三：一能、一所、一识也。受相者，主于收入总知频寄之物象，而保守之，使不至于泯灭，故号为物象之府库。而物象至此，亦名曰物影，亦曰见象。其所在脑中之第二穴，比总知之职，稍干稍凝。盖总知湿嫩，物来易印，然而难于不脱受相体，稍干凝便于守其所寄，故其职在于存守五官之象也。盖五官与总知纵能纳万物之象，若无受相，则安置无地，暨后颜色声音等类，随物俱泯，难于想忆，一切不为我有，不为我用矣，故职称受相也。

分别职

分别之职，权衡物情，亦觉性之一能也。五官受像，初寄第二藏中，到此则能剖其相合相悖之情，其所在于脑中第三穴，头顶之下，即百会穴内也。受相之后，涉记之前，分别居中，前后相顾。顾前者，察五官与总觉所受之相而区别之，定其合我本体，不合我本体也。亦或另造一种之镜，如以多物，合或一物。顾后者，以此界之涉记，似便于随取而复得也。此第三穴，乃四穴中之极热者。缘五脏常有火升于上，提挈此识，以思想种种之事，无所停息，如走马灯然。受火气之腾冲，其旋转无时得已也。人当病热之时，此职更为显著。病中不拘何象，一动其端，即展转缠扰而不得停。缘夫热焰所发，成象如是。此职所专，在取五官所进，象象所韬而配合之、分属之、判定之，自造一合悖妍媸，友仇戕益之象，为五官与总知、受相所不能定者。比如鼠之见猫，目受猫象，入于总知、受相之职，到此始加分别。自然觉一不合之情，生一仇害之相，就欲急走避之。此仇害相，必不属于五官，及总受之职，何者？目仅见色，耳仅闻声，总知者，仅得其声与色，而未知其合我与否。受相暂寄其相，亦无别能，必须有此分别之职，定其合性与否，此固五官二职之所不能也。禽兽亦有此职，能觉本情合与不合，以定趋避，与人不异。惟是彼种分别，非关义理，乃属嗜欲，不过保其肉躯云尔。至于人类，则能推论其理，分剖孰害孰利，其趋避必由思想而成。故禽兽谓自然之分别，如鼠见猫、羊见虎，生而知避也。又如蚕之茧、蜘蛛之网等类，自然而能。而人类则推论其理，分剖筹想而分别焉。但此分别之职，在人未属明悟，仅可谓明悟之役，亦未必是灵明所用，以指使其区别者也。详见后。

涉记职

涉记者，又觉性之一能，取分别职所造象而置于其内。此内职之第四职也。盖总知有受相之职，以寄其象，分别亦有涉记之职，以蓄其象。此四端者，一气所感，一念所周，无所等待，然有次第焉。总知之象，谷种也；受相，田亩也；分别，治其田而收五谷也。涉记，置谷于仓廪间也。此第四职之本所在脑中之第四穴，故人以脑后广大为贵，取便记蓄之义。第四穴之体，比第三穴更为干凝。干凝者，多所存蓄。此职原主久存诸象，以便分别者，不时逢源之取也。故涉记能记已往，有本等能覆记者，又有内存之象，为所以能覆记者。此记乃内分别之职所造，非从外五官进也。盖五官纳象总知之所，不过目前见在之迹，如黑白、甜苦等类。而涉记之象，则为分别所炼过之象，更细且神，不惟目前，即千百年以上，皆可涉记。西圣云：涉记乃浩大之渊，不知何等，乃有无涯容受，亦深奥、亦显明，难以言语揣摹。常应常用，物物事事，各因其门而入，各因其类而排，又非事物自进，而事物自备其中，取之无穷而用不竭也。夫如所论，则涉记疑其与记含无异矣。但记含之能，备在性体，不系肉躯，惟人则然，禽兽不得而有之。人至死后，肉身已离，五官之具已脱，尚能存记生平之事。则此记含之能，备在灵体，不关肉躯也。兹未敢论灵性之记，且论觉性之记，备在肉躯者，盖记含之蘧庐也。涉记、记含，学者视无差别，今论判为觉与灵之分属，大有悬殊。属觉者依肉身，自有留去；属灵者，不依肉身，永无消灭也。

问：人于物像，有涉之不能记者，有涉记颇易，旋即失忘者，有不易涉记，而既记即能不忘者，不识何故？曰：此关人脑有干湿不等也。过湿不能受象。湿而嫩，虽受亦易脱。惟干湿调匀，则难脱。若过于干，则又受印不上矣。婴儿过湿，老人过干，所以皆不能记。惟少年者，干湿得宜，故易记而不忘。其余干湿相胜，则记忘以差等耳。如印象于石、于铜，刻之愈难，去之愈不易。故易成者，易散者也；难成者，难散者也。

人之年老易忘，若溯论少时所闻所见，便娓娓不置，且至重复不自觉，而新事则过耳遂绝，何欤？若少时嫩髓所印，其印固结而难去，所以常提而不忘。迨其既干而始印之，则难受也，岂不旋听而旋忘乎？忘而再举，是以重复。

均是人也，或善记，或善忘，均一人也。或遇此事易记，或遇彼事易忘，何哉？曰：此当论印象之浅深。印深者记深，印浅者记浅。如读书者，十遍百遍，岂不可当颖慧者之一览？此所谓印之又印，受印既深，一时不能磨漫者也。反是，未有不忘者也。论此知觉之记，禽兽亦有，不独人类。屡见禽兽赴其所居之穴，认其所生之子，及向来五官所历之象，使无涉记一识，何以能然？

前言涉记之藏，在脑后第四穴，乃圣师心传也。人或未信试，观人有遗忘，不知不觉，忽以手搔其脑后，即探得之。或将首一侧，或俯首沉思。及其偶记一事，或对人共语，觉其有当，不觉便为首肯，此皆证也。谁谓心之所动，不关脑乎？然涉物象而存记者，有如印书，印时匀净，到底易明；印得模糊，到底难明。欲求善记，非可忽略当之矣。但人所为涉焉而能久记者，必其所觉之物，向已了然，故临期不待索而自至。若初觉之时，不反诸而自觉其觉，鲜不漫遗忘者也。

记心法

或问：涉记为人心宝藏，无穷事理之象，皆所收存，非此则与草木同一冥顽矣。不知有何术以养之长乎？抑有损而耗此记含者乎？曰：损记性者三，助记性者亦三。伤、疾、食，皆损涉记之具，或损涉记之象，或损涉记之用者也。常见有飘瓦伤头脑，因而并损所记之象。譬如绘物于壁，壁既坏而景奚存？又有因疾大热大寒，或值大惊、大忿、大忧，随而纷乱其象，竟至遗忘，甚有自己名字，亦不复忆者。如饕食、迷酒之人，浊气上蒸，以塞涉记之窍，而昏明达之光，他如生果、盐味，食之过多，虽不大乱记性，亦各有损。

神于记含之三者：一为药物，二为饮食之节，三为涉记之法也。药物外助，亦裨内灵，是故香物抟丸，常握于手，用以开涉记之孔者；有用鹧鸪诸鸟之胆，按两额边太阳穴道，一月一收，使之内透者；有频服膏剂之类，或用玛细则灵香之类，即□□□□[1]也。空心同姜口嚼，以能除脑中之湿痰，而清助涉记者。

至于饮食，澹泊中节，使气血清明，亦裨涉记也。

涉记之法不一，各有诀焉。大概先在心中，备一宏大之宇[2]，或为曾所熟游，或为暂所假设。其中殿庑楼台、堂馆亭榭、园林池沼、峭壁浮屠，无所不备，无珍不错。种种随意造作，或生成丘陵泉涧，务在至巧、至大、至显，次序不乱，光明照耀，不致黯沕难省；排当匀称，不迫不离，各自成一形，不相疑似，以妨差错。及有定所不移，以防颠倒。此造象之法，不在乎多，而在乎熟，转念之间，即忆谁首谁次，本位毫厘不差。又或每排五象，即间一金掌。或诸异象，以麟次之，节节分明。至于出入之序，从左为始，勿使左右兼顾，令心为之恍惚也。

有此所造诸象，熟想在心，无不非是。遇有欲记之事与事，此法最佳。且如吾所欲记，事有实迹，字有形象者，如成汤因旱祈天故事，则想有一王者，剪发断爪，身缨白茅，以当牺牲，露祷于天，置我所列人类帝五之中。或记无形之事，如德慝七情等类，则为特造一象，拟其形容。如作谦字想，则有伛偻循墙可象；作傲字想，则有睥睨骄倨可象；作忧字想，则有攒眉侧席可象。或不用人象，用兽象者，如良善象鸽，凶暴象虎，污秽象豕，好色象狐，懈惰象驴，嫉妒象狗，骄傲象孔雀之类。

若记文字，则其字各有意义，如天地椅案等字，皆以本字寓义为像，而各以其物代焉。其像或孤用，或素托所排，用人位之像皆可，但要相称。假如依次而排至第十位，合用雀字，而此位原是孩提之位，即想此孩捉雀而嬉。若此雀字所在之位，原系庖人，即想庖人烹雀作膳。若此雀字所在之位，系一兵人，即当想其射获此雀，引类而推，要亦不甚相远也。

或有反用其义以记之，如以白记黑，以饱记饥，以火记水者。

或连用其义，以雪记冬，以扇记夏，以炮记战者。

或用增字为义，如以星记生，以鼎记目，以撒记散。

或用减字为义，如以鱼记鲁，以豕记家，以皿记盂者。

---

1 □□□□：此处原刻本即缺四字，无法臆补。

2 宇：底本及原刻本均作“字”。详下文，当作形近之“宇”，故改。

或用拆字为义，如以一大记天，以二木记林，以四马记骂者。

或取同音之字，如以笋记损，以雀记爵，以钱记前者。

前记法皆大略尔。聪慧之人自能出其至巧，大概以易记提难记，以有形通无形，二语尽之矣。

习此记字之法，即一时欲记数百字，不拘文理贯串，不拘乡国声音，但其字一经目，即以前法安排，如进自己构造宫室之中，以寻相知相习之人物，右入左出，俱称所宜，而又明显有次，不致惑乱。安设已定，覆诵之时，即如再游此地睹其人物，一一见前。循所托字，顷刻成诵。顺诵从右而左，逆诵从左而右也。若欲就中拈出一段，不拘从某处起，于人物象中，忆是谁当本位，人物具在，其字耀然自呈。

或有不求记字，但欲记事，如数千言长篇文字，难以尽托物像，则当摘其议论大旨，多则五六十条，少则二三十条，每一条为托一象，具一像，提起一事，段落绳井，亦不病其烦多。况既分有段落，就从每段，另起一题，用前寄象之法，多至五六十条，其所记者，亦五六十像而止。诵时续短作长，未始不成一片也。

以上记心法，皆西海博学之士所传，巧用之法，亦是炼人灵才之法云尔。

记心辩

脑有四穴，明列总知、受相、分别、涉记之名。但心为灵君，万念皆生于此，诸子百家，从未言及脑为涉记者。即今所云记心，不云记脑，明是所记惟心也。若以为心记，又为脑记，则一身之中，无乃政出多门乎？

曰：心为灵君，固也。第所谓心有血肉之心，有知觉之心。血肉居中，知觉遍体，中央方寸，特其位耳。其遍于百体者，犹大君之无不管摄也。大抵有形之物，非有形之具不足以觉之，如目为视具，耳为听具，鼻为嗅具，口为尝具，身为触具，岂记存独无具耶？若以心为其具，不但心失其尊，而贮万物象无器具之地，将何所受纳也？若谓心之灵妙，正不在记，才见圆明，则又何以实有此历历常记之觉，是知心必有记，而心非即为记之具也。若谓脑特记具，毕记心记，非脑记也，因而欲尽废其脑之职乎？则目为视具，亦心视，非目视也，岂可亦废目之职，可乎？不可乎？盖人之一身，五脏藏于身内，止为生长之具。五官居于身上，为知觉之具。耳、目、口、鼻聚于首，最显最高，便与物接。耳、目、口、鼻之所导入，最近于脑，必以脑先受其象，而觉之、而寄之、而剖之、而存之也。故云心之记，正记于脑耳。常有记诵过多，思虑过度，而头岑岑痛者，其故为何？较前所云，搔首垂头者，不更明哉！《黄庭内景》亦言，脑为泥丸宫，元神居焉。是必有本，何惑之有？

记与忘，相反者也。记则闻命，忘亦有说乎？曰：惟其相反，知所以记，便知所以忘矣。又幼年多便于记，壮老艰记多忘，何也？曰：幼年交涉未杂，物诱未开，其心净矣。易于受存物象。壮则世缘外泊，情想中惛，至于老年渐归消耗，如何不易忘耶？且幼时脑髓犹嫩，比孩提之未凝者则已凝，比之老大之坚燥则未燥，故幼年易记于壮老耳。

寤 寐 论

寤者，乃觉性解释外官，使能各适其用者也。寐则反是，即觉性之敛束五官，令其宁静休养，聚其既疲之力者也。云觉性者，盖无觉者，并无寤寐，而有觉者，无不有寤寐也。敛束外官者，但有一官能适其用，即谓之寤也。寐则五官皆似束缚，不能适其用也。止言五官，不言四职者，盖内四职之用，不必敛束。当其寐中，内职作用不停，所梦是也。谓令宁静休养者，若五官因病有阻，或一官有缺不得其用，此是聋瞽喑痿，不谓之寐。寐则自然静谧，可用不用，故曰赡养也。

有忽然成寐者，有饮食后欲寐者，何也？曰：寐乃饮食粗湿之气，自脾胃腾达脑中，冲塞筋脉，阻其知觉之气，不得通于五官，故五官不能适用，渐成寐也。盖饮食在脾胃中如釜炊粟，火沸气扬，上升至釜盖而止。以沸气之热，触釜盖之冷，窒而成水。人之饮食，既因内火消耗，自然发其热气，蒸达于脑。脑原属寒、属湿，热气到此，盘旋周匝，遂闭塞其孔窍，而知觉无所通，五官无所运，安得不成寐乎？既知五官觉气原出于脑，五官所进，又纳于脑之公觉，则脑中脉络一塞，自尔外无由入，内无由出，寐之所以不觉其来也。人乃一小天地，如太阳照地，地上湿气腾空，至于冷域，自地而上二百六十里有奇，为气域。气域而上至于月轮天，为元火之界，界中不容一物。气域分而为三际：近地为和际，中为冷际，近火为热际。种种变化，悉在气域中。遂成云雾，以遮太阳之光。身内之火，郁积于下，勃然如烟，至头作幔，则上之通衢，壅塞截断，亦使五官之觉不行也。

知饮食后人多欲睡者，则知当晚缺食，终夜不成寐。饮食助睡，概可知也。

或闻乐则睡，或劳倦则睡，或愁闷则睡，或幽暗而静则睡，不但不多饮食，且有枵腹欲睡，不但饮食成寐，且有饮食后反不成寐者，何哉？曰：闻乐而睡，声音节度之和，最与人心相合。耳目受之，不营别事，驯至诸用俱息，宜其睡矣。劳倦，愁闷，幽静，皆能懈人五官之用。故精神自外收敛于内，以便复聚而养之。至于腹枵，则虚火所聚，亦能蒸其湿痰，上升于脑。故多饮食者令人睡，而不饮食者，亦令人睡也。至于饮食之后，太饱不睡，正如爇薪，本以生火，然积薪过多，火不上透，终归火灭，此将生病。食后难睡，职此之繇也。

寐者，昧也。若寐而可知，不谓寐矣。寤者，悟也。若寤而不可知，又岂得为寤乎？

一于寤者，其精劳，必有寐以养之；一于寐者，其气浊，必有寤以清之。是寤、寐之所以各得其理也。

寐为身体之慰，为气力之补，为无恙之验，为作用之逸，为劳苦之医。盖用之以侍[1]则昼夜调摄。昼生万色，显万象，令人寤而观之。夜则万象之色，休归玄默，令人静而息焉。寝息与醒，而饮食已化，气脉已成，精血已活[2]，五官已爽，可以应接万缘，建立诸用也。若贪寐过多，或不以时，不惟无益，而且有损，使身体懈散，神气疲钝，头目昏重，记心闭涩，如痴如醉，夺人学问之志、道德之力也。又过度之寤，终夜不寝，则竭其精力，槁其内液，易于癯瘦，阻食饮之化，逆气血之生源，亏五官之用。甚至多寤成癫，而至于死者。故节宣之法乌可废哉！

梦　论

梦者，寐中之见闻也。五官之用，虽止不行，然觉气之在四职者，运而不息，即总知、受相、分别、涉记之四职也。一至寐时，脾中火气上蒸，内象忽然转动，如走马灯纸轮旋转，悉因火动。寐中触动其所涉记，如闻见一番，与昼所历，若无少异，其实虚幻无据。缘人义理不为主张，便至认假作真，从无作

1 侍：此据康熙刻本。江户抄本作“时”，皆通。

2 活：此字至下页（止于“……外纳而生者也”），底本原缺，据原刻本补校。

有。既在梦中，不能自识其为梦矣。曰水之定也，照之则清，须眉不乱。有或挠之，则照者随波恍惚，荡漾破碎，无复定形。面或半面，身或半身，可为四目，可为两头。又如浮云，随风变态，见象无已，聚散无踪。寐时浊气上腾，摇动内象，千奇百怪，世所绝无，而无一不为梦中之所有。断续不一，散漫无章，梦中物物皆有，醒则皆虚也。

梦有由自生者，有由外来者。自生者，从内四液血气藏府而生；外来者，从外五官所纳而生。盖四行之液，火、气、水、土四行之液也。遍注一身，而其蒸焰之冲，或根其所禀、所养、所感者，各征于梦焉。水液胜，则梦江海、云雾等。火液胜，则梦争斗烈火等。土液胜，则梦丘墓幽暗等。气液胜，则梦飞游欢笑等。藏府之梦，详在十二经脉之中。医之于病人，亦因梦之休旺，以证病之盈虚，此内藏而生者也。五官之感，虽历年以久，而托记尚存，故人之所梦，亦由之。五官所感，大抵一官为主，四官从附；一事有触，余事牵焉。如梦色，而声、臭亦并随之。如梦悦色，而气脉亦与之俱动。盖记存习熟而同类者，自挟以俱来也。且其习之所沿，喜恶爱憎，各于其党。如士则科名之梦居多，农则庾廪[1]之梦居多，工则斧斤之梦，商则出纳之梦，此从外纳而生者也。

梦有正梦、邪梦、异术者。正梦者，盖修德之人，充当帝心圣神提佑，欲其归正，间亦示之以梦，命之以事，励德进修，诏以未来，使之证据，默为启照也。然千百年仅有一二项，千百众中仅有一二人。即大德之人，生平不过一二次也。邪梦者，乃邪魔诱人，不能动之于昼，则必动之于夜。多方迷惑，挠其向善之心也。且有异术，能令人脑中内象，凑成一段可忻可乐之状，致成邪梦，人随亦为夜可梦，即昼亦可为，不觉陷于魔境，蹈无穷之罪恶，而魔意始快。又或将未来可晤之人，可遭之事，预兆于梦。及其果验，人遂痴心自信，谓我能未来，先烛空想。高心渐增骄慢，迷入魔界，被其邪箭中心，邪药入腹，不能拔，不能吐也。是为邪梦，顾邪魔为害，不能害无隙可乘之人，惟人先萌邪念，自造一魔景，魔得其便，爱以爱应，忧以忧应，乘其性情，逞其所欲，害人于心。然而究竟一着，正神是成人之美，邪魔是成人之恶也。但梦境虽非实事，然亦可以助人之实修，可以陷人于罪业也。大凡人之心清者，其梦

---

1 庾廪：庾，yǔ，《说文解字》：“庾，水槽仓也。一曰仓无屋者。”又廪，lǐn，《广雅•释宫》：“廪，仓也。”此处泛指粮仓。

多清；心浊者，其梦多浊。至圣无梦，至愚亦无梦也。

且天道寒暑，与人相通也。故精血不足，即易感受。是以将雨梦水、将晴梦火也。

极醉者无梦，是酒性浊热，其气上腾，至急至涨。夫急涨则脑内迅转，即一象看不出矣。岂惟大醉，即大饱者，亦常无梦也。

梦中魇者，或由四液重浊，或心中败血弥漫，或手压于胸，皆可致魇也。

或谓魂出为梦，非也。人之生死，魂合于身则生，离身则死。人之梦有最长久者，倘其魂出，则宜周身脉理俱停，暖气俱绝，如死人然矣。何其呼吸如常，又何一灵方涉水登山，游于千里万里，而一唤即归醒之理岂有乎？即道家出神往返，释氏入定神游，俱属虚幻妄诞之谈。此不但俚俗迷而不觉，即文人亦沉溺不知。但我儒学宜格物明理，岂可不辩而明之哉？余痛通世之沉溺旁门，有《辟妄》一书，嗣刻问世，以救狂澜之万一也。

嘘　吸　论

嘘吸之具有四：一为心，一为肺，一为膈[1]，一为气管也。肺之体轻嫩润，如浮血所结之沫，便于气之渗也。自喉之中，下通于肺，肺中有一筋脉，合而到心之右孔，气海自此心孔通出，以养其肺。而又有一血脉，通贯其肺，合于心之左孔，肺体皆通嘘吸之气焉。膈者，一层细膜，在心肺之下，与脊胁腹周回相着，以蔽膈下之浊气，使不上熏也。膈膜之上，气海居焉。膈肺开，则外气自气管吸进，以凉其心。其所入之气，旋为心所蒸热，则旋闭而出之，如海潮之长落然。缘人心元火极热，热甚则津竭，必得清凉之气调和，故一呼一吸，消息无停。闭则为嘘，开则为吸。闭处即虚之始，开处即实之端，无停机也。

肺居心之上，左右包心。肺体虚通，为藏气之府。藏多而后可以出音声，供血脉，足给其用。不然，旋出旋入，仅取办于喉间，肺无余气，不能一气成章，而字字皆断续矣。设使气遇烟、遇尘、遇恶臭、遇峦瘴，若非夙多存气于中，则未免频仰所吸之气，而并吸其毒以受害也。若使闭而不吸，则心闷而死

1 膈：原作“鬲”，通“膈”。本书凡例通假字一般不改，但此字例外，改之以利现代读者。

矣。当其秽恶之气来，心能从其浮肺之体，渐渐受气，而复回纳于肺，如城被敌围，内粮足以自瞻[1]，不必借饷于外也。

人之生命之根，在于元湿、元火。而元火之用，多在于心。元火所以至于灭者，其故有二：一为酷寒，一为酷热。如遇严冬，或大雪，或过饮冷水，其元火为大寒所扑灭，命斯毙矣。若元火太旺，亦能焦枯元湿，命亦殂矣。或喉被绳急绞，全无凉气进入；或在暖炕，呼吸皆带热而进；或在窄小不通气之所，随嘘随吸，所吸即其所呼，不能换其凉气，则内火益增其旺，酷疟五藏，因归殄灭。譬如火闭瓮中，不通凉气，其火即灭矣。

但凉气有进有出，不惟调存元火。或身内有邪秽不洁之气，赖此嘘时，亦带而出。试观心痛，或闭闷时，颇觉难忍，长吁吐气，痛觉少宽。

至于水族，皆有嘘吸也。有嘘吸则有眠睡，如小口之瓶贮水畜鱼，开口则鱼久活，闭密其口则气不通，而鱼闷死。如不赖嘘吸，何繇闷死？此皆验嘘吸之概也。

嘘吸之始，先呼乎？先吸乎？曰：人心先开而后收，开以纳[2]血，收以流通其血也。肺以先吸以纳气，而后还出之也。凡人物临终，嘘气为尽，生死相对。生者以吸始，死者以嘘终，其理甚明也。

---

1 瞻：通“赡”，即供给、赡养。

2 纳：此下数十字原刻残本缺，江户抄本有。

卷之三

云间浩然子惠源王宏翰著
男　　圣发王兆武参

经脉营卫呼吸考

浩然曰：人禀天地、阴阳、四元行以资生，而生生不息者，皆上帝赋畀元神，禀元质以生育，正所谓天命之性也。盖身具有营卫表里脏腑之异，其清阳在上，浊阴在下，经有十二，络有十五，骨节三百六十五，毛窍八万零四千，此皆应合天地之数也。血为营，气为卫。营者[1]，水谷之精气，行于脉中者也。卫者，水谷之悍气，行于脉外者也。世谓营为血者非也，乃营气化而为血耳。夫脉得气血之先，由心炼生活甚热，至纯之血，贴于血脉之下，运行周身，而寸口为之总会，故足以知脏腑而决死生。人一呼脉行三寸，一吸脉行三寸。呼出心与肺，吸入肾与肝。肺主呼吸，天道也；肾司阖辟，地道也。呼吸定息，合行六寸，一日一夜，凡一万三千五百息。脉行五十度周于身，合行八百一十丈。漏水下百刻，营卫行阳二十五度，行阴亦二十五度。每二刻，则周身一度也。

《痹论篇》曰：营者，水谷之精气，和调于五脏，洒陈于六腑，乃能入于脉也。而卫者，水谷之悍气，其气慓疾滑利，不能入于脉也，故循皮肤分肉之间，熏于肓膜，散于胸腹，逆其气则病，从其气则愈。

东宿[2]曰：营气者，为言营运谷气，入于经隧，达于脏腑，昼夜营周不休，始于手太阴而终于手太阴，以应刻数焉，故曰营出中焦也。又曰：营是营于中，卫气者，为言护卫周身、温分肉、肥腠理，不使外邪侵犯也，始于足太阳五十度，而终于足太阳，故曰卫出下焦也。又曰，卫是卫于外。

《经[3]》云：凡人两手足各有三阴脉、三阳脉，以合为十二经脉也。凡者，举众也；合者，集也；经者，径也；脉，血脉也。《说文》曰：血理之分，表[4]行体者。《释名》曰：脉，幕也。幕络一体也。盖人禀天真之气，运行营卫于周身，出入脏腑，循环无已者，脉也。又行营血之脉道也。故《灵枢经》曰：经脉者，行血气，通阴阳，以营于身也。《素问·脉要精微论》云：脉者，血之府。启玄子注曰：府，聚也。言血之多少皆聚于经脉之中，正谓此也。手足各

---

1 者：原刻残本此字残缺，有后人补写“气”字。抄本作“者”，与下文“卫者”对文，故依抄本。

2 东宿：明·孙一奎之号。此下之文出孙氏《医旨绪余》（1584 年刊）。

3 经：查以下原字，未见于《素问》《灵枢》《难经》，可见于明《普济方》卷四“针灸门·平人气象论经隧周环”，云出《黄帝内经》。

4 表：《说文解字》作“衺”（xié），义同“邪”，与“斜”通。

有三阴脉者：太阴、少阴、厥阴是也。手足各有三阳脉者，太阳、少阳、阳明是也。总以会集手足三阴、三阳之脉，以合为十二经脉也。手之三阴从藏走至手，手之三阳从手走至头。足之三阳从头走至足，足之三阴从足走至腹。络脉传注，周流不息，故经脉者，行血气，通阴阳，以营于身者也。《灵枢·经·脉度篇》曰：手之六阴、手之六阳，盖从其左右言之也。《难经》三十二难曰：手三阳之脉，从手至头，长五尺，五六合三丈；手三阴之脉，从手至胸中，长三尺五寸，三六一丈八尺，五六三尺，合二丈一尺；足三阳之脉从头至足，长八尺，六八四丈八尺。足三阴之脉从足至胸，长六尺五寸，六六三丈六尺，五六三尺，合三丈九尺。人两足跻脉从足至目，长七尺五寸，二七一丈四尺，二五一尺，合一丈五尺。督脉、任脉，各长四尺五寸，二四八尺，二五一尺，合九尺。凡脉合一十六丈二尺也。络脉传注周流不息者，《脉度篇》曰：此气之大经隧也。经脉为里支而横者为络，络之别者为孙络。《习医直格》[1] 曰：络者，正经脉道傍小络，如支孙络者之类，皆运行气血之脉道，各宗于本经焉。传者，转也，转而相传也。注者，灌注也。周者，周遍也。流者，水行也。息者，止也。如手太阴之脉传于手阳明之经，转相传注至足厥阴，复传于手太阴，如水之行流灌注经络，周遍一身，运行不止，如环无端，终而复始。故曰：经脉者，行血气，通阴阳，以营于身者也。其始从中焦注手太阴、阳明，阳明注足阳明、太阴。上阳明者，手阳明，大肠经也。下阳明者，足阳明，胃经也。太阴者，足太阴脾之经也。《灵枢·经脉篇》曰：大肠，手阳明之脉，起于大指、次指之端，终于面上，挟鼻孔，自此交入足阳明胃之经。足阳明之脉起于鼻，终于别跗上，入大指间，出其端，自此交入足太阴脾经。所谓阳明注足阳明、太阴者，此也。太阴注手少阴、太阳，《经脉篇》曰：脾足太阴之脉起于大指之端，终于大包，注心中，自此交入手少阴心经也。手少阴之脉起于心中，终于小指之内，出其端，自此交入手太阴小肠经，所谓太阴注手少阴、太阳者此也。太阳注足太阳、少阴，《经脉篇》曰：小肠，手太阳之脉，起于小指之端，终于目内眦，自此交入足太阳膀胱经；足太阳之脉起于目内眦，终于足小指外侧，自此交入足少阴肾经，所谓太阳注足太阳、少阴者，此也。少阴注手心主少阳，《经脉篇》曰：肾足少阴之脉，起于足心之中，终于注胸中，自此交入手厥阴心包络。手厥阴之脉起于胸中，终于小指、次指，出其端，自此交入手少阳三焦经。所谓少阴注手心、注少阳者，此也。少阳注足少阳、厥阴，《经脉篇》曰：三焦手少阳之脉，起于小指、次指之端，终于注目锐眦，自此交入足少阳胆经。足少阳之脉起于目锐眦，终于足小指、次指之端，自此交入足厥阴肝经。所谓少阳注足少阳、厥阴者，此也。厥阴复还注手太阴。《经脉篇》曰：肝足厥阴

1《习医直格》：即金·刘完素《伤寒直格》，又名《习医要用直格》，或简称《习医直格》。

之脉,起于足大指聚毛之际,终于别贯膈,复[1]注于手太阴肺经。所谓厥阴复还注手太阴者,此也。

其气常以平旦为纪,以漏水下百刻,气者,营气也。常者,久也、远也。平旦者,寅时也。纪者,纲也、会也。言营气,常以寅时为纲纪,复会于手太阴,自中焦为始而行也。漏水者,用铜壶盛水,下有小窍,其漏水转转施壶,递相传注,而至于在下大壶之中。以十二时漏水所下者,为百刻之法也。昼夜行流,与天地同度,终而复始也。日出为昼,日落为夜。天度者,周天三百六十五度四分度之一也。每日日行一度。周天二十八宿也。人之营气,一呼脉行三寸,一吸脉行三寸,呼吸定息,脉行六寸。十息气行六尺,日行二分二百七十息,气行十六丈二尺。气交通于中,一周于身,漏水下二刻,日行二十五分五百四十息。气行再周于身,水下四刻,日行四十分二千七百息。气行十周于身,漏水下二十刻,日行五宿二十分,一万三千五百息。气行五十营于身,漏水下百刻,日行二十八宿,漏水皆尽,脉复还矣,计八百一十丈也。所谓始于手太阴,终于足厥阴,终而复始,至寅时,复自手太阴,起于中焦为始而行也。

马玄台《难经正义》曰:自夫饮食入胃,其精微之气积于胸中,谓之宗气。宗气会于上焦,即八会之气,会于膻中也。惟此宗气,主呼吸而行脉道。营气者,乃阴精之气也,即宗气之所统,犹太极之分而为阴也。此气行于昼二十五度,行于夜二十五度,始于手太阴,五十度而复会于手太阴。而行昼、行夜,十二经之阴阳皆历焉。卫气者,阳精之气也,亦宗气之所统,犹太极之分而为阳也。昼行于阳二十五度,夜行于阴二十五度,始于足太阳,五十度复会于足太阳。

引《岁露篇》曰[2]:卫气一日一夜,常大会于风府。风府者,足太阳督脉、阳维之会,所谓太阳主外者此也。

玄台曰:盖营气行阳行阴主昼夜言,卫气行阴行阳主阳经阴经言。营气之行于昼者,阳经中有阴经;行于夜者,阴经中有阳经。故行阴行阳主昼夜言也。卫气则昼必止行于阳,行三阳经也。夜必止行于阴。行三阴经也。是阴阳不指昼夜言也。又《五十营》等篇,言气脉流行,自手太阴而始,至足厥阴而终,循环不已。其气常以平旦为纪,漏水下百刻,计一万三千五百息,脉

1 复:原作"腹",据《灵枢·经脉》"肝足厥阴之脉……其支者,复从肝别,贯膈,上注肺"改。

2 引《岁露篇》曰:此下之文见《医旨绪余》上卷"宗气营气卫气说"所引。

行八百一十丈，推之则二刻行一度，为一周身也。昼夜共行五十度，则每经各行五十次矣，并未尝言肺止行寅时，太阳止行卯时。又不思各经长短不同，难以分时注释。如果十二经分配十二时，则一呼止行一经，何以能八刻之一千八十息，脉行六十四丈八尺，而四度周于身也？又何以能十二时之一万三千五百息，脉行八百一十丈，而五十度周于身也。所谓一时止行一经者，实理势之所必无也。

《灵枢·五味篇》曰：谷始入于胃，其精微者，先出于胃之两焦，以溉五藏，别出两行营卫之道。其大气之抟而不行者，积于胸中，命曰气海。即宗气也。出于肺，循咽喉，故呼则出，吸则入。天地之精气，其天数常出三入一，故谷不入半日则气衰，一日则气少矣。

《灵枢·客邪篇》曰：五谷入于胃也，其糟粕、津液、宗气分为三隧，故宗气积于胸中，出于喉咙，以贯心脉而行呼吸。此指后天谷气而言。

浩然曰：呼吸者，即先天太极之动静，人一身之真气也。人一离母腹时，便有此呼吸，不待谷气而有也。虽然，使无宗气积而养之，则日馁而瘁，呼吸何赖以行？谓呼吸资宗气而行，非谓呼吸属宗气也。真气言体，谷气言用也。

髭须眉发毫毛考

头上曰发，属足少阴、阳明。耳前曰鬓，属手足少阳。目上曰眉，属手足阳明。唇上曰髭，属手阳明。颏下曰须，属足少阴、阳明。两颊曰髯，属足少阳。其经气血盛，则美而长；气多血少，则美而短；气少血多，则少而恶；气血俱少则其处不生；气血俱热，则黄而赤；气血俱衰，则白而落。

《类苑》云：发属心，禀火气而上生。须属肾，禀水气而下生。眉属肝，禀木气而侧生。故男子肾气外行而有须，女子、宦人则无须而眉、发不异也。

叶士杰曰：精之荣以须，气之荣以眉，血之荣以发。

发者肾之华。王启玄曰：肾主髓，脑者髓之海，发者脑之华，脑减则发素。

滑伯仁曰：水出高原，故肾华在发，发者血之余，血者水之类也。

《灵枢·阴阳篇》曰：足阳明之上，血气盛，则髯美长。血少气多，则髯短。故气少血多，则髯少；血气皆少，则无髯，两吻音刎多画。

足阳明之下，血气盛，则下毛美长至胸。血多气少，则下毛美短至脐。行则善高举足。足指少肉，足善寒。血少气多，则肉而善瘃。音竹，冻肤皲瘃。血气皆少，则无毛；有则稀枯悴，善痿厥、足痹。

足少阳之上，气血多，则通髯美长，血多气少，则通髯美短。血少气多，则少髯。血气皆少，则无须。感于寒湿，则善痹、骨痛、爪枯也。

足少阳之下，血气盛，则胫毛美长，外踝肥。血多气少，则胫毛美短，外踝皮坚而厚。血少气多，则胻毛少，外踝皮薄而软。血气皆少，则无毛，外踝瘦无肉。

足太阳之上，血气盛，则美眉，眉有毫毛。血多气少，则恶眉，面多少理。血少气多，则面多肉，血气和则美色。

足太阳之下，血气盛，则跟肉满，踵坚。气少血多，则瘦跟空。血气皆少，则善转筋、踵下痛。

手阳明之上，血气盛。则髭美。血少气多，则髭恶。血气皆少，则无髭。

手阳明之下，血气盛，则腋下毛美，手鱼肉以温。气血皆少，则手瘦以手寒。

手少阳之上，血气盛，则眉美以长，耳色美。血气皆少，则耳焦恶色。

手少阳之下，血气盛，则手卷多肉以温。血气皆少，则寒以瘦。气少血多，则瘦以多脉。

手太阳之上，血气盛，则面多须，面多肉以平。血气皆少，则面瘦恶色。

手太阳之下，血气盛，则掌[1]肉充满。血气皆少，则掌瘦以寒。

又曰：美眉者，足太阳之脉气血多，恶眉者血气少。其肥而泽者，血气有余；肥而不泽者，气有余，血不足；瘦而无泽者，气血俱不足。审察其形气有余不足而调之，可以知逆顺矣。

《五音篇[2]》，黄帝曰：妇人无须者，无血气乎？岐伯曰：冲脉、任脉，皆起于胞[3]中，上循背里，为经络之海。其浮而外者，循腹右上行，会于咽喉，别而络

1 掌：原误作“堂”，据《灵枢》改。
2 五音篇：即《灵枢·五音五味》篇。
3 胞：原误作“胸”，据《灵枢·五音五味》改。

唇口。血气盛，则充肤[1]热肉。血独盛，则澹渗皮肤，生毫毛。今妇人之生，有余于气，不足于血，以其数脱血也。冲、任之脉，不荣口唇，故须不生焉。

黄帝曰：士人有伤于阴，阴气绝而不起。阴不用，然其须不去，其何故也？宦者独去，何也？愿闻其故。岐伯曰：宦者去其宗筋，伤其冲脉，血泻不复，皮肤内结，唇口不荣，故须不生。黄帝曰：其有天宦者，未尝被伤，不脱于血，然其须不生，其故何也？岐伯曰：此天之所不足也。其任冲不盛，宗筋不成，有气无血，唇口不荣，故须不生。

浩然曰：人之发有生而卷者，其论有三：一繇生发之质，原属火性，湿胜则直，燥胜则卷缩。试观以发投火，焦然缩卷，此理可知。二繇生发之质，或为柔脆，不能直突，必曲屈宛转而出，以成其卷。三或繇头皮干厚，出孔紧狭，难得径出故耳。

又发之生，繇血气之渣滓为质。当其少壮，元火强盛，则炼为黑色。至老元火之热力已减，不能炼熟其渣滓，而此质归于朽败，遂成白色矣。有一夕而白者，此必忽罹大怖大劳，损其心胆而然。或壮年而须白者，繇所处寒薄，或劳心，或禀啬也。

又大惊大怒而发上指者，因元火归内，则寒据肌肤。肤寒则敛缩而毛孔紧促，故发上指也。

又验小儿寿夭，亦视毛发。儿发受母血而实，故名血余也。母血充实，儿发则黑而光润。母血虚弱，或胎漏败堕，或纵欲多淫，儿发则黄槁焦枯，或生痟瘯之患，俱关不寿之兆也。

又大病之后，服药失宜，或调理不节，或心胸郁闷，心火不能上炼，血少不荣，而须发之质有亏变为枯白矣。

又按《类苑》言，须属肾。《阴阳篇》手足阳明脉盛，则髭须美。《五音篇》冲任之脉不荣于唇口，则须不生，此前圣之发已明。但心主血，肾主精，精壮血足，则心肾相济，而须华滋润。心若谋虑过度，心血耗衰，则髭须顿白。而须之统心，又不可不明也。然发宜多梳而不落，齿宜数叩而津生，须宜养心实精而玄泽，此摄生之理不可不知。至于髭须祖传之说，亦由各经气血多少之所致也。

---

1 肤：原误作“虑”，据《灵枢》改。

仰人骨度部位图　　伏人骨度部位图

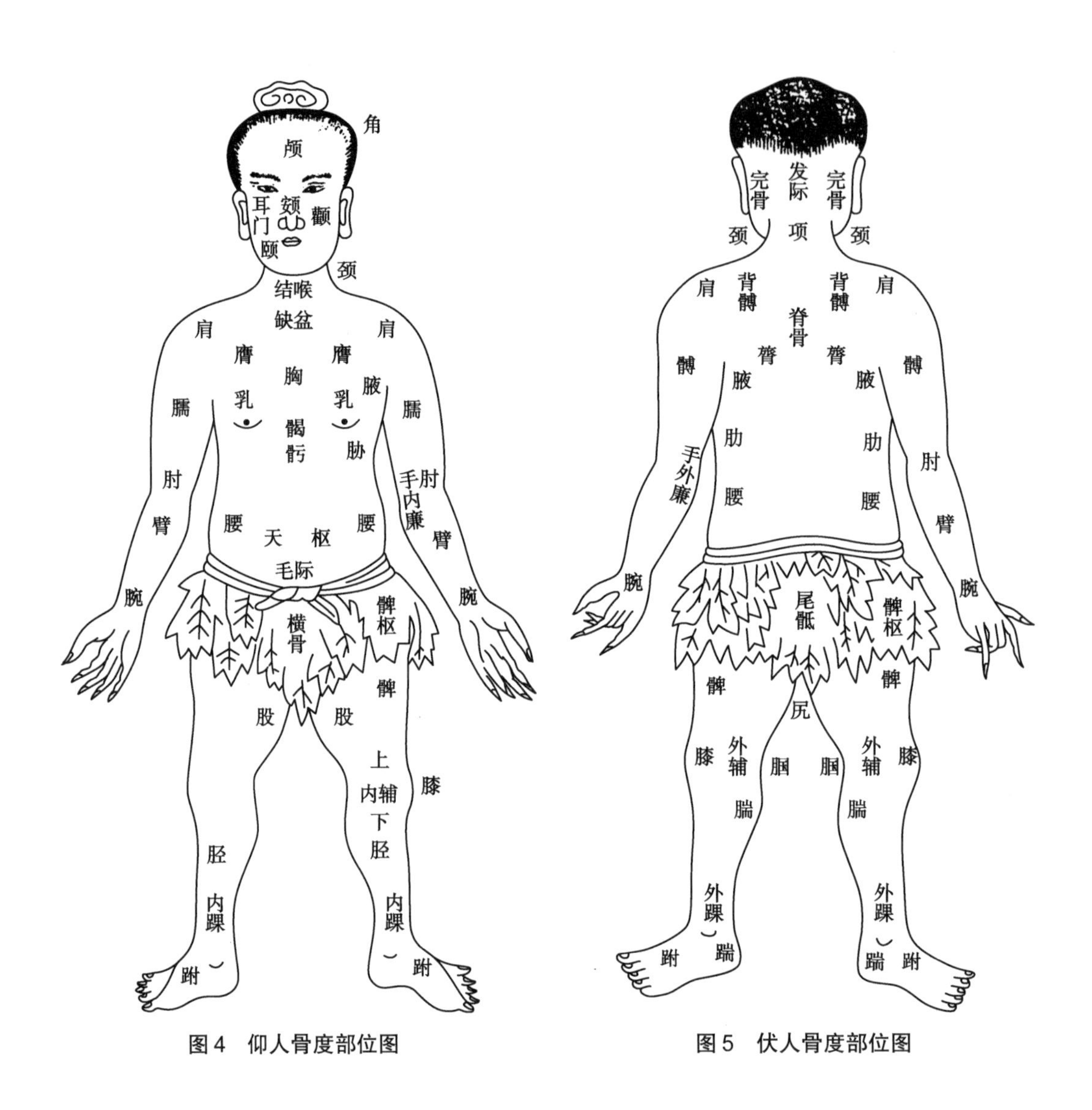

图4　仰人骨度部位图　　图5　伏人骨度部位图

周身骨肉数界论

汤道未[1]《主制书》曰：首骨自额连于脑，其数八，上颔之骨十有二，下则浑骨一焉。齿三十有二，膂三十有四。胸之上有刀骨焉，分为三。肋之骨二十

---

1 汤道未：即天主教耶稣会传教士汤若望（Johann Adam Schall von Bell，1592—1666），字道未。撰《主制群徵》等书多种。

有四，起于膂；上十四环至胸，直接刀骨，所以获存心肺也；下十较短，不合其前，所以宽脾胃之居焉。指之骨：大指二，余各三。手与足各二十有奇。诸骨安排，各有本向。所向异，故其数与势亦不得不异。或纵入如钉，或斜迎如锯，或合笋如匽，或环抱如攒。种种不一，总期体之固、动之顺而已。论肉其数六百界有奇。其形长短、宽狭、厚薄、圆匾、角浑异，其势各上下相并，或顺或斜，或横异。此皆各有本用，以顺本身多异之动也。

周身骨节长短大小考

《灵枢·骨度篇》曰：人长七尺五寸，头之大骨，围二尺六寸，胸围四尺五寸，腰围四尺二寸，发所覆者，颅至项，一尺二寸。发以下至颐，长一尺，君子终折。

结喉以下，至缺盆中，长四寸。缺盆以下至髑骬，长九寸。过则肺大，不满则肺小。髑骬以下至天枢，长八寸。过则胃大，不及则胃小。天枢以下至横骨，长六寸半。过则回肠广长，不满则狭短。横骨长六寸半。横骨上廉以下，至内辅之上廉，长一尺八。内辅之上廉以下至下廉，长三寸半。内辅下廉下至内踝，长一尺三寸。内踝以下至地，长三寸。膝腘以下至跗属，长一尺六寸。跗属以下至地，长三寸。故骨围大则太过，小则不及。

○角头角也以下至柱骨，长一尺。行腋中不见者，长四寸。腋以下至季胁，长一尺二寸。季胁以下至髀枢，长六寸。髀枢以下至膝中，长一尺九寸。膝以下至外踝，长一尺六寸。外踝以下至京骨，长三寸。京骨以下至地，长二寸。

○耳后当完骨者，广九寸。耳前当耳门者，广一尺三寸。两颧之间，相去七寸。两乳之间，广九寸半。两髀之间，广六寸半。

足长一尺二寸，广四寸半。○肩至肘，长一尺七寸。肘至腕，长一尺二寸半。腕至中指本节，长四寸。本节至其末，长四寸半。○项发以下至背骨，长二寸半。膂骨以下至尾骶，二十一节，长三尺。上节长一寸四分分之一。奇分在下，故上七节至于膂骨，九寸八分分之七。此众人骨之度也。所以立经脉之长短也。是故视经脉之在于身也，其见浮而坚，其见明而大者，多血；细而沉者，多气也。

周身骨节三百六十五考论

人身骨节总有三百六十五,以一百六十五字都关次之首。自铃骨之上为头,左右前后,至辕骨以四十九字,共关七十二骨。巅中为都颅骨者一,有势,微有髓及有液。次颅为髅骨者一。有势,微有髓。髅前为顶威骨者一。微有髓。女人无此骨。髅后为脑骨者一。有势,微有髓。脑左为枕骨者一。有势,无液。枕就之中附下为天盖骨者一。下为肺系之本。盖骨之后为天柱骨者一。下属脊窍,有髓。盖前为言骨者一。言上复合于髅骨,有势无髓。言下为舌本骨者,左右共二。有势,无髓。髅前为囟骨者一。无势,无液。囟下为伏委骨者一。俚人讹为伏犀骨是也。无势髓。伏委之下为俊骨者一。附下,即眉宇之分也。无势髓。眉上左为天贤骨者一。无势髓,下同。眉上右为天贵骨者一。眉上直目睛也。左睛之上为智宫骨者一。无势髓,右睛之上为命门骨者一。两睛之下,中为鼻。鼻之前为梁骨者一。无势髓。梁之左为颧骨者一,有势无髓,下同。梁之左为纠骨者一。颧、纠之后即耳之分。梁之端为嵩柱骨者一。无势髓。左耳为司正骨者一。无势髓。右耳为纳邪骨者一。同上。正邪之后为完骨者,左右共二。无势无髓。正邪之上附内为嚏骨者一。无势少液。嚏后之上为通骨者,左右前后共四。有势少液。嚏上为咢骨者一。无势多液。其咢后连属为颔也。左颔为乘骨者一,有势多液。右颔为车骨者一。同上。乘、车之后为辕骨者,左右共二。有势有液。乘、车上下出齿牙三十六事。无势髓,庸下就一则不满其数。

○复次铃骨之下为膻中,左右前后至"茷"以四十字,关九十七骨。辕骨之下,左右为铃骨者二。多液。铃中为会厌骨者一。无势髓。铃中之下为咽骨者,左、中及右共三。无髓。咽下为喉骨者,左、中及右共三。同上。喉下为咙骨者,环次共十事。同上。咙下之内,为肺系骨者,累累然共十二。无势髓。肺系之后为谷骨者一。无髓。谷下为偏道骨者,左右共二。同上。咙外次下为顺骨者共八。少液。顺骨之端为顺隐骨者共八。同上。顺下之左为洞骨者一。女人无此。顺下之右为棚骨者一。女人无此。洞、棚之下中央为髑骬骨者一。无髓。俚人呼为鸠尾。髑骬直下为天枢骨者一。无髓。

○铃下之左右为缺盆骨者二。有势多液。左缺盆前之下为下厌骨者一。无髓。右缺盆前之下为分膳骨者一。同上。厌、膳之后,附下为仓骨者一。同上。仓之下左右为髎骨者共八。有势无液。髎下之左为胸骨者一。男子此骨大者好勇。髎下之右荡骨者一。女子此骨大,则大夫。胸之下为乌骨者一。男子此骨满者,发早白。荡之下为臆骨者一。此骨高,多讹妄。

○铃中之后为脊窳骨者共二十二。上接天柱,有髓。脊窳次下为大动骨者一。上通天柱,共成二十四椎。大动之端为归下骨者一。道家谓之尾闾。归下之后为篡骨者一。此骨能限精液。归下之前荍骨者一。此骨薄者,多处贫下。

○复次缺盆之下左右至“衬”以二十五字,关六十骨。此下止分两手臂至十指之端众骨。支其缺盆之后,为伛甲骨者,左右共二。有势多液。伛甲之端为甲隐骨者,左右共二。此骨长则至贤。前支缺盆为飞动骨者,左右共二。此骨[1]病痱缓。次飞动之左,为龙臑骨者一。有势无髓、无液。次飞动之右为虎冲骨者一。同上。龙臑之下为龙木骨者一,虎冲之下为虎端骨者一。俱有势、有髓。本端之下为腕也。龙本上内为进贤骨者一。男子此骨隆为名臣。虎端上内为及爵骨者一。女人此骨高为命妇。腕前左右为上力骨者共八。有势多液。次上力为驻骨者,左右共十。同上。次驻骨为搦骨者,左右共十。同上。次搦为助势骨者,左右共十。左助外为爪,右助外为甲。爪甲之下各有衬骨,左右共十。无势无液。

○复次髑骬之下,左右前后,至初步以五十一字,关一百三十六骨。此下至两乳下,分左右,自两足心众骨所会处也。髑骬之下,为心蔽骨者一。无髓。髑骬之左为胁骨者,上下共十二。居小肠之分也。左胁之端,各有胁隐骨者,分次亦十二。无髓。胁骨之下,为季胁骨者共二。多液。季胁之端,为季隐骨者共二。无髓。髑骬之右,为肋骨者共十二。处太阳之分也。肋骨之下为胁肋骨者共二。各无隐骨,唯兽有之。右肋之端,为肋隐骨者共十二。无髓。荍骨之前为大横骨者一。有势少髓。横骨之前,为白环骨者共二。有势有液。白环之前,为内辅骨者左右共二。有势有液。内辅之后,为骸关骨者,左右共二。同上。骸关之下为揵骨者,左右共二。同上。揵骨之下,为髀枢骨者,左右共二。有势多髓。髀枢下端为膝盖骨者,左右共二。无势多液。膝盖左右各有侠升骨者共二。有势多液。髀枢之下,为骱骨者,左右共二。有势多髓。骱骨之外,为外辅骨者,左右共二。有势多液。骱骨之下,为立骨者,左右共二。同上。立骨左右,各有内外踝骨者共四。有势少液。踝骨之前,各有下力骨者,左右共十。有势多液。踝骨之后,各有京骨者,左右共二。有势少液。下力之前,各有释欹之前,各有

1 骨:此字下为墨丁,不明是否原缺字。

起仆骨者共十。有势。起仆之前各有平助骨者，左右共十。有势。平助之前，各有衬甲骨者，左右共十。无势少液。释欹两傍，各有核骨者，左右共二。有势多液。起仆之下，各有初步骨者，左右共二。有势，无髓，有液。女人则无此骨。

○凡此三百六十五骨也。天地相乘，惟人至灵。其女人则无顶威，左洞右棚及初步等五骨，止有三百六十骨。又男子、女人一百九十骨，或隐、或衬、或无髓势。余二百五十六骨，并有髓液，以葳诸筋，以会诸脉，溪谷相需，而成身形，谓之四大。此骨度之常也。

内景全图

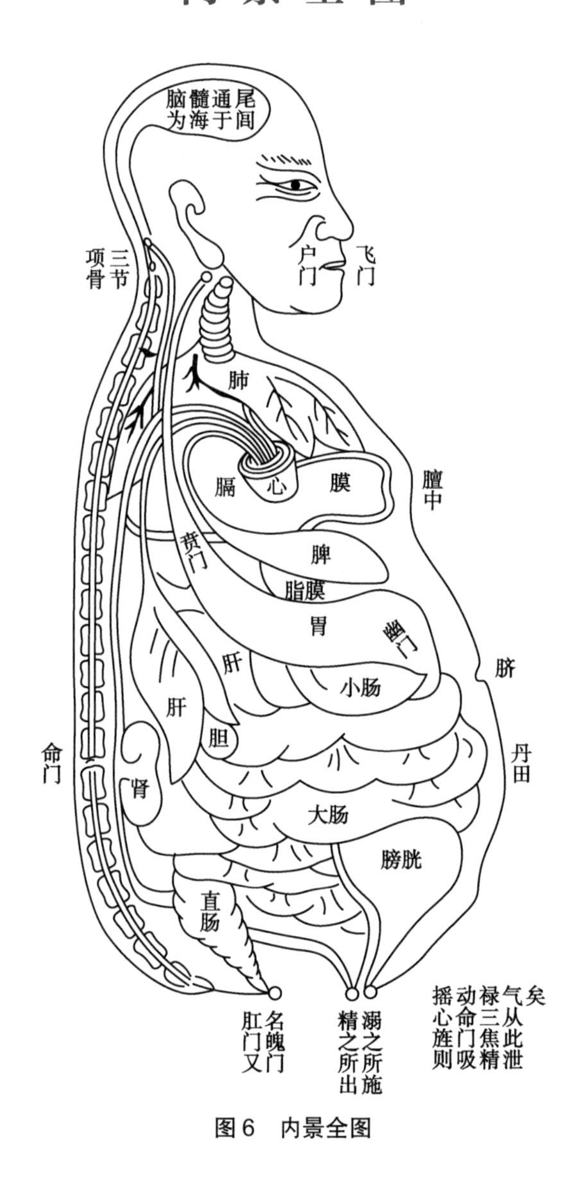

图6　内景全图

浩然按：《刺禁篇》云七节中[1]有小心者，盖谓人之脊骨有二十一节。小心在上七节。自大椎骨，从上数至下之七节是也。但心之一系，从肺之两大叶间穿向后，附脊处，正当上七节之间，此即所谓小心也。然两肾中间有命门穴者，在下七节，自尾骶骨，从下数至上之七节是也。观此内景，自即了然矣。

脏腑位次考

夫天主阳，食以人五气；地主阴，食以人五味，禀阴阳之气结成脏腑。脏者，心、肝、脾、肺、肾也。六腑者，大小肠、胆、胃、膀胱、三焦也。六腑传化物而不满，五脏藏精气而不泻。

且夫咽喉二窍，同出一脘[2]，异途施化。喉在前，主出。咽在后，主入。

喉接肺管，为诸藏之华盖，六叶两耳，有二十四空，分布诸脏。清浊之气，主藏魄。

心在肺下，其体本垂，如未开之莲，中有七孔、三毛，以导引天真之气，主藏神。心之下是包络，即膻中也。象如仰盂，心即居于其中，九重端拱，寂然不动。此是下膈。

膈下有脾在胃上，形如马蹄，主藏意。

脾下有肝，左三叶、右四叶，各有支络脉于中，以宣发阳和之气，主藏魂。

胆在肝之短叶间，有精汁三合。

肾居脊骨，自下而上七节之两傍，命门居两肾之中，主藏精。精舍志。

咽接胃脘，胃主饮食。胃下为腹，小肠左回十六曲，大肠右回十六曲，主传溲便。

脐下为膀胱，主藏溺。

三焦者，指一身而言，上焦如雾，中焦如沤，下焦如渎。

凡阴在内，凡阳在外。五脏为阴，六腑为阳。脏者藏诸神精而不泄，腑者

---

1 中：《素问·刺禁论篇》原作“之旁”。

2 脘：原作“腕”，不通，据文义改。

聚也，所以化水谷而行津液者也。身之有经络，直行者为经，旁支者为络。五脏六腑，虽各异途，然其运行经络，与一身之动静，惟一真元也。若能存神修养，悟此真元之理，其道成矣，不止于为医也。

内景正面图

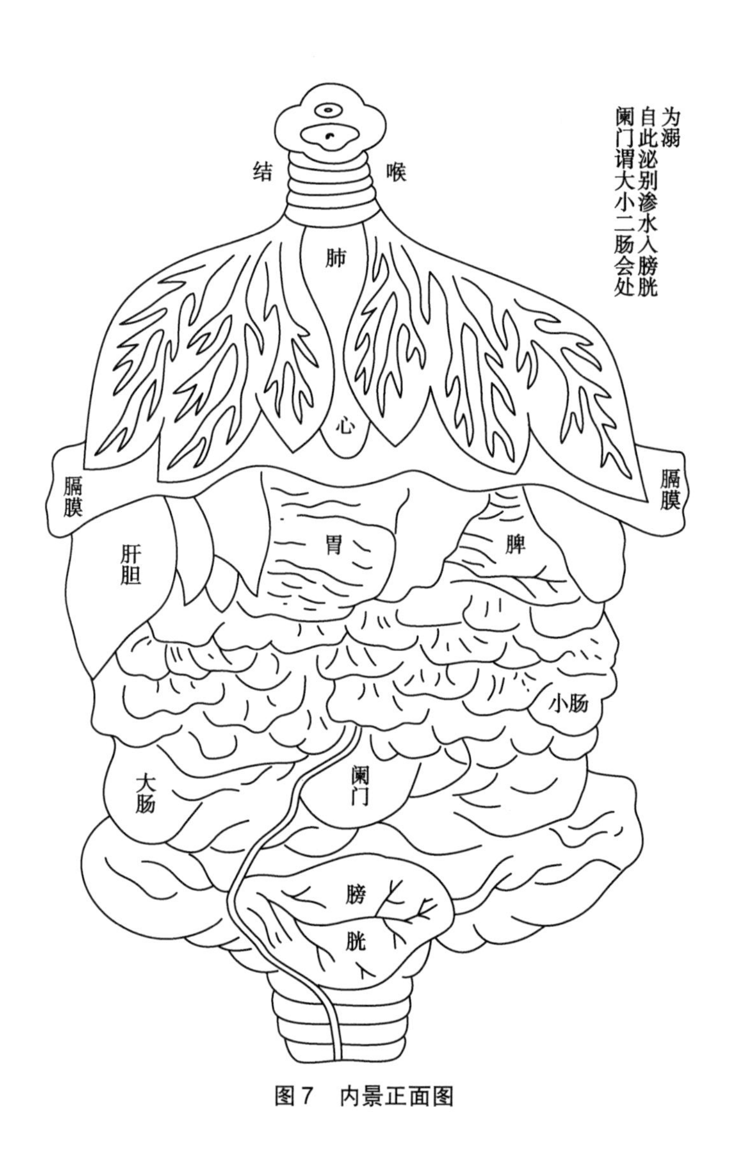

图7　内景正面图

内景背面图

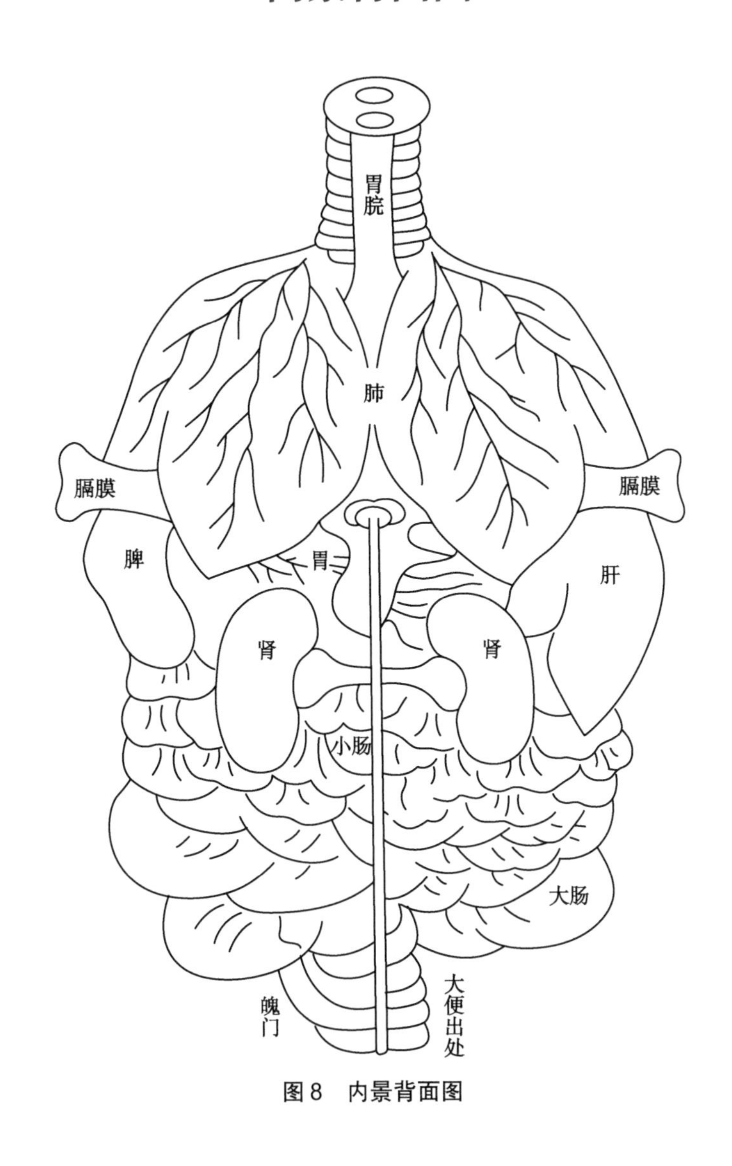

图8　内景背面图

鼻口通咽喉考

天食人以五气，五气入鼻，藏于心肺。地食人以五味，五味入口，藏于肠胃。五脏六腑，皆以受气。故天气通于肺，肺开窍于鼻；地气通于嗌，脾开窍于口。故鼻为天门，口为地户。肺主鼻，鼻者肺之窍。脾主口，口者脾之窍。口广二寸半。口之上下为唇，唇为飞门。口唇者，音声之扇也。唇至齿长九分。齿为户门。肾主骨，齿者肾之余也。其上龈属胃，止而不动。下属大肠，动而不休，有户之义焉。舌者，音声之机也。心主舌，舌者心之官。舌重十两，长七寸，广二寸五分。其舌本又兼脾、胃、肾、肝四经。足太阴之正，贯舌中。足少阴之正，直者系舌本。肝者，筋之合也。筋者，聚于阴器，而脉络于舌本。又脾胃主四肢，其脉连舌本，而络于唇口。舌本者，在颔下，结喉上。舌下在舌底根当中。隐窍曰廉泉，则任脉之所通。《玄珠》曰“肾之津液所朝”也。又两傍二穴，左名金津，在舌底根左边紫脉中。右名玉液。在舌底根右边紫脉中。其喉上如小舌而下垂者，曰悬雍，乃音声之关也。颃颡者，颃，咽颡也。分气之泄也。横骨者，神气所使，主发舌者也。胆经云，循喉咙之后，上入颃颡，故人之鼻洞涕出不收者，颃颡不开，分气不泄也。齿以后至会厌，深三寸五分，大容五合，会厌为之吸门，其大如钱，为音声之户。薄则易于起发，音出快而便利；厚则起发迟，音出慢而重言也。人卒然无音者，寒气客于厌，则厌不能发，发不能下，至其开阖不致，故无音也。曰会厌者，谓其当喉嗌会处合也。厌，犹掩也，谓其于咽物时合掩喉咙，不使食物误入。不掩其喉必错。必舌抵上颚，则会厌能掩其喉矣。

钱豫斋曰：会厌缀于舌本之下，正应乎气管之上。气管即喉咙也，居于前，主持呼吸，为声音之门户，故名吸门，共十二节。上三节微小，下九节微大。第四节乃结喉也。结喉可容得上三节于内，如进饮食，则结喉即起套于上三节之外，直抵于会厌之下而掩之，令水谷不得而漏入焉。一或误投之，即发呛而不已矣。

咽喉分脏腑考

人有咽喉二窍。前为喉，通于五脏，主呼吸之气，出入之门，为手足三阴。后为咽，主纳水谷，通于六腑，为手足三阳。盖诸藏属阴为里，诸府属阳为表。以脏者藏也。所以藏精神、血气、魂魄者也。腑者，府也，所以化水谷而行津液者也。《灵枢》云：咽喉者，水谷之道也。喉咙者，气之所以上下者也。

钱豫斋曰：口内通于腹中者，只有二窍，前曰喉，是肺管也。肺下连心，自心而发也。心又一系，循脊而下，贯于肾；一系透膈而下，贯于肝；一系亦透膈而下，通于脾。此五藏藏精而不输泄者也。后曰咽，是食管也，即胃脘也。下即贲门。亦透膈而下是胃，胃下有幽门，即接小肠。小肠下是阑门，阑门接大肠，大肠及直肠，直肠透肛门，秽从此出。阑门之傍有膀胱，达于前阴而出溺。如此推之，喉之下皆藏也，惟肾亦有系通于前阴而泄精。若然，则身中出入之窍只有二路，前则通于脏，后则通于腑，余无相通者。

愚按：脏腑虽不相通，其神未常不合也。如口本一而有二窍者，喉咙与咽嗌也。喉之通脏也，咽之通腑也。其形象虽然两判，而神气未常有间也。以形之实确言则似两，以气之贯通言，初无二也。前阴亦一而有两窍者，廷孔与溺孔也。溺孔在前，廷孔在后，一道而两用，在出之户也。若论其内，则判然两途也。然子户即胞门也，亦即膀胱之根蒂处也。廷孔者，即出精之道，循尾閰上通两肾之间，男子以藏精，女子以系胞，故曰肾间动气，人之生命也。肾间者，两肾之间，即命门真元之所也。此五藏六府之本、十二经脉之根、呼吸之门、三焦之原。又曰：三焦者，原气之别使也。华元化曰：下焦者，人气之系，亦又属膀胱之宗始。王叔和曰：肾以膀胱合，为府，合于下焦，名曰三焦。盖言原始之地，即出精之路，以气化而言也。一气相通，故曰合于下焦，不可以藏府为截然不相干也。

藏府气血多少歌

多气[1]多血君须记，手经大肠足经胃。多气少血有六经，三焦胆肾心脾肺。多血少气心胞络，膀胱小肠肝[2]所异。

三焦图说考[3]

三焦有名无形，其腧在脊之第十三椎下，募在脐下丹田，一名石门，属手少阳经，是经常少血多气。

三焦者，人之三元之神气，总领藏府、营卫经络、内外左右上下之气，灌溉周身百节，和内调外，营左养右，导上宣下，莫大于此。故曰三焦通，则内外上下皆通。

《内经》曰：三焦者，决渎之官，水道出焉。又曰：少阴属肾，肾上连肺，故将两藏、三焦者中渎之府也，水道出焉，属膀胱，是孤之府也。

1　多气：此下原为小字，不利诵读，今改大字。

2　肝：江户抄本作“府”，原刻残本作“肝”。若作“府”，则五脏少“肝”，故从原刻本改。

3　三焦图说考：若按图名，仅作“三焦图”。此据原目录补，与实相符，故补。此下诸脏腑皆同。

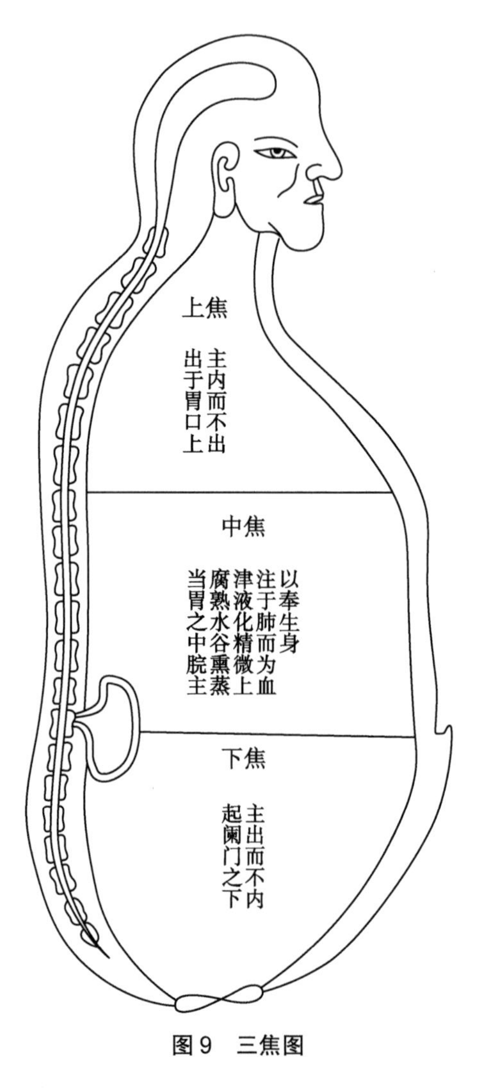

图9　三焦图

又曰：上焦如雾，中焦如沤，下焦如渎，而为决渎之官，水道出焉。又云：上焦出于胃上口，并咽以上，贯膈而布胸中，走腋，循太阴之分而行，还至阳明，上至舌下。故曰上焦如雾。中焦亦并于胃中，出上焦之后，此所受气，泌别糟粕，成津液，化其精微，上注于肺，脉乃化而为血，以奉生身，故得独行于经隧，命曰营气。故曰中焦如沤，而营出中焦也。下焦者，别回肠，注于膀胱而渗入焉。故水谷者，常并居于胃中，而俱下于大肠，而成下焦，渗而俱下，济泌别汁，循下焦而渗入膀胱焉。故曰下焦如渎，而卫出下焦也。仲景曰：下焦不和，清溲重下，大便数难，脐腹筑痛。故曰三焦者，寄于胸膈也。《决气篇》曰：上焦开发，宣五谷味，熏肤充身泽毛，若雾露之溉，是谓气也。

扁鹊曰：膲原也，为水谷之道路，气之所终始也。上焦者在心下，下膈在胃上口，主内而不出，其治在膻中，在玉堂下一寸六分，直两乳间陷者是也。中焦在胃中脘，不上不下，主腐熟水谷。下焦者，在脐下，当膀胱上际，主分清浊，出而不纳，以传导也。故上焦主出阳气，温于皮肤分肉之间，若雾露之溉焉。中焦主变化，水谷之味，出血以荣五藏六府及身体也。下焦主通利，溲便以时传下，故曰出而不纳。凡藏府俱五者，手心主非藏，三焦非府也。以藏府俱六者，合手心主及三焦也。又云：藏惟有五，府独有六者，何也？所以府有六者，谓三焦也。有元气之所别焉，主持诸气，有名而无形。其经属手少阳，此外府也，故言府有六焉。

按扁鹊曰：气会三焦，外一筋，直两乳内，即膻中，为气者也。故少阳三焦与手厥阴心主为表里，皆有名无形。盖卫气出于上焦，荣气出于中焦，而脐下肾间动气则人之生命也。故曰：三焦者，原气之别使，主通三气，经历五藏六府。华元化曰：三焦者，人之三原之气也。总领五藏六府、营卫经络、内外左右上下之气也。上者络脉之系也，中者经脉之系也，下者人气之系也。盖其系上贯于心，下通于肾。心肾水火相感，而精气溢泄，乃化血收精之系也。故三焦分布人体中，有上中下之异。方人心湛寂，欲念不起，则精气散在三焦，荣华百体。及其欲念一起，心火炽然，翕撮三焦精气，入命门之府，输泻而去，故号此府为焦耳。

陈无择云：三焦有形，脂膜如手大。

戴同父曰：《三因方》之好异也，云三焦有形如脂膜，附于肾脊骨。若果是，则《内经》《难经》言之矣，其经脉又何遍属历络之云乎？

孙东宿曰：此言无稽，不必信也。惟人身禀赋有肥瘠，有长短，有男作女形，女作男形，藏府亦有厚薄之不一。人身内景，殆与猪相类。两肾即两腰子，皆裹于脂膜之中。间或有偏长短者，不可以脂膜垂长者，便指为藏府也。两白脉自中出者，正肾之脉络尔。膀胱中处腹下，亦非偏于左者，抑何相对？若是之偶耶。若脂膜左右长短不同，由人之肥瘠也。

按：王海藏云：手少阳三焦相火为一府，右肾命门为相火，心包主亦名相火。其脉同诊，肾为生气之门，出而治脐下，分三歧，上冲夹脐过天枢，上至膻中两乳间，元气所系焉。又足三焦太阳之别，并足太阳正路入[1]络膀胱约下

1 入：原刻残本作“人”。江户抄本改作“入”，义长，从改。

焉。三焦者，从头至心，心至脐，脐至足，为上中下三焦，其实真元一气也。故曰有藏无府。《脉诀》言："三焦无状空有名，寄在胸中膈相应。"一云：其府在气街中，上焦在胃上口，治在膻中；中焦在胃管，治在脐上；下焦在脐下，膀胱上口，治在脐下。故曰：三焦者，原气之别使，乃真元一气分为三部。人之生命，十二经脉之根本也。

泰来曰：三焦总只一而已。言手三焦者，以其经属手少阳，又其治在膻中，缘手经经乎上也。言足三焦者，以其经即足太阳之别络。又其治在气冲，缘足经经乎下也。《灵》《素》下焦备六府之数，即知手少阳三焦与下焦之三焦，总只一而已。

浩然曰：谓有形者，指其经依附各属经络而流贯者言也。盖手少阳乃十二经中之一经，其动脉原有起止，亦有脉络、经筋、俞穴，出入相应，以经络乎上中下一身也，非谓无其经脉而虚作一气看也。因有此经，故有此病。云无形者，指其府也。以其无特形，故称外府。非若他藏有声色臭味，府有出纳受盛，心主与三焦，无声色臭味、出纳受盛，虽是为表里，实非藏府比也。若独指其经脉起止，俞穴主病等语，欲便谓是有形之府，何不思奇经中，如冲、任、督等脉皆有起止，亦皆主病，冲为血海，任主胞胎，亦可指冲任等脉，作有形府例看否耶？有形之说，不辩而谬自明矣。

手少阳经脉络筋穴图说考[1]

手少阳之脉，起于小指次指之端，上出次指之间，循手表腕。《灵枢》《甲乙》皆云：上出两指之间，臂骨尽处为腕。此经起于小指次指之端关冲穴（在手小指次指端，去爪甲角如韭叶），上出次指之间液门穴（在手小指次指间陷中）、中渚穴（在手小指次指本节后间陷中），循手表腕，表为阳部，故手少阳循手表腕上陷中阳池穴（在手表腕上陷中也）。出臂外两骨之间，上贯肘，肘，臂节也，臑尽处为肘。此经自手表腕上阳池穴，出臂外两骨间外关穴（在腕后二寸陷中），别走心主支沟穴（在腕后三寸，两骨间陷中）、会宗穴（在腕后四寸空中有陷）、三阳络穴（在臂上大交脉，支沟上一寸）、四渎穴（在肘前五寸外廉陷中），上行贯穿肘至天井穴（在肘外大骨后肘上一寸，两筋间陷中，屈肘得之。甄权云：曲肘

1　手少阳经脉络筋穴图说考：此据原目录补。

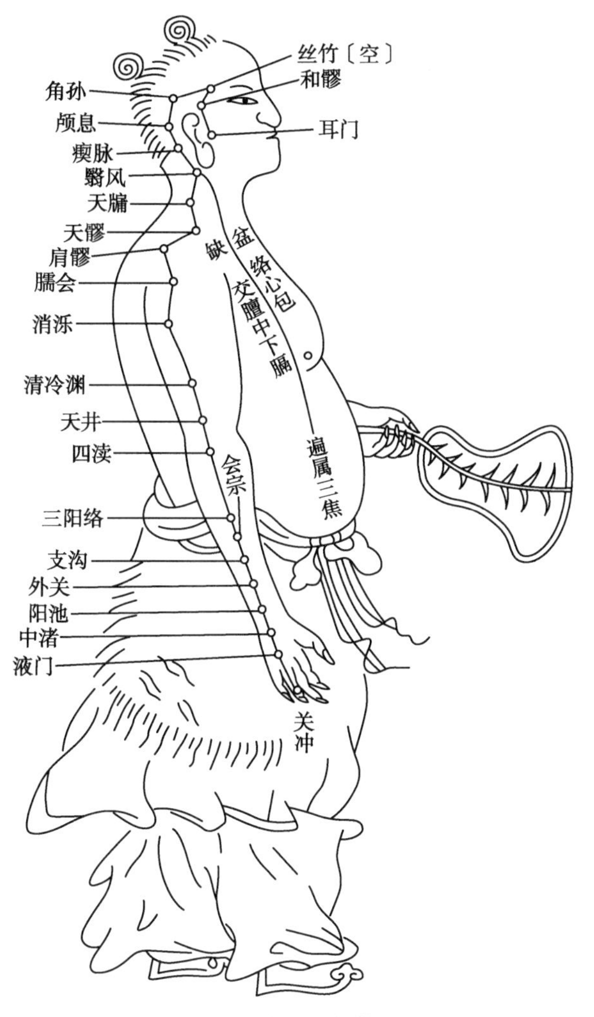

图 10　手少阳经络筋穴图

后一寸。又手按膝头取之，两筋骨罅间也）。循臑外上肩，交出足少阳之后。《灵枢》《甲乙》皆云而交出足少阳之后臑，臂节也。臑为肩肘之间膊上对腋，为臑膂上两角，为肩解。此经自天井上行，循于臑外清冷渊穴（在肘上二寸，伸时举臂取之）、消泺穴（在肩下臂外间腋斜肘分下行），行手太阳之里，手阳明之外，上肩，循臑会穴（在肩前廉，去肩头三寸宛宛中）、肩髎穴（在肩端臑上陷中，举臂取之）、天髎穴（在肩缺盆中上、毖骨之际陷中），交出足少阳之后，循秉风穴（在肩上小髃[1]后，举手有空。手太阳、阳明，手足少阳之后）、肩井穴（在肩上陷中缺盆上，天骨前一寸半。取法：以手小指头节按于巨骨上，取中指第二节横纹是穴。手足少阳、阳维之会也）。入缺盆，交膻中。《灵枢》经云：布膻中。《要旨论》

1　髃：原作“[illegible]”，据《针灸甲乙经》卷三改。

云：巨骨下为缺盆，胸中乳间为膻中。心包者，乃膻中之异名是命门相火用事之分也。此经自肩井穴下，行入于缺盆穴（在肩下横骨陷中是）、阳明经穴之外，至两乳间，交于膻中穴也。散络心包，下膈，遍属三膲。遍，周也。心下为膈，心包膈三焦，见手厥阴经。此经自交膻中，散布绕络于心包之分，而下循上焦，会于中焦中脘穴（胃之募也，在上脘下一寸。手太阳、少阳、足阳明所生，任脉之会），下行会于下焦石门穴（在脐下二寸，三焦之募，任脉气所发）。此乃周遍会属于三焦也。其支者，从膻中，上出缺盆，上项挟耳后，直上出耳上角，以屈下颊音劫至頔。音拙。○《灵枢经》云：上头系耳后，以屈下颊至頔。《黄帝针经》云：下颏至頔。《甲乙经》云：下颏，一本作额。《要旨论》云：支而横者为络脑户，后为项目，下为頔，頔下为腮。○此经已络三焦，又从膻中支而出行，上出缺盆穴之外，上项，循大椎穴（在第一椎上陷中，手足三阳、督脉之会）、天牖穴（在颈大筋外，缺盆上，天容后，天柱前，腕骨下发际），上夹耳后，循悬厘穴（在曲周上，颞颥下廉，手足少阳、阳明之交会）、颔厌穴（在曲周下，颞颥上廉，手足少阳、阳明之交会）、翳风穴（在耳后尖角陷中，按之引耳中痛）、瘈脉穴（在耳本鸡足青络脉之中是）、颅息穴（在耳后青络脉间），直上出耳上角，至角孙穴（在耳廓[1]中间，开口有空），循阳白穴（在眉上一寸，直目瞳子，手足少阳、阳明之会）、睛明穴（在目内眦，手足太阳、少阳、阳明五脉之会），以屈下颊至頔颧髎穴（在面鸠骨下廉，兑骨端陷中，手少阳、太阳之会）。其支者，从耳后入耳中，却出至目锐音兑眦。《灵枢经》云：入耳中，出走耳前，过客主人前，交颊，至目锐眦。《甲乙经》"锐"作"兑"。此经已至于頔，而又支而别行，从耳后翳风穴入耳中，循听宫穴（在耳中珠子，大如赤小豆，手足太阳、少阳之会）、耳门穴（在耳前起骨肉，当耳前缺者陷中）、和髎穴（在耳前兑发下横动脉），却出至目锐眦，循瞳子髎穴（在目外眦五分，手太阳、手足少阳之会），至丝竹空穴（在眉后陷中之分也）。此经自目外眦交入足少阳胆经，故足少阳之脉起于目锐眦也。

是动则病耳聋浑浑、音魂，水流声；又浊也。焞焞，音退，平声。焞焞，盛貌。又音纯，义同。嗌肿喉痹。

是主气所生病者，乃气分所生之病也。然又有后之诸病，或出本经，或由别经者。汗出，目锐眦[2]痛，颊痛，耳后肩臑肘臂外皆痛，小指次指不用。盛者，人迎大一倍于寸口。虚者，人迎反小于寸口也。

---

1 廓：原作"廊"，据《针灸甲乙经》卷三改。
2 眦：原脱，据《灵枢·经脉》补。

别络[1]

手少阳之别，名曰外关，去腕二寸，外绕臂，注胸中，合心主。三焦与心包为表里。病实则肘挛，虚则不收，取之所别也。取外关穴泻之。

经筋

手少阳之筋，起于小指次指之端，关冲也，由液门、中渚。结于腕，阳池。上循臂，外关、支沟、会宗，三阳。结于肘，四渎、天井。上绕臑外廉，臑会。上肩，肩髎、天髎。走颈，天牖。合手太阳。其支者，当曲颊，入系舌本。其支者，上曲牙，循耳前，角孙、耳门、和髎。属目外眦。丝竹空穴。上乘颔，结于角。

○其病当所过者，即支转筋，舌卷，治在燔针劫刺，以知为数，知病为刺数。以痛为输，痛处为俞穴。名曰季夏痹。病当发于六月，故名季夏痹。

凡各经筋之病，寒则反折，筋急；热则筋弛纵，不收，阴痿不用。阳急则反折，阴急则俯不伸。焠刺者，刺寒急也。热则筋纵不收，无用燔针。

○经穴歌

三焦名指外关冲，小次指间前液门。中渚音注次指本节后，阳池一名别阳表腕有穴存。腕后二寸外关络，手少阳别络也。支沟一名飞虎腕上三寸名。会宗三寸空中求，再详一寸无令评。肘前五寸臂大脉，此是三阳络穴形。四渎骨外并三阳，天井肘上一寸侧。肘前二寸清冷渊，消泺臂外肘分灵。臑会一名臑髎肩头三寸中，肩髎青料肩端臑上行。天髎盆上毖骨际，天牖傍颈后天容。翳风耳后尖骨陷，瘈音记脉一名资脉耳后鸡足临。颅囟音卢信，一名颅息。耳后青脉络，角孙耳廓开有空。丝竹一名月髎眉后陷中看，和窌耳前兑发同。耳门耳珠当耳缺，此穴禁针分明停。

---

1 别络：本书列为段落前小字。按卷四以后诸脏腑体例，“别络”“经筋”都应该单立标题，故改。下同。

《医学原始》

卷之四

云间浩然子惠源王宏翰著
男　　圣来王兆文参
圣发王兆武较

喉咙通五脏论

喉应天气，乃肺之系也。喉咙下接肺两叶之间，以气行之，德在肺，而主嘘吸也。天食人以五气，五气入鼻，以通于五脏，而藏于心肺。故天气通于肺，而肺上连会厌。会厌者，五脏、音声之门户。肺主音，因气而击，故声从气出也。喉系坚空，连接肺管，为气息之路。呼吸出入，下通心肝之窍，以激诸脉之行气之要道也。盖喉咙与咽并行，其实两异。前为喉，后为咽。喉主呼吸之气，出入之门，通于五脏，为手足三阴也。但逐经一图，恐不详悉。凡一脏一腑之中，又绘左右侧见细图，庶观者一目了然，真如内照也。

喉咙重十二两，广二寸，长一尺二寸，节有九。

肺脏图说考[1]

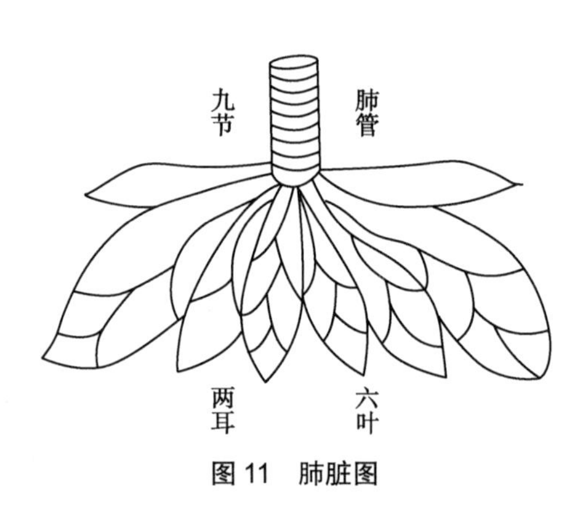

图 11　肺脏图

肺者，茷也。茷茷然而居乎其上，为五脏之华盖。

又曰：肺者，𣪊也，言其气𣪊郁也。

浩然曰：肺以四元行相属，则肺为气行之德也。

肺重二斤三两，六叶、两耳，共八叶。象如悬磬。肺叶白莹，虚如蜂窠，下无透窍。吸则满，呼之则虚。肺之系者，上通喉咙，其中与心系相通。盖肺附着脊之第三椎，故其腧在焉。其募在胸傍中府穴，属手太阴经。肺形似人肩

1　肺脏图说考：原无，据原目录补，与实际内容合。

二布，叶中有二十四空行列，分布诸脏清浊之气。又应二十四气也。故经曰：藏真高于肺，以行营卫阴阳也。

浩然曰：肺体轻虚嫩润，如浮血所结之体，便于气渗而藏焉。故气行之德在肺，而主呼吸也。

《素问》曰：肺者相傅之官，治节出焉。肺者，气之本，魄之处也。肺气为魄。其华在毛，其充在皮。肺藏气，久卧伤气。气舍魄，并精出入谓之魄。肺喜乐，无极则伤魄。魄伤则狂。

《金匮真言篇》曰：西方白色，入通于肺，开窍于鼻。左孔庚，右孔辛。藏精于肺，故病于背。

鼻者，肺之官。故肺和则鼻能知香臭矣。肺病者，喘息鼻张。《黄廷图说》云：鼻塞者，肺有风也。鼻痒者，肺有虫也。肺恶寒，形寒饮冷则伤肺。

肺主声，声从气击而出，故五声皆气所发也。自入为悲，即哭也。气行清，故声悲。入肝为呼，气入水，故发为呼。入心为言、为笑气入火，故述为言。如邪入心，则发谵语也。入脾为歌，土得气润，故乐为歌。入肾为呻。气水相济，则声为呻吟。在志为忧，忧伤肺，喜胜忧。火旺则气燥，故胜忧。在变动为喘咳。肺气大过，则令喘咳气逆。虚则鼻息不利，少气。

浩然按：肺主声，故欲成音声，必先由肺。肺气之管，激气成声，故肺能呼吸外气。一以凉心，一以成声。凡物无肺者，则不能呼吸也。虽有知觉，亦不能有声音，水族是也。声者，呼吸之激也。气自肺而冲喉，有意以表内情也。人以能言之，具以显其心中之意，与禽兽以能鸣之，具以畅其血气之情。其为声有二：其一无节，为吼、为啼、为嘶、为吠，禽兽胥有之。其一有节，为言语，则人独有之。无节之声，用气与肺、与喉，足矣。至于有节之言，三者之外，又须外具，如舌、如唇、如牙、如齿。其齿至少，亦须有四。若无此具，如老者，其声即不能明亮。以其无齿牙调切故也。为医者，此理亦不可不格也。

孙思邈曰：肺荣华于发，外主气，内主胸，与乳相当。左乳庚，右乳辛。

浩然按：肺属气，开窍于鼻，故曰左孔庚，右孔辛。而思邈乃谓左乳庚、右乳辛。或者以为“孔”“乳”二字有误，不知两乳之气，通于两鼻。故妇人患乳癖，左病，则以半夏末，塞其右鼻。盖欲使左畔之气行也；右病者反是。则乳与孔皆是，非若亥、豕之讹也。

肺藏魄，肝藏魂。魂乃阳之精，魄乃阴之精。阳动而阴静，魂游而魄守。阴阳相济，魂魄相守。魂不游而魄不守，阴阳俱丧。魄不收而魂枯，阳亦消亡。阴阳宜常相济。故叔和云："魂将魄共连。"凡人之梦寐，皆由阴阳偏盛而成。肺热则梦美女相依，或兵戈相竞，虚则梦涉水田。

《灵枢》曰：肺气盛，则梦恐惧哭泣飞扬。厥气客于肺，虚不足也。则梦飞扬，见金铁之奇物。

又曰：肺主皮毛，上荣于眉，开窍于鼻。白色小理者肺小，肺小则少饮，不病喘咳。粗理者肺大，肺大则多饮，善病胸痹，喉痹，逆气。巨肩、反膺、巨骨[1]，膺前横骨也。胸前曰膺。滑曰：胸两傍高处曰膺。陷喉者，肺高。肺高，则上气肩息咳。合腋张胁者肺下，肺下则居贲迫肺，善胁[2]下痛。好肩背厚者肺坚。肺坚，则不病咳上气。肩背薄者肺脆。肺脆，则苦病消瘅易伤。背膺厚者，肺端正。肺端正，则和利难伤。胁偏疏者肺偏倾。肺偏倾，则胸偏痛也。

又曰：五脏六腑者，肺为之盖。巨肩陷咽，候见其外。

肺之积曰息贲，名言其或息而或贲起也。在右胁下，大如覆杯。以春甲乙日得之。何以言之？心病传肺，肺当传肝。肝以春适旺，旺者不受邪。肺复欲还心，心不肯受，故留结为积。久不已，令人洒淅寒热，气逆喘咳，发肺痈。

《四气调神篇》曰：秋三月，此谓容平。天气以急，地气以明。早卧早起，与鸡俱兴。使志安宁，以缓秋刑。收敛神气，使秋气平，无外其志，使肺气清。此秋气之应，养收之道也。逆之则伤肺，冬为飧音孙泄，奉藏者少。秋令万物已成，容状平定也。天气燥急，地气燥明。早卧所以避寒露，早起平秋容，使志安宁，而不妄动，则秋刑缓用而不妄杀。敛神则秋气平。志不外驰，则肺气清。皆所以顺秋金收敛之令，以应夫秋气，而尽养收之道也。否则逆秋伤肺，失其养收之令也。肺为阳明燥金，脾恶湿喜燥。肺气既伤，则不能生冬时肾水，而肾水又衰，不能摄生，岂不少气以迎肾脏欲藏之气哉？奉之为言迎也。逆秋气，则太阴不收，肺气焦满。肺属手太阴经。若逆秋令，失养收之道，则肺气不清，而病枯焦胀满，复有何气以迎肾水？欲藏之气，而无飧泄之病哉。

《藏气法时篇》曰：肺主秋，手太阴、阳明主治。肺与大肠合，故治同。其日庚

---

1 巨骨：以"巨骨"释"巨肩"，似不妥。巨骨指"膺前横骨"(锁骨)，非"肩"也。

2 胁：原作"肋"，据《灵枢·本藏》改。

辛。肺辛金，大肠庚金。肺苦气上逆，最苦气逆者，有余也。急食苦以泄之。苦性宣泄，如黄芩之类。肺色白，宜食苦，麦、羊肉、杏、薤，皆苦。肺苦气逆，故食苦，而取其宣泄。

○病在肺，愈于冬。冬水克火，金不受刑。冬不愈，甚于夏。火旺克金。夏不死，持于长夏。长夏属土，金得母资。起于秋。金病起于金候也。禁寒饮食、寒衣。肺恶寒，故禁。

○肺病者，愈在壬癸。壬癸日水旺，火衰不克。壬癸不愈，加于丙丁。火旺利金。丙丁不死，持于戊己。戊己日母土气旺，子金得资。起于庚辛。金病复于金日。

○肺病者，下晡慧，申酉时金旺，故得爽。日中甚，巳午时大旺也。夜半静。亥子时水盛也。肺欲收，急食酸以收之。酸能收敛。用酸补之，肺性欲收，而酸能收敛，故补。如白芍药之类。辛泻之。肺苦泄，辛性泄，故能泻，如桑白皮之类。

《宣明篇》曰：辛透气，气病无多食辛，多食之令人洞心，味过于辛，筋肺沮弛，精神乃殃。

《藏气篇》曰：肺病者，喘咳逆气，肩背痛，汗出，尻阴、股、膝、髀、腨、胻、足，皆痛。肺主喘息，病则喘咳逆气。肩近于背，而背为胸中之府，故肩背痛。肺主皮毛，邪盛，则心液外泄，故汗出。足少阴之脉，从足下，上循内廉，上股内后廉，贯脊属肾，络膀胱。肺病，则肾子受邪，故尻阴股膝，髀腨胻足皆痛，此邪气有余之证。虚则少气不能报息，耳聋，嗌干。气虚，故不能报入息。耳聋嗌干者，盖手太阴之络[1]会于耳中，故虚则为聋。足少阴之脉，其直者，从肾上贯肝膈，入肺中，循喉咙，侠舌本。今肺虚，则子肾不足以上润于嗌，故嗌干也。取其经，太阴、足太阳之外，厥阴内血者。取手太阴之经穴经渠。足太阳之外、足厥阴之内，即足少阴之脉也。亦取其经穴复溜，以出其血焉可也。《三部九候论》曰：必先度其形之肥瘦，以调其气之虚实。实则泻之，虚则补之，必先去其血脉，而后调其虚实，无问其病，以平为期。则皆于出血之后，又当用补泻以调之耳。余节俱效此。

肺色白，白欲如鹅羽，不欲如盐。白如豕膏者生，白如枯骨者死。

肺受气于肾，传之于肝，气舍于脾，至心而死。受气者，受病气也。始之生我，而终之克我者也。凡五脏之病，以子病方盛，反乘其母，故母受病气于所生也，即肺受病于肾，自此而病气渐盛，转辗相克，传之于其所胜，乃我之所克也。肺传肝，病气从兹而益盛。已舍于脾，至心乃克我者，故死。舍者居也。各藏仿此。

---

1 络：原刻残本作“丝”，似为手写补入，今从江户抄本，以“络”为正。

诸气𦛗郁，皆属于肺。

肺咳之状，咳而喘息有音，甚则唾血。肺咳不已，则大肠受之。大肠咳状，咳而遗失。凡咳皆聚于胃、关于肺，使人多涕唾而面肿气逆也。治藏者治其俞，治府者治其合。浮肿者治其经。后各藏咳，宜详此。

诊脉

肺脉浮涩而短。肺合皮毛，脉循皮毛而行。持脉之法：下指如三菽重，轻轻按至皮毛而得者，为浮。稍稍加力，脉道不利为涩。不及本位为短。此肺脉之平也。亦曰毛。肺部不见毛而见洪大，此心火刑之也，是为贼邪。见弦急，此肝木侮之也，是为微邪。见沉细，此肾水乘之也，是为实邪。见缓大，此脾土救[1]之也，是为虚邪。

○肺司秋令，万物之所以收成也。其脉气来轻虚以浮，来急去散曰浮。又曰毛。反此者死，太过，则气来中央坚，两旁虚，如循鸡羽，病在外也。不及，则气来毛微，病在中也。太过则令人逆气而背痛，愠愠然不舒。不及，则令人喘，呼吸少气而咳，上气见血，下闻病音。肺中有声。秋以胃气为本，秋胃微毛曰平，毛多胃少曰病。但毛无胃曰死。毛而有弦曰春病，弦甚曰今病。

○平肺脉来，厌厌聂聂，如循榆荚。病肺脉来，不上不下，如循鸡羽。死肺脉来，如物之浮，如风吹毛。乃无根脉也。真肺脉来，大而虚，如以毛羽中人肤，色赤白不泽，毛折乃死。肺至悬绝，十二日死。悬，与阳和之脉，相去悬异也。绝，绝阴无阳也。脉来悬绝急，谓之真藏脉也。真藏见则必败，败必死矣。十二日死者，金火生成之余也。《平人气象篇》曰：肺见丙丁死。马玄台曰：肺属金，自庚辛而数之，至八日为丙丁，又至丙丁为十八日，当死。今日十二日，自庚辛而数之，乃庚辛见庚辛也。

○肺脉搏坚而长，当病吐血，耎而散，当病灌汗，至令不复散发也。搏坚而长，乃肺气火盛，故唾血。耎而散，乃汗出之际，寒水灌洗，至使不复发散。一发散之，而病可已矣。暑月多病此。

肺病身当有热，咳嗽，短气，唾出脓血，其脉当短涩。今反浮大，其色当白

1 救：原作“捄”，同“救”。《汉语大辞典》：“颜师古注：‘捄，古救字。’”今改，下同径改。

而反赤者，是火刑金，为大逆，十死不治。

凡浮而涩短，是皆肺脉也。

《难经》曰：假令得肺脉，病脉也。其外证，面白善嚏，悲愁不乐，欲哭。其内证，脐右有动气，其治在右，故动在右。按之牢坚硬也若[1]痛，共为喘咳，洒淅寒热。有是者肺也，无是者非也。有肺之脉，有肺之证，如是，则肺之病也，否则非肺藏病矣。

肺下左侧图说考[2]

肺已下左侧可见脾胃之所居。

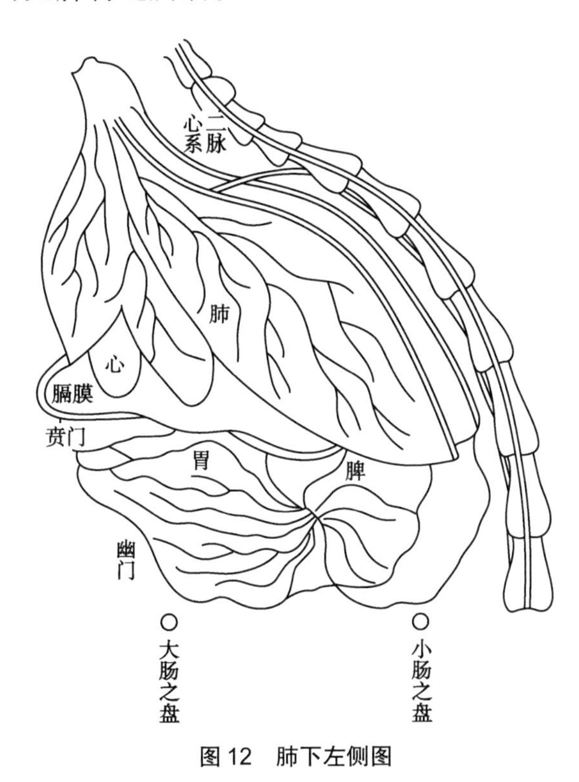

图12 肺下左侧图

肺已下左侧，可见脾胃之所居，以明水谷之传受。

脾居胃上，而与胃膜相连，结迭于小肠之上，故胃之上口曰贲门，通引水谷之气于肺，播于诸脉。胃之下口曰幽门，传道水谷之秽于小肠。小肠之下至于阑门，然后滓秽之物入于大肠。水液之流，渗入膀胱，清浊从斯而分矣。

---

1 若：原作“苦”，据《难经·十六难》改。若，及也。

2 肺下左侧图说考：原文无，据原目录补。

肺下右侧图说考[1]

肺已下右侧可见心系，系于脊髓，下通于肾。

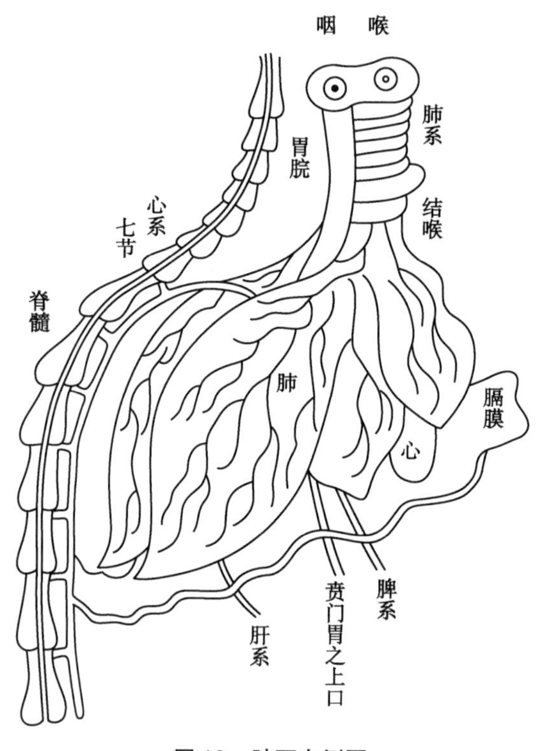

图13 肺下右侧图

肺右下见心系，系于脊髓，下通于肾。

心之系有二：一则上与肺相通，一则自心入于肺两大叶之间，曲折向后，并脊膂细络相连，贯通脊髓，而肾系相通。

《刺禁篇》曰：七节中有小心。

启玄子曰：小心，真心神灵之宫室也。按《太素》：小心作志心。

杨上善曰：脊有三七二十一节，肾在下七节之傍。肾神曰志。五脏之灵，皆名为神。神之所以任，得名为志者，心之神也。

浩然按：后人即以命门为小心，认小心为少火，认少火为相火。如此颠倒，皆由上善以志心为肾神，故倒数下七节为小心。所以纷纷不一者，皆由此一误也。心之一系，其从肺两大叶，穿向后附脊处，正当七节之间矣。故曰"七节之傍中有小心"也。正与膻中平对，故启玄子曰：小心者，真心神灵之宫

1 肺下右侧图说考：原文无，据原目录补。

室也。观前绘之图，不辨而自明矣。

手太阴经脉络筋腧穴图说

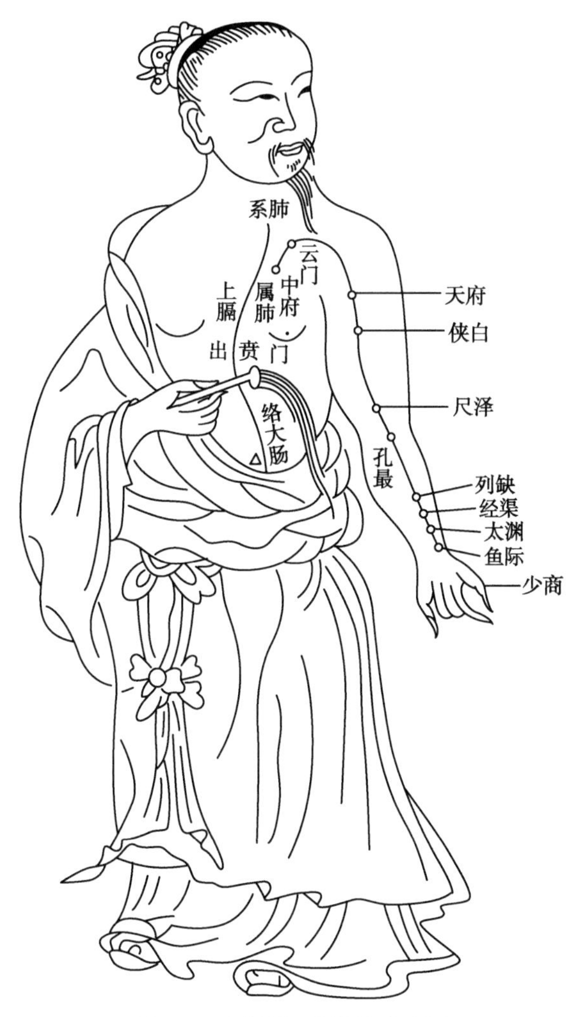

图14　手太阴经脉络筋腧穴图

经脉

手太阴之脉，起于中膲。起者，兴也，发也。于者，以此加彼之辞。○《甲乙经》"膲"作"焦"，三焦经也。焦，阳火也。《三十一难》曰：中焦者，在胃中脘，在脐上四寸，不上不下。○此经受足厥阴之交，言脉自中脘穴外兴起，循任脉之外，足少阴经脉之里，以次发而下行，络于大肠也。下络大肠，络，绕也，经络也。大肠者，当脐大小肠会为阑门，脐上一寸，水分穴是也。○言自中焦而下，以络绕大肠而行也。还循胃口，还者，返也，退也。循者，相次而行也。胃口者，《难经》云，上焦在心下，下膈在胃上口。又云：胃上口，上脘穴也。在脐上五寸。胃下口，在脐上二寸。○言自大肠而反行于本经之外，以退而上行，循于胃口也。上膈，膈者，内外二景图曰：心下有膈膜，与脊胁周回相着，遮蔽浊气，不上熏于心肺、《总录·骨度统论》云：肺系后近下为膈道者，左右骨共二。○言自胃口而上行循于膈上也。属肺，属者，付也，会也。○言自膈上行，循足少阴之里，而付于肺部。营气，有所会于本藏也。从肺系横出腋音亦下，从者，自也，就也。《内外二景图》曰：喉为肺系。《总录·骨度统论》云：喉咙以下为肺系。骨者，累累然，共十二。又云：头天盖骨下为肺系之本。横者，斜出自内之外也。腋，肘腋也，肩之里也。又肩下曰腋，《要旨论》并《通形气篇》曰：胁上际为腋。《骨度篇》曰：头角以下至柱骨长一尺，行腋中不见者长四寸，腋以下至季胁长一尺二寸。○言自肺脏，顺肺系而行至腋相对，横行循中府穴（一名膺中俞，在云门下一寸，乳上三肋间，动脉应手陷中，在胸中行，两傍相去六寸，仰而取之）、云门穴（在巨骨下，挟气户，傍各二寸，陷中，动脉应手，举臂取之），而出以行于腋下也。下循臑音如内，臑者，从肩至肘，通名曰臑；自肘至腕，通名曰臂。内者，里也。○言自腋而下，循臑里天府穴（在腋下三寸，臑内廉动脉应手，以鼻尖点到取之）、侠白穴（在天府下去肘五寸，动脉中而行也）。行少阴心主之前，行者，往也。○手少阴自心中，循臑臂至小指之内出其端。手心主，自胸循臑臂，至中指出其端。手太阴，自中焦循臑臂，至大指之内出其端。少阴在后，心主处中，而太阴行其前也。下肘音走中，肘，臂节也。臑臂曲折处即曲池也。言入肘中，循尺泽穴（在肘中约纹上动脉中。又云，在臂屈伸横纹中，筋骨罅陷中，不可灸）。循臂内，上骨下廉，《要旨论》云：臂者，肘下为臂。上骨者，谓臂之上骨也。廉者，连也。○自肘中，而下循臂内孔最穴（在腕上七寸，上骨以近骨边宛宛中），至于列缺穴（在腕侧上一寸五分。取法：以手交叉头指末，筋骨罅中，而下，乃高骨之边也）。入寸口，入者，自外而入内也。寸口者，手掌后为高骨，骨傍动脉为关，关前为寸口。○自上骨下廉入于寸口，循经渠穴（在寸口陷中。取法：用食指交叉列缺为准，次取食指爪甲角下是也）、太渊穴（在手掌后横纹陷中而行也）。上循鱼际，《经》云：上循鱼际之者，自下而之上也。《要旨论》曰：掌骨前肥肉际为鱼际。○自寸口上行，循鱼际穴（在手大指本节后内侧散脉中）。出大指之端，出者，自内而之外也。端者，正也、首也。○自鱼际直行出大指之端，循少商穴（在手大指端内侧去爪甲角如韭叶）。其支者，其者，指示之辞。者字，为解说之辞。支者，支而横者为络。○自手太阴经，终出于大指之端，而复从腕后支而横出，别走手阳明经，云手太阴之别，名曰列缺。起于腕上分肉间，别走阳明也。从腕音弯后，直出次指内廉，出其端。从者，自也。直者，正也。后者，前后也。《要旨论》云：臂骨尽处为腕，即臂掌中曲折处腕宛也，言可宛曲也。〇自手太阴掌后腕上分肉间，从列缺穴支而横出，直行于次指内廉，出其端也。手太阴自此交入手阳明，故手阳明大肠起于大指次指之端也。

〇是动则病动穴验病也。肺胀满膨膨，而喘咳，缺盆中痛，缺盆在肩前臑内陷中也。甚则交两手而瞀。音茂。眼黑也，昏也，言气乱两手相交而昏瞀也。是谓臂厥。厥甚也，不能运用也。

是主肺所生病者，是皆肺经所生之病，然又有后之诸病，或出本经，或由合经者。咳上气喘喝[1]，乙介切，嘶声也。烦心，烦，闷不宁也。胸满，臑臂内前廉痛，厥，掌中热。气盛有余则肩背痛，风寒一本无寒字汗出中风，小便数而欠，气虚，则肩背痛寒，少气不足以息，气少不能接续也。溺色变，卒遗失无度。为此诸病，盛则泻之，虚则补之，热则疾之。疾去其针。寒则留之，久留其针，陷下则灸之。以艾灸之。不盛不虚，以经取之。盛者，寸口气口也大三倍于人迎。虚者，则寸口反小于人迎也。

别络

手太阴之别，名曰列缺。不言络而曰别者，以此穴由本经而别走邻经也。起于腕上分肉间，并太阴之经，直入掌中，散入于鱼际。并本经手太阴之经，入手阳明经，以直入掌中，而散入于鱼际也。

〇其病实则手锐掌热，络脉实也。虚则欠咳，小便遗数。取之去腕寸半，别走阳明也。即列缺穴，别走手阳明者，乃肺与大肠为表里也。

经筋

手太阴之筋，起于大指之上，少商穴也。循指上。行结于鱼际后行寸口外侧，上循臂，结肘，尺泽穴也。上臑内廉，入腋下，天府穴。出缺盆，结肩前髃，上结缺盆，下结胸里，散贯贲，合贲。贲者，膈也。胃气之所出，胃出谷气，以传于肺。肺在膈上，故胃为贲门。下抵季胁。

〇其病当所过者，凡其病，当所经过者。支转筋痛，甚成息贲，胁急，吐血。治在燔针劫刺，以知为数。以知病为刺数。以痛为输，以痛处为俞穴。名曰仲冬痹

---

1 喝：《针灸甲乙经》卷二等同，然《灵枢·经脉》等作“渴”，义各不同。据该书之注，“喝”音yè，“嘶声也”。此当沿袭《说文解字·口部》：“喝，㵣也。”《玉篇·口部》：“喝，嘶声也。”

也。此症当发于十一月之时，故曰仲冬痹。此详言肺经之筋，其病为仲冬痹。而刺之有法也。各经仿此。

经终死期

手太阴气绝，则皮毛焦。肺主皮毛，太阴者肺也，行气温于皮毛也。故气不荣则皮毛焦，皮毛焦则津液去皮节，津液去皮节则爪枯毛折。气绝不荣，故毛焦、液去、爪枯也。毛折者，则毛先死。丙笃丁死，火胜金也。此言肺绝之证候、死期也。

太阴终者，腹胀闭，不得息，善噫，善呕。呕则逆，逆则面赤。不逆，则上下不通。不通，则面黑皮毛焦而终矣。足太阴之脉，入腹，属脾络胃，上膈。手太阴之脉，下络大肠，还循胃口，上膈属肺。脾主行气于三阴。肺主治节而降下。脾肺病，则升降之气不行。故腹胀闭不得息，为噫、为呕。呕则气逆而上行，故面赤。不呕则不逆，不逆则上不通，而下亦闭，故上下不通。不通则土气实，肾水受邪，故面黑。足太阴之脉，支别者，从胃别上膈，注心中，故心气外燔，则皮毛焦而终也。

五阴气俱绝，则目系转，转则目运。目运者，为志先死。志先死，则远一日半死矣。五阴者，心、肝、脾、肺、肾，皆属手足阴经也。不言心包络者，心经统之耳。目为五脏精华，故五脏绝，则目系转而运化，乃志先已死，所以死在一日半也。

○经穴歌

太阴肺兮出中府，一名府中俞。云门之下一寸许。云门气户傍二寸，动脉应手举臂取。天府腋下三寸求，侠白肘上五寸主。尺泽肘中约纹间，孔最腕上七寸取。列缺腕侧寸有半，经渠寸口陷中里。一名大泉。太渊掌后横纹头，鱼际节后散脉举。少商大指内侧寻，乳蛾针此疾咸愈。乳蛾者，肿于咽之两傍，名双乳蛾。肿于一边者，名单乳蛾[1]。治以三棱针，刺少商穴，出血，立愈。若甚而不散，以小刀就蛾上刺血，用马牙硝吹点。

五脏四元行相属论[2]

肺为气行，心为火行，肝为木行，脾为土行，肾为水行。

---

1 单乳蛾：此下原抄本错简十九叶，今据清康熙原刻本乙正。

2 五脏四元行相属论：此标题原刻本残本即有，但原目录无。据其内容，不当列于此。标题虽有“论”字，但内容仅罗列，无论说。疑乃误刻，故不作为二级标题，仅附见于此。

心脏图说考[1]

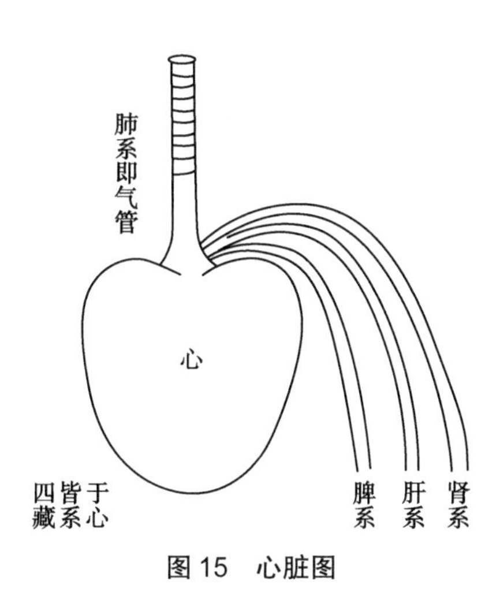

图 15　心脏图

心，纤也。灵识纤微，无物不贯于心也。

《元命包》云：心者，火之精。

成于五，故人心长五寸。

心重十二两，盛精汁三合，象如未敷莲花。居肺之下，隔膜之上。附脊之第五椎，故其腧在焉。其募在腹上巨阙，属手少阴经。心中有七窍三毛，通天真之气，神之宇也。故曰藏真通于心。心藏血脉之气也。一曰：心形尖圆，其孔之多寡，毛之有无，迥不相同。心下无透窍，而有四系，以通四藏。四藏之气，亦通于心。是经常少血多气。在德为礼，在卦象离火。音为徵，数为七。畜为羊，谷为黍。星应南岳荧惑。

《解蔽》云：心者，形之君也，而神明之主也。出令而无受令，自禁也，自使也，自夺也，自取也，自行也，自止也。故口可劫而使墨云，形可劫而使曲中。心不可劫，而使易意。

《意林》云：心者，众智之要，物皆求于心。

《白虎通》云：目为心视，口为心谈，耳为心听，鼻为心嗅。是谓支体主也。

邵康节曰：神者，人之主。将寐在脾，熟寐在肾。将寤在肝，熟寤在心。

---

1 心脏图说考：原无，据原目录补。

浩然按：心有七窍三毛，以应七星三台。心有血肉之心、神明之心。血肉即觉性，生于形质之私；神明即道心，生于义理之正。故此心至诚，则帝宰无所不应。此上智聪明之人也。中智五窍三毛，下智三窍一毛，常人二窍无毛。愚人一窍，下愚人一小窍。无窍则神无出入之门。但百体之中，心为生命根本。心形上润而圆，圆能多容且尊。下窄而锐，锐则翕聚真火。人物之胎，心最首生。而肺、肝、脾、肾之系，皆从心内发出，故谓生之本。其死也，心最后死。心为百体之君，兼有四贵：一为元火之府，一为先生后死，一为百肢运用所赖，一为至精而不得受伤。且生气之炼在心，觉气之炼在脑。故生气热，乃能活动周身也。然元火为生命之根，而灵神寓其中。心为火府，故制炼在心，以受其热也。觉气宜温，不宜大热。脑分宜凉，故制炼在脑，以调其热也。然心[1]。

《素问》曰：心者，君主之官，神明出焉。故主明则下安。以此养生则寿。主不明，则十二官危。使道闭塞而不通，形乃大伤。心者，生之本，神之处也。其华在面，其充在血脉。心藏脉，脉舍神。两精相搏谓之神，所以任物谓之心。心怵惕思虑则伤神，神伤则恐自失。

《金匮真言篇》曰：南方赤色，入通于心，开窍于耳。左为丙，右为丁。藏精于心，故病在五藏。

《阴阳应象篇》曰：心主舌，舌为心之苗，故主舌。其在天为热，在地为火，在体为脉，在窍为舌，在味为苦。

《甲乙经》曰：夫心者火也，肾者水也，水火相济。心气通于舌，舌非窍也，其通于窍者，寄在于耳。故心病者，舌卷颧赤。

舌者心之官，心气通于舌。心和，则舌知五味矣。

心主血，久视伤血，劳伤心也。心恶热，忧愁思虑则伤心。心主臭，应夏火能焦物，五臭皆心所主。自入为焦臭，入肝为臊臭，入脾为香臭，入肺为腥臭，入肾为腐臭。如心经伤暑，则知其症当恶臭也。又在气为吞，在志为喜。喜伤心，恐胜喜。水胜火也。心气虚则悲忧，实则笑不休。

神者，气血所赖，生之本也。谓有何有，谓无复存。主宰万物，虚灵不昧者是也。然形神亦恒相因。《灵枢》曰：赤色小理者心小，心小则安，邪弗能

---

1 然心：此下无文，似原有脱文。

伤。易伤于忧。粗理者心大，心大则忧不能伤，易伤于邪，无髑骬者心高，髑骬音曷于，又音结于。○髑骬，即鸠尾骨也。鸠尾，即蔽心骨也。心高则满于肺中，悗而善忘，难开以言。髑骬小短举者，心下。心下则藏外，易伤于寒，易恐以言。髑骬长者心坚，心坚则藏安守固。髑骬弱小以薄者心脆，心脆则善病消瘅热中。髑骬直下不举者，心端正。心端正则和利难伤，髑骬倚一方者，心偏倾。心偏倾，则操持不一，无守司也。

五脏六腑，心为之主。缺盆为之道，骺骨有余，以候髑骬。

《淫邪发梦篇》曰：心气盛，则梦善哭恐惧。厥气客于心，则梦见丘山烟火。心实则梦可忧、可惊、可怪之事，虚则魂梦飞扬。气逆于心，则梦丘山烟火。

心积曰伏梁，形似手臂而起于脐，上至心，以秋庚辛日得之。何以言之？肾病传心，心当传肺，肺秋旺，旺者不受邪。心欲还肾，肾不肯受，故留结为积。久不愈，令人心烦而闷，或夜眠不安。

《四气调神篇》曰：夏三月，此谓蕃秀。天地气交，万物华实。夜卧早起，无厌于日。使志无怒，使华英成秀，使气得泄，若所爱在外。此夏气之应，养长之道也。逆之则伤心，秋为痎音皆疟。奉收者少，冬至重病。夏令阳盛，万物蕃秀，天地气交，物得阴气而敛华成实，正以阳化气，阴成形也。其卧夜起早，缓阳气也。阳日昼长，而无厌无怒，宽志意也。缓阳气则物化，宽志意则气泄。物化则华英成秀，气泄则肤腠宣通，时令发扬，故所爱亦顺阳而在外，以应夫夏气而尽养长之道也。否则失养长之令，逆夏伤心。心属火，暑亦属火，心衰则暑伤。至秋令旺而清肃，火气不得宣发，外与之争。金胜则寒，火胜则热。故夏伤于暑，秋必痎疟也。岂不少气以迎肺藏欲收之气哉。然不特秋时为病，冬至水胜，火为水克，故冬为重病者有矣。逆夏气，则太阳不长，心气内洞。太阳者，手太阳小肠经也。心与小肠为表里，若逆夏令失养长之道，则太阳不长，心气内洞而虚，空而无气。心不能自免于病矣，复有何气以迎肺金欲收之气，而无痎疟之病哉？

《脏气法时篇》曰：心主夏，手少阴、太阳主治。心与小肠合，故治同。其日丙丁。心丁火，小肠丙火也。心苦缓，心脉主洪，最苦在缓，缓则心虚。急食酸以收之。酸性收敛，如五味子之类。心色赤，宜食酸，小豆、犬肉、李、韭皆酸。心苦缓，故食酸，取其收敛也。

○病在心，愈于长夏。长夏六月也，夏为土母，土长于中，以长而治，故云长夏。土旺克水，心不受刑，故当愈。长夏不愈，甚于冬。冬水克火也。冬不死，持于春，母木气盛，心火有资。起于夏。火病又当起于火候。禁温食、热衣。热则心躁，故当禁。○心病者，愈在戊己戊己日土旺，水衰不能克火也。戊己不愈，加于壬癸。火逢水克也。壬癸不死，持于甲乙，甲乙日木旺，母木救火。起于丙丁。火病复起于火日也。○心病者，日中慧。巳午时火旺，故得爽。夜半甚，亥子时水来刑火，故甚。平旦静，寅卯时母木来资，故。心欲耎，急食咸以耎之。咸能耎坚，如芒硝之类。用咸补之，心性欲耎而咸，能耎坚，故补，如炒盐之类。甘泻之。心苦缓，甘性缓，故能泻，甘草是也。

《宣明篇》曰：咸走血，血病无多食咸，多食之，令人渴，又脉凝泣而变色也。味过于苦，脾气不濡，胃气乃厚。

《藏气篇》曰：心病者，胸中痛，胁支满，胁下痛，膺背肩甲间痛，两臂内痛。手少阴之脉，其直者，从心系，却上肺，下出腋下，手厥阴之脉。其支者，循胸出胁，下腋三寸，上抵腋下，下循臑内，行太阴、少阴之间。又手太阳之脉，循臂臑，上绕肩胛，交肩上，故病如是。此邪气有余之证也。虚则胸腹大，胁下与腰相引而痛。手厥阴之脉，从胸中出，属心包络，下膈，历络三焦，其支者循胸出胁，手少阴之脉，自心系下膈，络小肠，故胸胁腰痛也。取其经，少阴、太阳，取手少阴之经穴灵道，手太阳之经穴阳谷，实泻虚补，各得其宜。舌下血者，舌下即廉泉穴，针二分，曰出血，乃治有余之证。其变病，刺郄中血者。变者，又不止前症而已。郄，乃阴郄穴也。针三分，出血。

心色赤，赤欲如帛裹朱，不欲如赭。赤如鸡冠者生，赤如衃血者死。

心受气于脾，传之于肺。气舍于肝，至肾而死。

诸痛痒疮，皆属于心火。

心咳之状，咳则心痛，喉中介介如梗状，甚则咽痹。心咳不已，则小肠受之，小肠咳状，咳而失气。

诊脉

心脉浮大而散。心合血脉，脉循血脉而行。持脉之法：下指如六菽重，略略按至血脉而得者为浮；略加力，脉道粗大为软，阔为散，此心脉之平也。有力为洪，亦曰钩。心部不见钩，而见沉细，此肾水刑之也，是为贼邪。见毛、涩，此肺金侮之也，是为微邪。见缓、大，此脾土乘之也，是为实邪。见弦急，此肝木救之也，是为虚邪。

○心司夏令，万物之所以盛长也。其脉气来盛去衰，故曰钩。反此者病。来盛去亦盛，此谓太过。病在外，来不盛去反盛，此谓不及。病在中，太过，则令人身热而肤痛，为侵淫；不及，则令人烦心。上见咳唾，下为气泄。夏以胃气为本。夏胃微钩曰平，钩多胃少曰病，但钩无胃曰死，钩而有石曰冬病。石甚曰今病。

○平心脉来，累累如连珠，如循琅玕。病心脉来，喘喘连属，其中微曲。死心脉来，前曲后倨，如操带钩。真心脉至，坚而持，如循薏苡子累累然。色赤不泽，毛折乃死。心至悬绝，九日死。王启玄曰：九日者，水火生成之余也。《平人气象篇》曰：心见壬癸死。○马玄台曰：心属火，自丙丁而数之，至壬癸日，为八日。今曰九日者，亦八日之尽，交九日矣。

○凡洪大而浮，皆钩，皆心也。

○心脉搏坚而长，当病舌卷不能言。其软而散者，当消环自已。搏坚且长，乃心刚邪盛，故病舌卷短不能言也。消，谓消散；环，谓环周奥而散，乃刚脉渐柔，当完一周日之时，而病自已矣。

○心脉急，病名心疝，少腹当有形也。心为牡藏，小肠为之使，故曰少腹当有形也。心与小肠为表里，心为阳中之少阳，乃牡藏也。小肠为心之使，小肠在腹，故病则少腹有形耳。

心病烦闷，少气，大热。热上荡心，呕吐，咳逆，狂语，汗出如珠，身体厥冷。其脉当浮，今反沉濡而滑，其色当赤而反黑者，此水刑火，为大逆，十死不治。

《难经》曰：假令得心脉，病脉也。其外证面赤、口干、喜笑。其内证，脐上有动气，按之牢若痛，其病烦心，心痛，掌中热而啘。有声无物也，心中热，故发啘。有是者心也，无是者非也。得心脉，而证见心之病，是心病也，否则非心病也。

五脏系与心相通图

钟离曰：心肾相去八寸四分，乃天地定位之比也。

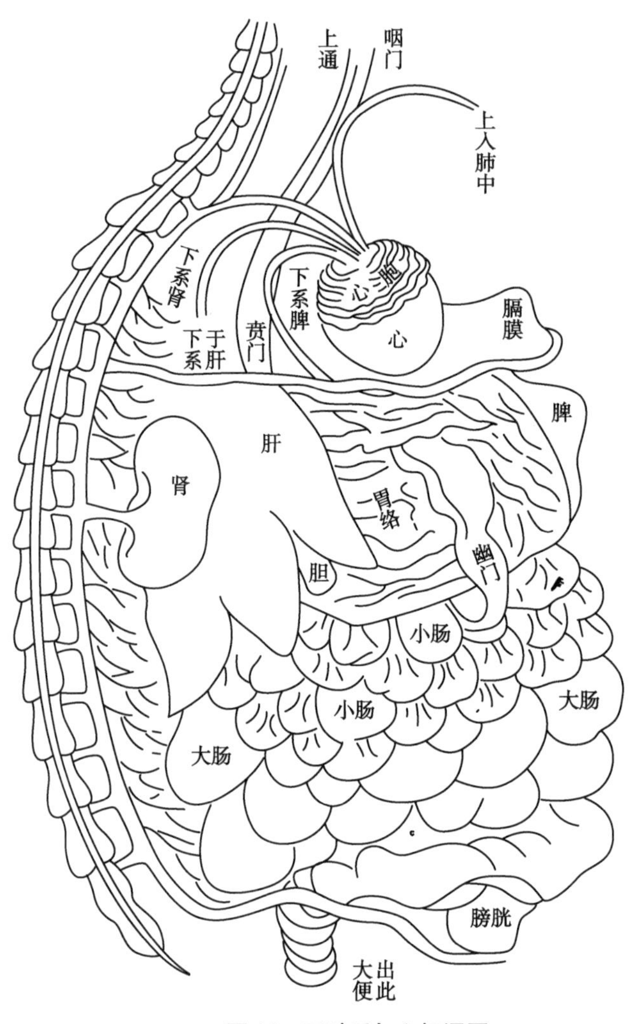

图16　五脏系与心相通图

五脏系与心相通

心之系,与五脏之系相连,输其血气,渗贯骨髓。故五藏有病,先干于心。其系者,上系于肺;其别者,自肺两叶之中,向后着脊下通至肾,自肾而之膀胱,与膀胱膜络并行而之溲溺处也。

肺之系者,上通咽喉,其中与心系相通。

脾之系者,自膈正中,微近左胁,居胃上,并胃胞络,及胃脘相连。贯膈与心肺相通、膈膜相缀也。

肝之系者,自膈下着右胁肋,上贯膈,入肺中,与膈膜相连也。

肾之系者,贴脊膂,脂膜中,两肾相系,相通而下行。其上则与心系相通而为一。所谓坎离相交，水火升降者，此也。

按：五藏皆起于心，而着于脊者，不辨而明。其左右中前后之位有不定者，何也？如心本前而居前，肾本后而居后，脾本中而居中，皆自然也。惟肺居最高之分，而位在左，其用在右者，何也？盖肺为气行之德，主呼吸，致舌转动，击气为声音，为言语，及带至耳，遂得听闻，犹钟击之方响也，故诊在右，为气口也。肝虽居于右，而其气禀变化四液之德，有东方发育之仁，故其治在左，此又不可不知也。

手少阴经脉络穴图说考

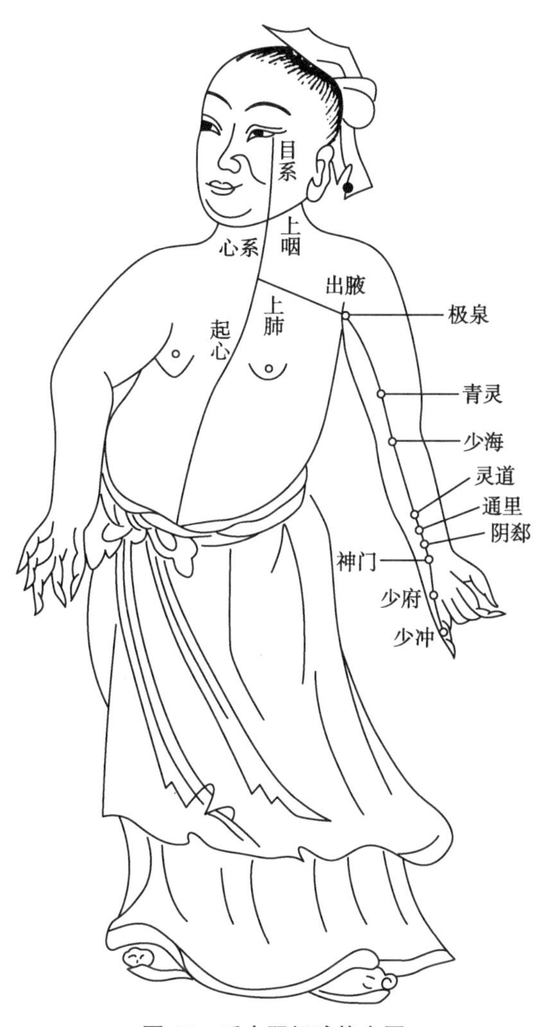

图 17 手少阴经脉络穴图

经脉

手少阴之脉，起于心中。《二景图》云：心在肺下，在膈上，附第五椎也。出属心系，心系注在前。○言此经自心而起，循在脉之外，会于心系也。下膈络小肠，《修明堂诀式》云：小肠系胃下口，谓之幽门（在脐上二寸）。大小肠会为阑门（在脐上一寸，水分穴也）。○言自脐系下膈，循任脉之外，至脐上二寸，络绕于小肠也。其支者，从心系，上挟咽，系目系。《灵枢经》云：上挟咽，系目系。《甲乙经》曰：上挟咽，系目系。《二景图》云：咽则咽物，喉则通气。喉在前，咽在后。咽应地气，为胃之系。喉应天气，为肺之系。《要旨论》云：目内连深处为目系。○此经已络小肠，从心系支而横出，循任脉之外，上挟咽系，而行至于目系。其直者，复从心系，却上肺，下出腋下。《灵枢经》：却上肺，下出腋下。《甲乙经》曰：却上肺，出腋下。○其直者，再从心系，支而直行，上循肺藏，横出，循于腋下，至极泉穴（在臂内腋下筋间动脉）入胸。下循臑内后廉，行太阴心主之后，下肘内廉，循臂内后廉。此经自极泉穴，下循臑内后廉，行手太阴心主两经之后，至青灵穴（在肘上三寸，伸肘举臂取之）。自此穴下肘内廉少海穴（在肘内后廉后节。一云：在肘内大骨外，去肘端五分。《明堂》云：在肘内横纹头，屈手取之，内廉后陷中），循臂内后廉灵道穴（在腕下一寸五分）、通里穴（在腕后一寸，别走手太阳）。抵掌后兑骨之端。《灵枢经》“兑”作“锐”。抵，排也。兑，《要旨论》曰：腕下踝为兑骨。○此经自通里穴，排至阴郄穴（在掌后脉中，去腕五分），循兑骨之端神门穴（在掌后兑骨之端陷中）而行也。入掌内后廉，循小指之内，出其端。此经自神门穴，入掌内廉，至少府穴（在手小指本节后陷中），直劳宫，循小指内出其端，至少冲穴（在手小指内廉端，去爪甲如韭叶）而行也。阴经行其手内，阳经行其手外。少阴心经，自循小指之内出其端，交入手太阳小肠经也。故手太阳之脉，起于小指之端，循手外侧也。滑伯仁曰：心为君主之官，元尊于他藏，故其交经授受，不假支别云。

○是动则病动穴验病嗌音亦，即咽系也干，脉上挟咽。心痛，渴而欲饮，是谓臂厥。

是主心所生病者，是皆心经所生之病，然又有后之诸病，或出本经，或由合经者。目黄胁痛，臑臂内后廉痛厥，掌中热痛。盛者，寸口大再倍于人迎。虚者寸口反小于人迎也。

别络

手少阴之别，名曰通里，去腕一寸，别而上行循经，本经也。入于心中，系舌本，属目系，其实络脉实也。则支膈，虚则不能言。取之掌后一寸，别走太阳也。即通里穴，别走手太阳也。

经筋

手少阴之筋，起于小指之内侧，少冲穴。结于兑骨，神门穴。上结肘内廉，青灵穴也。上入腋，交手太阴，挟乳里，结于胸中，循臂下系于脐。

○其病内急，心承伏梁，下为肘网，其病当所过者。凡筋所经过者。支转筋痛，治在燔针劫刺，以知为数，以痛为输。其成伏梁，唾血脓者，死不治，名曰季冬痹也。此证当发十二月之时，故名之曰季冬痹。

手少阴气绝，则脉不通。脉不通，则血不流。血不流，则髦色不泽。故其面黑如漆柴者，血先死。壬笃，癸死，水胜火也。此言心绝之证，候死期也。

少阴终者，面黑，齿长而垢，腹胀闭，上下不通而终矣。手少阴气绝，则血不流。足少阴气绝，则骨不软。血渐枯则皮毛死，故面色如漆而不赤。骨不软，则龈上宣，故齿长而积垢。手少阴之脉，下膈络小肠。足少阴之脉，从肾上贯肝膈。肾脉行腹里，开窍于二阴，故腹胀而便闭，上下不通，心肾隔绝而终也。

○经穴歌：

少阴心部极泉中，腋下筋间脉入胸。青灵肘节上三寸，少海一名曲节肘内节后容。灵道掌后一寸半，通里心别络也腕后一寸逢。阴郄音隙五分取动脉，神门一名兑冲掌后锐骨同。少府节后劳宫直，小指内侧取少冲。一名经始。

心包络图说考[1]

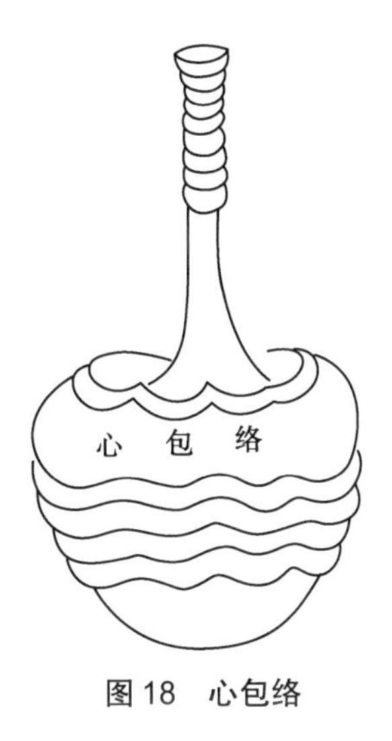

图18 心包络

1 心包络图说考：原无，据原目录补。

包络者,以其包络于心,不使浊气熏蒸于心也。

又名手心主者,以其主行心之事也。手是手经也。

心包一名手心主,在心下、横膈膜之上,竖斜隔膜之下,其与横膜相粘,而黄脂漫裹者,心也。其脂漫之外,有细筋膜如丝,与心肺相连者,心包也。心包藏居隔上,经始胸中,正值膻中之所位,居相火,代君行事,实臣使也。

《内经》曰:膻中者,臣使之官,喜乐出焉。又曰:膻中者,心主之宫城也。王太仆曰:膻中在两乳之间,为气之海也。心为君主,以敷宣教令;膻中主气,以气布阴阳。气和志达,则喜乐繇生,分布阴阳,故官为臣使也。

膻中者,为气之海,其腧上在于柱骨之上,下前在于人迎。气海有余,则气满,胸中悗急息,面赤,不足,则气少,不足以言。

五谷入于胃,其宗气之搏而不行者,积于胸中,名曰气海。出于喉咙,以贯心肺而行呼吸焉。故呼则出,吸则入。

天地之精气,常出三而入一。故谷不入半日,则气衰,一日则气少矣。

《灵枢经》曰:手心主脉,起于胸中,出属心包,下膈。《九墟》云:十二原以太陵为心之原,即心包穴也。明真心不受邪。故手心主代君火行令也。《类纂》曰:手厥阴心包之经,所谓一阴也,一名手心主。其经与手少阳三焦为表里,俱有名无形。或问:手厥阴经曰心主,又曰心包络,何也?曰:君火以明,相火以位。手厥阴代君火行事,以用为言,故曰手心主。以经而言,则曰心包络。一经二名,即相火也。

浩然按:心之下有包络,即膻中也。包络乃护心之脂膜,其象如仰盂,心即居于其中。九重端拱,寂然不动。凡肺、脾、肝、肾,各有一系系于包络之内,以通于心。此间有宗气横于胸中,出于喉咙,以贯心肺,而行呼吸,即如雾者是也。若外邪干犯,则犯包络。心不能犯,犯心即死矣。

有手心主与三焦为表里,无命门、三焦为表里之说[1]。

孙东宿曰:诸家所以纷纷不决者,盖有惑于《金匮真言篇》王注引正理论,谓三焦有名无形,上合手心主,下合右肾,遂有命门、三焦表里之说。夫人身脏腑,一阴一阳,自有定偶,岂有一经两配之理哉!但所谓上合手心主者,正言其为表里。下合右肾者,则以三焦为原气之别使而言之尔。知此则知命门

1 表里之说:此下原抄本错简,将此页与“肝脏图说考”相连。今据康熙初刻本乙正。

与肾通，三焦无两配，而诸家之说不辩而自明矣。

气海膈膜图

其膜贯膈，连藏府，通脊髓。

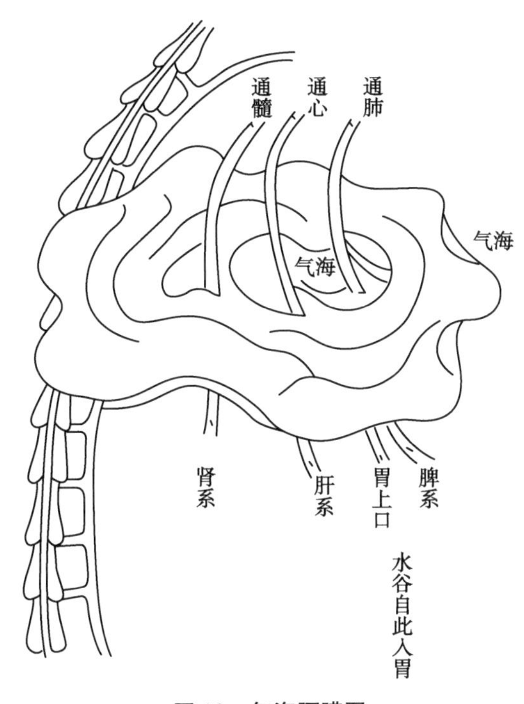

图19 气海膈膜图

膈膜

膈膜在心肺之下，前齐鸠尾，后齐十一椎，周围着脊胁腹，如幕不漏，以遮蔽浊气，使不上熏于心肺也。

《素问》曰：膈肓之上，中[1]有父母。又曰：太阳为父，太阴为母。杨上善曰：心下膈上为肓。心为阳父也，肺为阴母也。肺主于气，心主于血。夫营卫于身，故为父母。

又曰：心移热于肺，传为膈消，心肺两间，中有斜膈膜，膈膜下际，内连于横膈膜。故心热入肺，久久传化，内为膈热，消渴多饮也。

《二景图》曰：膈肓之上，中有父母。膜肓之上，气海居焉。气者生之本，乃命之主。气海为人父母。

1 中：原脱。据《素问·刺禁论篇》补。

手厥阴经络穴脉图说考

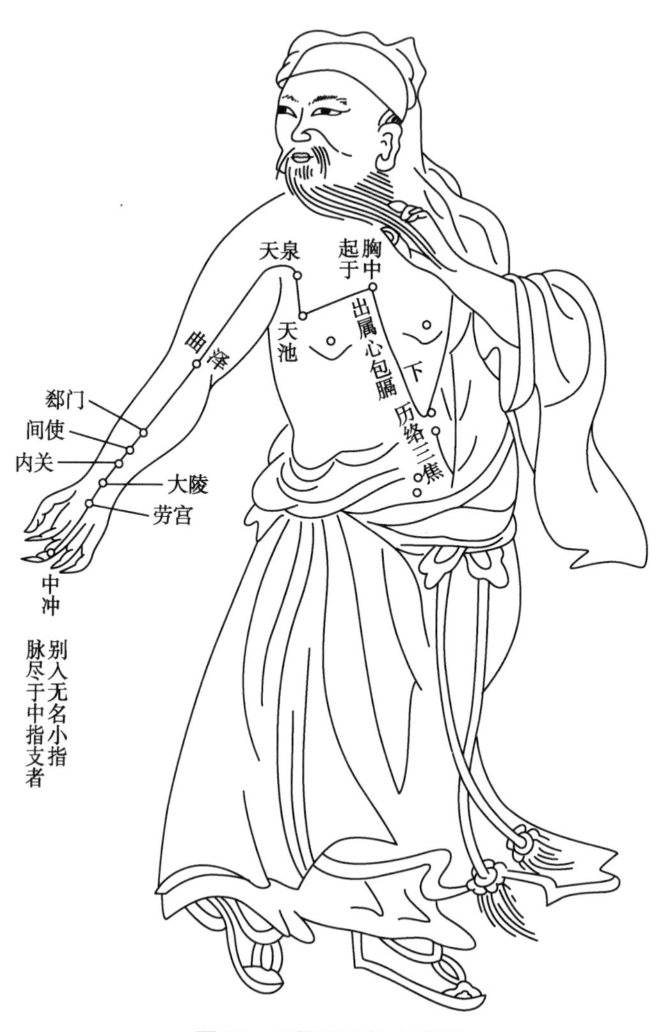

图 20　手厥阴经络穴脉图

经脉

手厥阴之脉，起于胸中。《要旨论》云：鸠尾骨上为蔽骨，一名臆。臆上为歧骨，歧骨上为胸中，两乳间为膻中。○此经起自胸中，而受肾经之交也。出属心包。心包见前。此经自胸中出而会于心包者也。下膈历络三焦，历，经也。行膈，见肺经也。《难经》曰：上焦在心下，下膈在胃上口，其治在膻中，直两乳间陷中，中焦者在胃中脘，在脐上四寸，不上不下，其治在脐傍；下焦者在脐下，当膀胱上口，其治在脐下一寸。○此经自心包下膈，经行络绕上焦胃上口上脘穴（在脐上五寸），中焦中脘穴，及下焦脐下一寸而行也。其支者，循胸出胁，下腋三寸。《甲乙经》“腋”作“掖”。《要旨论》云：蔽骨上为胸，胁上际为腋，胁骨为肋。○此经已络三焦，而又自心包之上，支而横出，循胸出胁，下腋三寸至天池穴（侧腋部，在腋下乳后一寸，腋下三寸，着胁撅肋间）而行也。上抵腋下，下循臑内，行太阴、少阴之间。《灵枢经》云：上抵腋下，循臑内，“臑”见肺经。○此经自天池上行，至于腋下。下循臑内，至天泉穴（在曲腋下二寸，举臂取之），行手太阴、手少阴两经之中间也。入肘中，下臂，行两筋之间，入掌中，循中指出其端。“肘”“臂”见肺经。○此经自天泉穴入于肘中，循曲泽穴（在肘内廉下陷中，屈肘得之）。下臂行两筋之间，循郄门穴（在掌后，去腕五寸）、间使穴（在掌后三寸，两筋间陷中）、内关穴（在掌后去腕二寸）、大陵穴（在掌后两筋间陷中）。入掌中，循劳宫穴（在掌中央横纹动脉中，屈无名指着处是），循中指至中冲穴（在手中指之端，去爪甲角如韭叶陷中）。其支者，别掌中，循小指次指出其端。此经已循中指出其端，而又自劳宫穴，支而别行，循小指次指出其端。手厥阴自此交入手少阳，故手少阳之脉，起于小指次指之端，循手表腕，以其阴行于里，而阳行于表也。

○是动则病手心热，臂肘挛音鸾急，腋肿，甚则胸胁支满，心中憺憺音澹，水摇动貌。大动，面赤，目黄，喜笑不休。

是主脉所生病者，乃心主脉，故脉生此病。烦心，心痛，掌中热。为此诸病，盛则泻之，虚则补之，热则疾之，寒则留之，陷下则灸之，不盛不虚，以经取之。盛者，寸口大一倍于人迎；虚者，寸口反小于人迎也。

别络

手心主之别名曰内关，去腕二寸，出于两筋之间。循经本经也以上系于心包络。心系实，络脉邪气实也。则心痛，虚则头强，取之两筋间也。取即内关穴也。

经筋

手心主之筋，起于中指，中冲穴。与太阴之筋并行，皆结于肘内廉。曲泽穴。上臂阴结腋下，天泉、天池穴。下散前后挟胁。其支者，入腋，散胸中，结于臂。

其病当所过者，支转筋，前及胸痛，息贲。治在燔针劫刺，以知为数，以痛为输，名曰孟冬痹也。此证当发于十月之时，故名曰孟冬痹。

○经穴歌

厥阴心包何处得，乳后一寸天池一名天会。索。天泉一名天温。腋下二寸求,曲泽肘内寻动脉。郄门去腕五寸通,间使腕后三寸逢。内关心主别络也。离腕只二寸,大陵掌后两筋中。劳宫一名五里,一名掌中。掌心屈指取,中指之末取中冲。

脾脏图说考[1]

脾胃属土,俱从田字。胃居正中,田字亦中。脾处于右,田亦偏右。

脾重二斤三两,扁广三寸,长五寸,有散膏半斤。主裹血,温五脏,其形似马蹄。内包胃脘,象土形也。一曰形似刀镰。与胃同膜而附其上之左。闻声则动,动则磨胃而消谷。附着于脊之第十一椎,故其腧在焉。其募在腹傍章门。属太阴经,是经常多气少血。脾为孤藏,位处中宫。以其上有心肺,下有肝肾,主养四脏。其经络之气交归于中,以营运真灵之气。故《经》曰:藏真濡于脾,脾藏肌肉之气也。在卦象坤土。星应中岳镇星。在德为信。音为宫。

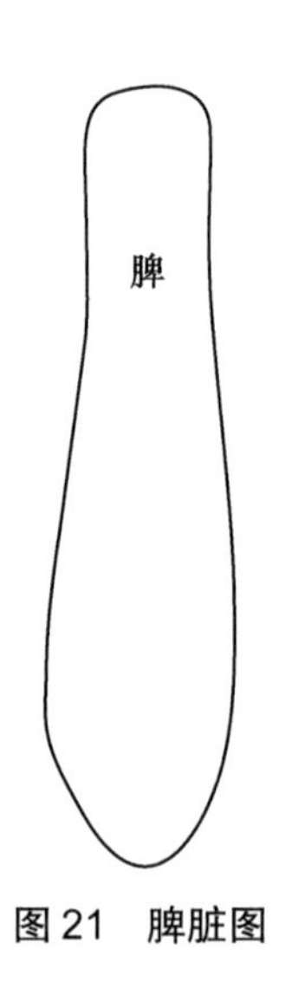

图21　脾脏图

《素问》曰:脾胃者,仓廪之官,五味出焉。脾者,仓廪之本,营之居也。其华在唇四白,四白者,口唇四际之白色也。其充在肌。脾藏营,营舍意。《难经》曰:脾藏意与志。心有所忆,谓之意。意有所存,谓之志。因志存变谓之

1　脾脏图说考:原无。据原目录补。

思。因思远慕谓之虑，因虑而处物谓之智。脾愁忧不解则伤意，意伤则闷乱、四肢不举。

《金匮真言篇》曰：中央黄色，入通于脾，开窍于口，藏精于脾，故病在舌本。

口唇者，脾之官。口为戊，舌为己。脾和则口能别五谷味矣。脾病者唇黄、脾主肉，久坐伤肉。脾恶湿，湿伤脾。

脾主味，应季夏，味自土生，行五味以养五脏者，脾所主也。自入为甘，入肝为酸，入心为苦，入肺为辛。如饮食劳倦，致脾邪入心，则知味苦也。入肾为咸。在气为噫，在液为涎。脾气虚则四肢不用，五脏不安；实则腹胀，泾溲不利。

脾者，主为卫使之迎粮，视唇舌好恶，以知吉凶。脾裹血，主藏营，上通于口而知五味。其华在唇。黄色小理者脾小，脾小则藏安，难伤于邪。粗理者脾大，脾大则苦凑䏚音抄，季肋下也。而痛，不能疾行。揭唇者，脾高，脾高则䏚引季胁[1]而痛。唇下纵者，脾下，脾下则下加于大肠。下加于大肠，则脏苦受邪。唇坚者，脾坚，脾坚则脏安难伤。唇大而不坚者，脾脆，脾脆则善病消瘅易伤。唇上下好者，脾端正，脾端正则和利难伤。唇偏举者，脾偏倾，脾偏倾则善胀善满也。

《淫邪发梦篇》曰：脾气盛，则梦歌乐，身体重不举。厥气客于脾，梦见丘陵大泽，坏屋风雨。

凡脾虚则梦饮食，虚则梦取，实则梦与。得其时则梦筑垣盖屋。

脾积名曰痞气，在胃脘大如覆杯。以冬壬癸日得之。何以知之？肝病传脾，脾当传肾，肾以冬时适旺，旺者不受邪。脾复欲还肝，肝不肯受，故留结为积。久则四肢不收，发为黄疸，或为消中，饮食不为肌肤。

张鸡峰曰：脾胃主四肢，其脉连舌本，而络于唇口。胃为水谷之海，脾气磨而消之，由是水谷之精化为营卫，以养四肢。若起居失节，饮食不时，则致脾胃之气不足，而营卫之养不周，风邪乘虚干之，则四肢与[2]唇俱痹，语言謇涩，久久不治，为痿疾。

《素问》曰：脾病而四肢不用。四肢皆禀气于胃，而不得至经，必因于脾，乃得禀也。胃气不能自至于四支之各经，必因脾气之所运也。今脾病不能为胃行其津

1 胁：原脱。据《灵枢》改。

2 与：原作“于”，据《鸡峰普济方》卷一“手足沉重状若风者”改。

液,四支不得禀受也。水谷气,日以衰,脉道不利,筋骨肌肉皆无气以生,故不用也。

《藏气法时篇》曰:脾主长夏,足太阴、阳明主治。脾与胃合,故治同。其曰戊己,脾己土,胃戊土。脾苦湿,脾苦在湿,湿则脾病也。急食苦以燥之。苦性燥,如白术之类。脾色黄,宜食咸,大豆、豕肉,栗、藿,皆咸。肾为胃关,脾与肾合,当假咸之柔,耎以利其关。关利而胃气乃行,胃行而谷气方化。故脾与各藏不同,宜食味之咸者,乃调利机关之义也。

○病在脾,愈于秋。秋令金旺,木不克土。秋不愈,甚于春。春木克土。春不死,持于夏。夏火生土也。起于长夏,二病复于土月。禁温食、饱食,湿地、濡衣。温食,大饱,湿土、湿衣,皆脾土所恶。○脾病者,愈在庚辛。金旺木衰,土不受刑,故愈。庚辛不愈,加于甲乙。土逢木日。甲乙不死,持于丙丁。丙丁日火旺,土得母救。起于戊己。土病复于土日。○脾病者,日昳音经,日昃也。慧,乃未时,土旺,故爽。日出甚,寅卯时,木旺土衰。下晡静。申酉时,金旺木退。脾欲缓,急食甘以缓之。甘性缓,如甘草之类。用苦泻之,甘补之。脾苦在湿,惟苦性坚燥,此苦之所以为泻。脾欲喜缓,甘性和缓,故甘之所以为补也。

○《宣明篇》曰:甘走肉,肉病无多食甘。多食之,令人悦心。味过于甘,心气喘满,色黑,肾气不衡。

《藏气篇》曰:脾病者,身重,善饥,肉痿。脾象土而主肌肉,病则身重善饥,肉痿而无力也。足不收,行善瘈,脚下痛。足太阴之脉,起于足大指之端,循指内侧,上内踝前廉,上腨内,足阳明之脉,自下髀,抵伏兔,下膝膑中。下循股外廉,下足跗,入中指间。足少阴之脉,起于足小指之下,斜趋足心,上腨内,出腘内廉,故病如是。此则邪气有余之证也。虚则腹满、肠鸣,飧泄,食不化。足太阴之脉,从股内前廉,入腹,属脾络胃。足阳明之脉,入缺盆,下膈,属胃络脾。其支者,起胃口,下循股里,故病如是。《口问篇》曰:中气不足,肠为之苦鸣。取其经,太阴、阳明、少阴血者。取足太阴之经穴商丘,足阳明之经穴解溪,足少阴之经穴复溜。出血者,治前有余之证,而虚者则补之,又非可以出血治也。

脾色黄,黄欲如罗裹雄黄,不欲如黄土。黄如蟹腹者生,黄如枳实者死。

脾受气于肺,传之于肾。气舍于心,至肝而死。

诸湿肿满,皆属于脾。

脾咳之状,咳则右胠下痛,阴阴引肩背,甚则不可以动,动则咳剧。脾咳不已,则胃受之。胃咳之状,咳而呕,呕甚则长虫出。

诊脉

脾脉缓而大，脾合肌肉，脉循肌肉而行。持脉之法，下指如九菽重，略重按至肌肉，如微风轻刮柳梢为缓，次稍加力，脉道敦厚为大，此脾脉之平也。是为贼邪[1]。见沉细，此肾水侮之也，是为微邪。见毛涩，此肺金乘之也，是为实邪。见洪大，此心火救之也，是为虚邪。

○脾谓孤脏，以贯四傍，盛于长夏。其来如水之流，此谓太过，病在外。如鸟之啄，此谓不及，病在中。太过，则令人四肢不举；不及，则令人九窍不通，名曰重强。长夏以胃气为本，胃而微软弱曰平，弱多胃少曰病，但代无胃曰死，弱而有石曰冬病，石甚曰今病。

○平脾脉来，和柔相杂，如鸡践地。病脾脉来，实而盈数，如鸡举足。死脾脉来，锐坚，如鸟之啄，如鸟之距，如屋之漏，如水之流。真脾脉来，弱而乍疏乍数，色黄青不泽，毛折乃死。脾至悬绝，四日死。王启玄曰：四日者，木生数之余也。《平人气象篇》曰：脾见甲乙死。马玄台曰：脾属土，自戊己日而数之，至甲乙日为八日。今曰四日者，除戊己至甲日也，当死。

○凡耎缓，皆脾也。

○脾脉搏坚而长，其色黄，当病少气；耎而散，色不泽，病足胻肿，若水状也。

趺阳脉浮而涩，浮即胃气微，涩即脾气衰。微衰相搏，即呼吸不得，此为脾家失度。

趺阳脉滑而紧，滑即胃气实，紧即脾气伤，得食而不消者，此脾不治也。能食而腹不满，此为胃气有余。腹满而不能食，心下如饥，此为胃气不行，心气虚也。得食而满者，此为脾家不治。

脾病其色黄，体青，失溲，直视，唇反张[2]，爪甲青，饮食吐逆，体重节痛，四肢不举。其脉当浮大而缓，其色当黄，今反青，此木刑土，为大逆，十死不治。

《难经》曰：假令得脾脉，病脉。其外证，色黄，善噫，善思、善味；其内证，当脐下有动气，按之牢若痛。其病腹胀满，食不消，体重，节痛，怠堕，嗜卧，

---

1 是为贼邪：据上下文，及诸脏“诊脉”项体例，此句之前当有脱文。

2 张：原作“依”，据《脉经》卷六“脾足太阴经病证”改。

四肢不收。有是者脾也，无是者非也。

脾胃包系图

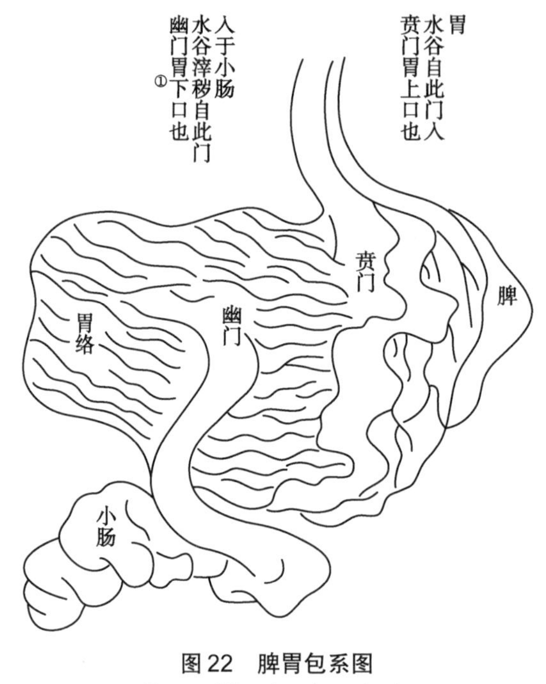

图22　脾胃包系图

①下：原作“上”，据正文改。

脾胃包络

《素问》曰：脾之藏，其府胃也。脾与胃膜相连，而脾处胃之上。又曰：胃之大络，名曰虚里，贯膈络肺，出于左乳之下。其动应于脉，宗气也。故胃为之市，水谷所归，五味所入，如市之杂也。胃者，太仓也。胃之五窍者，闾里门户也。咽、胃、大肠、小肠、膀胱，谓之五窍。脾之有大络，其系自膈下正中，微着左胁于胃之上，与胃包络，相附左胁下，胃之上也。其胃之包，在脾之上，与胃相并结络，周围漫脂遍布。上下有二系，上者贯膈入肺中，与肺系相并，而在肺系之后。其上即咽门也。咽下胃脘也，胃脘下，即胃上口也，其处谓之贲门者也。水谷自此而入胃，以胃出谷气传之于肺。肺在膈上，因曰贲门。其门膈膜相贴之间，亦漫脂相包也。若胃中水谷腐熟，则自幽门而传入于小肠。故太仓之下口为幽门，其位幽隐，因曰幽门。

足太阴经脉络穴图说考

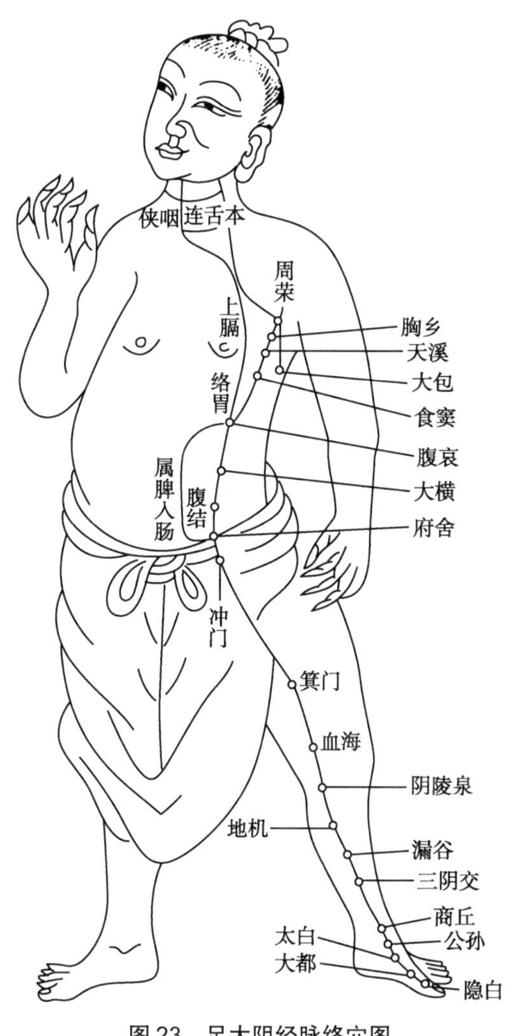

图23 足太阴经脉络穴图

经脉

足太阴之脉，起于大指之端，循指内侧白肉际，过核骨后，上内踝音蛙。足跗后两傍圆骨，内曰内踝，外曰外踝。又名螺蛳骨也。前廉。《灵枢经》：过腕骨后。《甲乙经》：过核骨后。《要指论》曰：胕内下为核骨，一作核骨。○此经受足阳明之交也，起自隐白穴（在足大指内侧端、去爪甲角如韭叶，宛宛中），循大都穴（在足大指本节后陷中）、太白穴（在足内侧，核骨下陷中。一云：太指内侧）、公孙穴（在足大指本节后一寸），别走阳明商丘穴(在足内踝下微前陷中)、三阴交穴(在内踝上三寸,骨下陷中)。上腨音彖[1]内,循骺何庚切,音行。骨后,交出厥阴之前,上循膝股内前廉。《灵枢经》腨作踹,骺作胫。腨,腓肠也,俗名膀肚也。踹音煅,踹者,足跟也。股,髀也。○此经自三阴交上腨内,循骺骨后漏谷穴(在内踝上六寸,骨下陷中),上行二寸,交出足厥阴经之前。循地机穴(在膝下五寸。又云:膝内侧转骨下陷,伸足取之),上行至阴陵泉穴(在膝下内侧辅骨下陷中,伸足取之)、上循膝股内前廉血海穴(在膝膑上,内廉白肉际二寸)、箕门穴(在鱼腹上,越筋间阴股内动脉中。一云;上起筋间),上行入于腹之内也。入腹,属脾络胃。脾胃见胃经。○此经自箕门穴入腹,循冲门穴(上去大横五寸,府舍下,横骨两端约文动脉)、府舍穴(在腹结下三寸)、会中极穴(在关元下一寸,足三阴任脉之会)、关元穴(在脐下三寸。足三阴、任脉之会),循腹结穴(在大横下一寸三分)、大横穴(在腹哀下三寸五分,直脐傍),会下脘穴(在建里下一寸,脐上二寸。足太阴、任脉之会)。却循腹哀穴(在日月下一寸五分)、日月穴(在期门下五分,足太阴、少阳、阳维之会)、期门穴(在不容傍一寸五分,直乳下第二肋端。一取法:在乳下二寸。一云:妇人屈乳头向下,尽处骨间。男子及乳小者,以一指为率[2]。肥人乳下二寸,瘦人一寸五分得穴。足太阴、厥阴、阴维之会),循脾藏至中脘之分,下绕至下脘穴,所以属脾络胃也。上膈挟咽,连舌本,散舌下。喉在前,咽在后。喉为肺系,咽为胃系。牙齿间为舌,舌根为舌本。○此经自腹哀穴,上膈循食窦穴(在天溪下一寸六分,举臂取之)、天溪穴(在胸乡下一寸六分陷中,仰而取之)、胸乡穴(在周荣一寸六分陷中,仰而取之)、周荣穴(在中府下一寸六分陷中,仰而取之)、大包穴(在渊腋下三寸)。脾之大络布胸胁中,出九肋间,会中府穴(在云门下一寸,乳上三肋间,动脉应手。手足太阴之会),上行,循人迎穴(在结喉傍一寸五分之里),挟咽,连于舌本,散舌下也。其支别者,复从胃别上膈,注心中。此经自腹哀穴,支而别行,再从胃部中脘之外,上膈注于膻中穴里之穴。足太阴自此交入手少阴心经,故少阴之脉,起于心中也。

○是动则病舌本强,不和柔也。食则呕,胃脘痛,腹胀,善噫。乌解切,音隘。嗳也,转气也。得后与气,言下气也。则快然如衰,身体皆重。

是主脾所生病者,是皆脾经所生之病,然又有后之诸病,或出本经,或由合经者。舌本痛,体不能摇动,食不下,烦心,心下急痛,溏大便稀薄。瘕音嘉,腹中结病也。泄,泄同。水闭,言水不宣通也。黄疸,不能卧,强立,股膝内肿,厥,甚也,不能运

1 彖:《中华字海》云该字同“豕”,则其发音(shì)与“腨”(shuàn)相差太大。存疑。
2 率:原作“卒”,据文义乃“率”之形误。

用也。足大指不用。言不能运用也。为此诸病，盛则泻之，虚则补之，热则去之，寒则留之，陷下则灸之。不盛不虚，以经取之。盛者，寸口大三倍于人迎。虚者，寸口反小于人迎也。

别络

足太阴之别络，名曰公孙。去本节之后一寸，别走阳明。胃经也，以脾与胃为表里也。其别者，入络肠胃。厥气上逆，则霍乱。实邪气有余为实。则肠中切痛，虚则鼓胀，取之所别也。以上络脉之病，取此公孙络穴而治之也。

脾之大络，名曰大包，出渊腋下三寸，布胸胁。实则身尽痛，虚则百节尽皆纵。此脉若罗络之血者，皆取之脾之大络脉也。

经筋

足太阴之筋，起于大指之端内侧。隐白穴。上结于内踝。商丘穴也。其直者，络于膝内辅骨。地机、阴陵泉穴。上循阴股，结于髀，聚于阴器。上腹结于脐，循腹里，大横、腹里等穴。结于肋，散于胸中，其内者，着于脊。

○其病足大指支内踝痛，转筋痛，膝内辅骨痛，阴股引髀而痛，阴器扭[1]痛，下引脐。两胁痛，引膺中脊内痛。治在燔针劫刺，以知为数，以知刺为刺数。以痛为输，以痛处为俞穴。名曰孟秋痹也。此证发于七月之时，故名之曰孟秋痹。

足太阴气绝者，则脉不荣肌肉。唇舌者，肌肉之本也，脉不荣则肌肉软，肌肉软则舌萎，人中满。人中满则唇反。唇先反，肉先死。甲笃乙死，木胜土也。

○经脉歌

拇指内侧隐白端，大都节后陷中起。太白核骨下陷中，公孙脾别络也。节后一寸至。商丘有穴属经金，踝下微前陷中是，内踝三寸三阴交，漏谷一名太阴络六寸有次第。膝下五寸为地机，一名脾舍，阴陵内侧膝辅际。血海一名百虫窠，一名血郄。分明膝脐上，内廉肉际二寸地。箕门血海上六寸，筋间动脉须详味。冲门一名慈宫。五寸大横下，三寸三分寻府舍。腹结一名肠窟。横下寸三分，大横夹脐四寸半。腹哀寸半去日月，直与食窦相连亚。食窦天溪及胸乡，

1 扭：原作“纽”，与“扭”通假。为便今人理解，改用本字。

周营各一寸六是。大包脾之大络也。渊腋下三寸,出九肋间当记此。

肝脏图说考[1]

肝者,干也,属木,象木枝干也。为将军之官。谋虑出焉。

浩然曰:肝以四元行之相,属则肝为水行之德。

肝之为藏,其治在左,其藏在右。以象较之,在右胁下,右肾之前,并胃与小肠之右外。

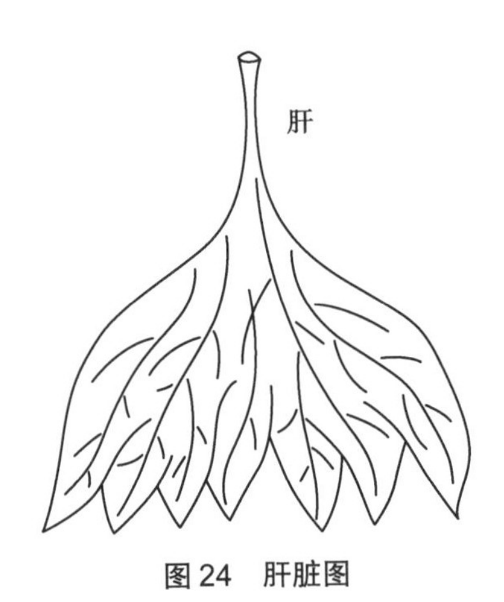

图24　肝脏图

肝重四斤四两,左三叶,右四叶,凡七叶。肝居膈下,其系上着于脊之第九椎,故其腧在焉。其募在乳下期门,属足厥阴经。是经常多血少气。一曰肝有二布叶,一小叶,如木甲拆之象,各有支络血脉于中,以宣发阳和之气。故《经》曰藏真散于肝。肝藏筋膜之气也。在德为仁,在卦象震。音为角,数为八。星应东岳岁星。畜为鸡、犬,谷为麦。

《素问》曰:肝者,将军之官,谋虑出焉。肝者,罢极之本,魂之居也。其华在爪,其充在筋。肝藏血,血舍魂,随神往来谓之魂。肝气悲哀动中则伤魂,魂伤则狂妄,其精不守,令人阴缩而筋挛,两胁肋骨不举。

○肝主筋,久行伤筋,恚怒气逆则伤肝。肝恶风,风伤肝。

《金匮篇》曰:东方青色,入通于肝,开窍于目,藏精于肝。其病发惊骇。

○目者,肝之官。左目甲,右目乙。肝和则能辨五色矣。肝主色,应春,物皆

1　肝脏图说考:原无。据原目录补。

有色，五色皆肝变化也。自入为青，入心为赤，如中风为肝邪入心，其色则赤也。入脾为黄，入肺为白，入肾为黑。肝病者，目眦青。在气为语。肝气虚则恐，实则怒。

《难经》曰：肝得水而沉，木得水而浮。肺得水而浮，金得水而沉。其意何也？肝非纯木，乙与庚合，而吸其微阴之气。其意乐金，故令肝得水而沉也。肺非纯金，辛与丙合而就火。其意乐火，故令肺得水而浮也。肺熟而复沉，肝熟而复浮者，何也？故辛当归庚，乙当归甲也。

肝者，主为将使之候，外欲坚固，视目小大。

筋脉皆肝所主，如青色小理者肝小，肝小则藏安，无胁下之病。粗理者肝大，肝大则逼胃迫咽，迫咽则苦膈中，且胁下痛。广胸反骹者肝高，肝高则上支贲切，胁俯为息贲，合胁兔骹者肝下，肝下则逼胃，胁下空。胁下空则易受邪。胸胁好者肝坚，肝坚则藏安难伤。胁骨弱者肝脆，肝脆则善病消瘅易伤。膺腹好相得者，肝端正，肝端正则和利难伤。胁骨偏举者肝偏倾，肝偏倾则胁痛也。

《淫邪发梦篇》曰：肝气盛则梦怒，厥气客于肝，则梦山林树木。

王叔和曰：实梦山林树，虚看细草芒。洁古曰：甲刚为木，故实梦山林树。乙柔为草，故虚看细草芒。

肝积名曰肥气，在左胁下，如覆杯，有头足如龟鳖状，以季夏戊己日得之。何以言之？肺病传肝，肝当传脾，脾季夏适旺，季夏令土。旺者不肯受邪。肝欲还肺，肺不肯受，故留结为积。久不愈，令人咳逆痎疟，连岁月不已。

《四气调神篇》曰：春三月，此为发陈。天地俱生，万物以荣。夜卧蚤起，广步于庭。披发缓形，以使志生。生而弗杀，予而勿夺，赏而勿罚，此春气之应，养生之道也。逆之则伤肝。夏为寒，变奉长者少。春令阳气发生，敷陈姿容，天地俱生，万物荣茂。人卧宜夜，其起宜早。散发步庭，舒志缓形，欲同春阳升发也。而勿杀、勿夺、勿罚者，以应夫春气，而尽养生之道也。逆则失养生之令，而伤肝木。肝木受伤，则不能生心火，是夏火无以受气。水来侮火，至夏生寒变之病，岂不少气以迎心藏欲长之气哉！逆春气，则少阳不生，肝气内变。少阳者，足少阳胆经也。肝与胆为表里。若逆春令，失养生之道，故少阳不生。肝气内郁而变，不能自免于病矣，复有何气以迎心经欲长之气，而无寒变之病哉？

《藏气篇》曰：肝主春，足厥阴、少阳主治。肝与胆为表里，故治同。其曰甲乙。肝乙木,胆甲木。肝苦急,肝脉主弦,最苦在急,急则肝病也。急食甘以缓之,甘味性缓,如甘草之类。肝色青,宜食粳米、牛肉、枣、葵,皆甘。肝性苦急,故食甘物,取其宽缓也。

病在肝,愈于夏,夏令火旺,金不克木,故愈。夏不愈,甚于秋。秋金克木,故甚。秋不死,持于冬。母水气盛,肝木有资。起于春。肝气之病,至春自得其位而复起也。禁当风。风气通于肝木,故禁而勿犯。○肝病者,愈在丙丁。丙丁日,火旺刑金,故当愈。丙丁不愈,加于庚辛。庚辛日金旺,肝木受克。庚辛不死,持于壬癸。木逢水母。起于甲乙。木病复起于木日也。○肝病者,平旦慧。平旦时应寅卯,时旺木亦旺,故慧爽。下晡甚,申酉时金旺刑木,故甚。夜半静。亥子时,水旺生木,故静。肝欲散,急食辛以散之,辛性散,如细辛之类。用辛补之。肝性欲散而辛能散,此补之所以用辛,如川芎之类也。酸泻之。肝喜散而酸能收,此泻之所以用酸,如芍药之类。

《宣明篇》曰:酸走筋,筋病无多食酸,多食之,令人癃。○味过于酸,肝气以津,脾气乃绝。

《藏气篇》曰:肝病者,两胁下痛引少腹,令人善怒。足厥阴之脉自足循股上,环阴器,抵少腹,上贯肝膈,布胁肋,故两胁痛引小腹也。其气实则善怒。《本神篇》曰:肝气实则怒,此皆有余之证也。虚则目𥆨𥆨无所见,耳无所闻,善怒,如人将捕之。足厥阴之脉,自胁肋循喉咙,上入颃颡。连目系。足阳明之脉,其支者,从耳后,入耳中,出走目前,至目锐眦后,故虚则耳目无所见闻,恐惧如人将捕之意。乃肝藏魂,魂不安,故病如是。取其经,厥阴与少阳。取足厥阴之经穴中封,足少阳之经穴阳辅,虚补实泻,各合其宜也。气逆则头痛,耳聋不聪,颊肿,取血者。足厥阴之脉,自目系,上出额与督脉,会于颠,故头痛。足少阳之脉,支别者,从耳中,出走耳前。又支别者,抵于𫖯颊,加颊车。又足厥阴之脉,支别者,从目系,下颊里,故耳聋不聪,而颊又肿也。此则气逆于上,故见之于头耳颊者。如此,亦是有余之证,取其上文两经,中封、阳辅穴,以出其血也。

肝色青,青欲如苍璧之泽,不欲如蓝。青如翠羽者生,青如草滋者死。

肝受气于心,传之于脾,气舍于肾,至肺而死。

诸风掉眩,皆属于肝。

肝咳之状,咳则两胁下痛,甚则不可以转,转则两胠下满。肝咳不已,则胆受之,胆咳之状,咳吐胆汁。

诊脉

肝脉弦而长，肝合筋，脉循筋而行。持脉之法，下指如十二菽之重，重按至筋，而脉道如筝弦，相似为弦，迢迢端直为长，此肝脉之平也。肝脉不见弦，而见短涩，此肺金刑之也，是为贼邪。见缓大，此脾土侮之也，是为微邪。见洪大，此心火乘之也，是为实邪。见沉细，此肾水救之也，是为虚邪。

〇肝司春令，万物之所以始生也。其脉气来，软弱轻虚而滑，端直以长。故曰弦。反此者病。其气来实而强，此谓太过，病在外，气来不实而微，此谓不及，病在中。太过则令人善怒，忽忽眩冒而颠疾。不及则令人胸痛引背，下则两胁胠满。春以胃气为本。胃而微弦曰平，弦多胃少曰病，但弦无胃曰死。弦而有毛曰秋病，毛甚曰今病。

〇平肝脉来，软弱迢迢，如揭长竿末梢。病肝脉来，盈实而滑，如循长竿。死肝脉来，急益劲，如新张弓弦。真肝脉至，中外急，如循刀刃，责责然，如按琴瑟弦。色青白不泽，毛折乃死。肝至悬绝，十八日死。王启玄曰：十八日者，金木成数之余也。《平人气象篇》曰：肝见庚辛日死。马玄台曰：肝属木，自甲乙日而数之，至庚辛日为一八，又至庚辛日为十，共十八日当死。假如甲子日，至辛巳日，为十八日也。

〇凡脉弦，皆肝也。

〇肝脉搏坚而长，色不青，当病坠若搏，因血在胁下，令人喘逆，软而散。色泽者，当病溢饮。溢饮者，渴暴多饮，而溢入肌皮肠胃之外也。搏坚而长，其色不青，当病或坠、或搏，因血积于胁下，令人喘逆不止也。软而散，其色泽者，当病溢饮。盖面色浮泽，是为中湿。血虚中湿，水液不消，故病溢饮。溢饮者，当渴之时，暴多饮水，而水不内陷，故易入肌皮肠胃之外也。

肝病胸满胁胀，善恚怒叫呼，身体有热而复恶寒，四肢不举，面目白，身体滑，其脉当弦长而急。今反短涩，其色当青而反白者，是金刑木，为大逆，十死不治。

《难经》曰：假令得肝脉，病脉也。其外证善洁，肝脏清净，故洁。面青善怒。其内证脐左有动气，其治在左，故动在左。按之牢若痛。其病四肢满闭，淋溲便难，转筋。有是者肝也，无是者非也。

足厥阴经络穴图说考

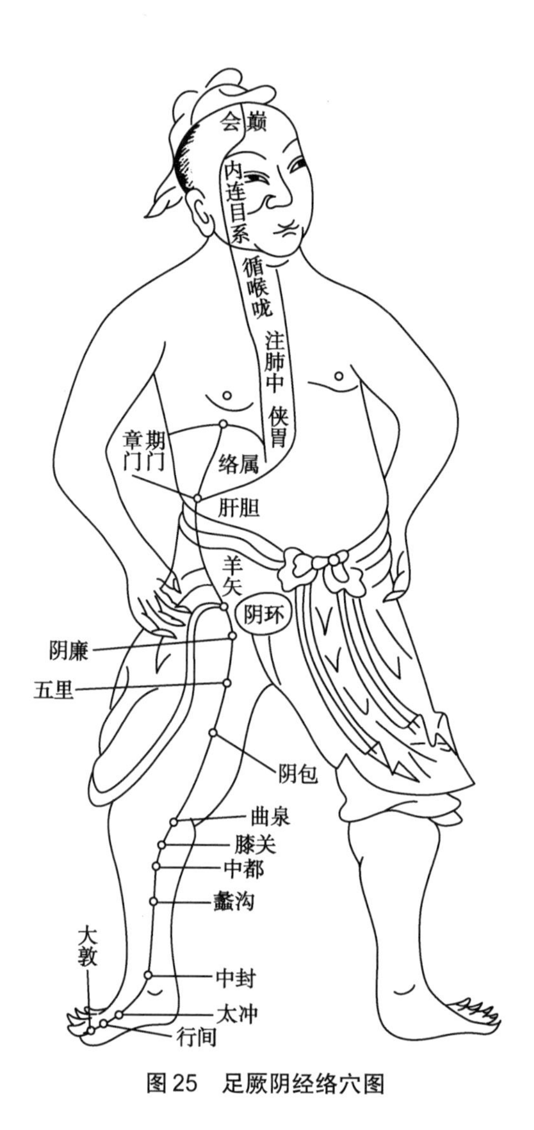

图25　足厥阴经络穴图

经脉

足厥阴之脉，起于大指聚毛之上。《灵枢经》《甲乙经》皆云起于大指丛毛之际上。《要旨论》云：足大指爪甲后为三毛，三毛后横纹为聚毛。〇此经受胆经之交，起于大指聚毛纹上大敦穴（在足大指端，去爪甲如韭叶，及三毛中之分），循足跗音附上廉，《要旨论》云：歧骨上为跗。〇此经自大敦穴，循行间穴（在足大指次指歧骨间、动脉应手），循足跗上廉，至太冲穴（在足大指本节后二寸，一云寸半，动脉陷中）分也。去内踝一寸，《骨度统论》云：骱骨下为立骨，左右各有内外踝骨，循中封穴（在足内踝前一寸陷中，仰足取之，陷中是。取法：内踝骨尖上横过一寸半。一云：仰而取，伸足乃得）。**上踝八寸，交出太阴之后，上腘内廉。**《要旨论》云：腓肠之上，膝后曲处为腘。○此经自中封穴，上踝循三阴交（在内踝上三寸，骨下陷中，足太阴、少阴、厥阴之交会），循蠡沟穴（在内踝上五寸），别走少阳中都穴（在内踝上七寸䯒骨中），与少阴相直，自此交出太阴之后，上膝关穴（在犊鼻下二寸陷中）、循曲泉穴（在膝内辅骨下，大筋上，小筋下陷中，屈膝得之，在膝屈横纹头之分也。腘，音国）。**循股入阴毛中，环阴器抵小腹。**《灵枢》《甲乙》皆云"循阴股，入毛中"。《针经》云"过阴器"。《刁医直格》云：脐上为腹，脐下为小腹。○此经自曲泉穴，上行循阴包穴（在膝上四寸，股内廉两筋间）、五里穴（在气冲下三寸，阴股中动脉）、阴廉穴（在羊矢下，去气冲二寸，动脉中），循冲门穴（上去大横五寸，横骨两端约纹中动脉），去大横脐旁三寸五分，府舍穴（在冲门上、大横下四寸三分），循阴毛中，环绕阴器，抵小腹，上循曲骨穴（在横骨之上，毛际陷中，动脉应手。任脉、足厥阴之会）、中极穴（在关元下一寸。足三阴任脉之会）、关元穴（在脐下三寸，足三[1]阴、任脉之会）分也。**挟胃，属肝，络胆。**胃胆见本经。○此经自关元穴，循章门穴（在大横外，直脐季肋端，侧卧，屈上足，伸下足，举臂取之），至期门穴（直两乳第二肋端，肝之募也）、日月穴（在期门下五分，胆之募也），所以会于肝募期门，而绕于胆募日月穴也。**上贯膈，布胁肋，**膈见肺经。髑骬之左为肋骨者，上下共十二。肋骨之下为季胁骨，共二，髑骬之右为肋骨者，上下共十二。肋骨之下为季胁骨者，共二。《要旨论》云：胁骨为肋。○此经自期门之分，上行贯穿胸膈，循食窦穴（在云门下七寸四分，在任脉两旁各六寸之外）、渊腋穴（在腋下三寸）、阴包穴（在渊腋下三寸之里），布于胁肋也。**循喉咙之后，上入颃苦浪切颡。**《灵枢经》云：上颃颡，喉咙，见本经。颃，咽颡也。颃颡者，分气之泄也。**连目系。**《要旨论》云：目内连深处，为目系。**上出额，与督脉会于巅。**巅，山顶也。脑上为巅，发际前为额。《骨度统论》云：巅中为都颅骨者一，盖巅是顶也。《要旨论》云：囟前为发际，发际前为额颅。○此经自阴包穴之里，上行循云门穴（在巨骨下，挟气户旁各二寸，动脉应手）、渊腋之间，上行循人迎穴（在颈大筋动脉应手，挟结喉旁一寸五分之外），上[2]行循喉咙之后，上入颃颡，循大迎穴（在曲颔前一寸六分，骨陷中动脉）、地仓穴（在口吻旁四分）、四白穴（在目下一寸）、阳白穴（在眉上一寸），直目瞳子之外，连目系，上出额，循临泣穴（在目上），直入发际之里，与督脉相会于头顶之巅，如山巅之最上也。百会穴（在顶中央。取法：用线从耳孔中，牵过顶上，复用一线从颈窝中，直牵过至鼻尖，其上中十字是穴。一法：取两耳尖，

---

1 三：此字原为墨丁，据《黄帝明堂经》补。

2 上：原作"土"，不通，据《灵枢·经脉》"胃足阳明之脉"循行之径改。

量记,当中是)。其支者,从目系,下颊里,环唇内。此经自百会穴支而下行任脉之外,本经之里,从目系下颊里,环周于口唇之内也。其支者,复从肝,别贯膈,上注肺。《甲乙经》云:上注肺中。○此经已环唇内,而又复从期门穴,支而别行,贯穿膈,上循于食窦穴之外,本经之里,注于肺中。下行于中焦之分,任脉中脘之外也,自此交入于肺经。故手太阴肺经之脉起于中焦也。

○是动则病腰痛,不可以俛即俯字,又勉同。仰,丈夫㿉音颓疝,妇人少腹肿,甚则嗌干,面尘脱色。胆病面尘,肝为之里,主病同。

是肝所生病者,是皆肝经所生之病,然又有后之诸病。或出本经,或由合经者。胸满呕逆,飧音孙泄,一本作洞泄。狐疝,言狐者,疝气变化隐见往来不可测,若狐也。遗溺,不禁也。闭癃。不通也。为此诸病,盛者泻之,虚则补之,热则疾之,寒则留之,陷下则灸之。不盛不虚,以经取之。盛者寸口大一倍于人迎,虚者寸口反小于人迎也。

别络

足厥阴之别络名曰蠡沟,去内踝五寸,别走少阳。足少阳胆经也。其别者,经胫上睾。阴丸,俗名阴子。结于茎。茎,垂也。其病气逆,则睾肿卒疝。实则挺长,睾为挺长。虚则暴痒。取之所别也。皆取此蠡沟别穴以治之也。

经筋

足厥阴之筋,起于大指之上。大敦穴也。上结于内踝之前,中封穴也。上循胫,上结内辅之下。曲泉穴也。上循阴股,阴包等穴。结于阴器,以络诸筋。

○其病,足大指支内踝之前痛,内辅痛,阴股痛,转筋,阴器不用。伤于内则不起。阴器不起。伤于寒则阴缩入,伤于热则纵挺不收。阴器纵挺不收。治在行水清阴气。其病转筋者,治在燔针劫刺。以知为数,知痛为刺数。以痛为输。痛处为俞穴也。名曰季秋痹也。此病当发九月之时,故名曰季秋痹也。

足厥阴气绝,则筋缩引卵与舌卷。厥阴者,肝脉也。肝者,筋之合也;筋者,聚于阴气,而脉终于舌本也。故脉弗荣则筋急,筋急则引舌与卵。故唇青、舌卷、卵缩,则筋先死。庚笃辛死,金胜木也。

厥阴终者,中热嗌干,善溺,心烦,甚则舌卷、卵上缩而终矣。足厥阴之络,循胫上睾,结于茎。其正经入毛中,过阴气,上抵小腹,挟胃,循喉咙之后,上入颃颡。手厥阴之脉，起于胸中，出属心包，故终则中热，嗌干，善溺，心烦也。肝主筋，聚于阴器，而脉终于舌本，故舌卷卵缩而终也。

○经穴歌

大敦拇指看毛聚，行间缝尖动脉处。节后有络连五会，太冲之脉寸半据。中封一名悬泉。一寸内踝前，蠡沟肝别络也，一名交仪。踝上五寸注。中都一名中郄。七寸却相容，阴陵复留[1]两折中。膝关犊鼻下二寸，曲泉纹头两筋逢。阴包一名阴胞。四寸膝膑上，内廉筋间索其当。五里气冲内寸半，直下三寸阴股向。羊矢两里三分下，阴廉穴在横纹跨。羊矢气冲旁一寸，分明有穴君可问。章门一名长平，一名季肋，一名肋髎。脐上二寸量，横取八寸看两旁。期门乳旁各一寸，肝之募也。直下二寸两肋详。

肾脏图说考[2]

肾者，神也。神也者，妙万物而为言者也。为作强之官，伎巧出焉。妙万物者也。

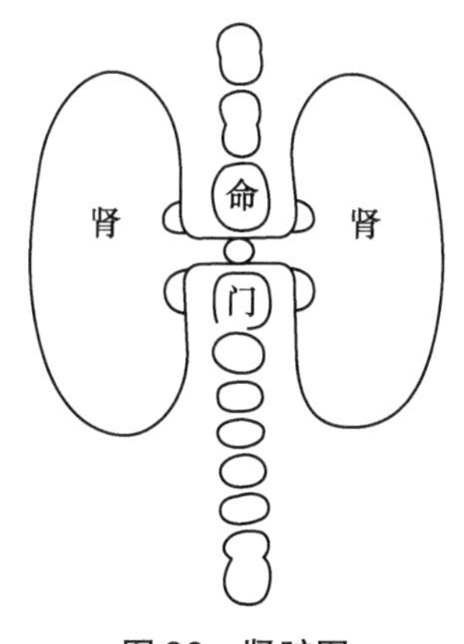

图 26　肾脏图

肾有两枚，重一斤二两。形如豇豆相并而曲附于膂筋。其外有黄脂包裹，里白外黑。其腧在脊之十四椎。其募在京门，腰间季胁。以藏象较之，肾在膈下，贴脊膂脂膜中。有系二道，上则系心，下则与二肾之系相通。属足少阴

1 复留：此穴名多见于宋以前，宋以后多作“复溜”。

2 肾脏图说考：原无此标题，据原目录补。

经。是经常少血多气。肾乃精之舍，受五脏六腑之精而藏之。故《经》曰：藏真下于肾。肾藏骨髓之气也。在德为智。在卦象坎水。星应北岳辰星。音为羽，数为六。畜为彘。谷为豆。

《内经》曰：肾者，作强之官，伎巧出焉。男为作强，女为伎巧。以造化形容，故曰伎巧。肾者，主蛰，封藏之本，精之处也。其华在发，其充在骨。肾主骨，久立伤骨。肾藏精，精舍智。人始生，先成精，精成而脑髓生。心有所忆谓之志。肾盛怒未止，则伤志，志伤则苦忘其前言，腰脊不能俯仰，故肾病者，颧与颜黑。

《金匮真言篇》曰：北方黑色，入通于肾，开窍于二阴，左肾壬，右肾癸。藏精于肾，故病在溪。

肾气通于耳，肾和则耳能闻五音矣。《甲乙经》曰：然则肾上通于耳，下通于阴也。在气为欠。

肾主液，应冬。水性濡润，五液皆出于肾，分灌五脏。自入为唾，肾主骨，则肾之液从齿中而生。入肝为泣，入心为汗，如中湿为肾邪入心，则汗出不止也。入脾为涎，入肺为涕。肾气虚则厥，实则胀。

华元化曰：肾者精神之舍，性命之根。《经》曰：肾合三焦、膀胱。

《灵枢》曰：肾者主为外使之远听，视其耳好恶，以知其性。黑色小理者肾小，肾小则藏安难伤。粗理者肾大，肾大则善病，腰痛不可俯仰，易伤以邪。高耳者肾高，肾高则苦背膂痛不可俯仰。耳后陷者肾下，肾下则腰尻痛，或为狐疝。耳坚者肾坚，肾坚则不病腰背痛。耳薄不坚者肾脆，肾脆则善痛，消瘅易伤。耳好前居牙车者，牙车，即颊车穴也。肾端正。肾端正则和利难伤。耳偏高者肾偏倾，肾偏倾则苦腰尻痛也。须发颜面皆肾脉所络，阳精盛注于外，则须发荣盛，面体光润。

玄珠曰：耳薄而黑或白者，肾败也。

肾积名曰奔豚，发于小腹，上至心，如豚奔走之状，上下无时，以夏丙丁日得之。何以言之？脾病传肾，肾当传心。心以夏适旺，旺者不受邪。肾复欲还脾，脾不肯受，故留结为积。久而不已，令人喘逆少气，至于骨髓痿弱。

《淫邪发梦篇》曰：肾气盛则梦腰脊两解不属，厥气客于肾，则梦临渊没居水中。厥者虚也。

《脉经》曰：肾气虚则梦舟船溺。人得其时，梦伏水中，若有畏怖。

《四气调神篇》曰：冬三月，此谓闭藏。水冰地坼，无扰乎阳。蚤卧晚起，必待日光。使志若伏若匿，若有私意，若已有得，去寒就温，无泄皮肤，使气亟夺，此冬气之应，奉藏之道也。逆之则伤肾，春为痿厥，奉生者少。冬令阳气已伏，万物潜藏，故气象谓之闭藏也。水寒而冰，地冻而坼。君子居室，如蛰周密。毋使扰乱，以泄阳气也。早卧晚起，避阴寒也。使其志，若伏若匿，若私若得者，皆无扰乎阳之意也。去寒就温，无泄皮肤之汗，而使阳气之数夺，以应夫乎冬气，而尽养藏之道也。亟，数也。逆之则失养藏之令，而伤肾水也。肾既受伤，则不能生肝木，至春生痿厥之病，岂不少气以迎肝藏欲生之气哉。肝主筋，筋失其养，则不能举，而为痿弱。厥之为言，无阳逆冷也。逆冬，则少阴不藏，肾气独沉。肾属足少阴经，若逆冬失养藏之道，则肾气独沉，而病膝骱重，复有何气以迎肝经欲生之气，而无痿厥之病哉。

或曰：脏各有一，肾独有二，左为肾属水，右为命门属火。亦犹北方之虫，则有龟、有蛇。龟，阴物也。蛇，微阳也。所谓阳生于子，火实藏之。

孙东宿曰：昔沙随程可久曰：北方玄帝，常此配二物，故惟坎加习于物，为龟、为蛇。加习者，夫坎水上下皆坎。《易》故曰“习坎”。余曰：此何可以证水火，并而为肾之谬也！盖龟、蛇乃道家寓意处谓蛇属心火、龟属肾水，亦能降此二物，不使妄动，庶坎离得以交姤，而身中之丹可成。若肾则封藏之本，精之处也。安可牵扯龟蛇，而与之同类并观哉？断乎其不可也！

浩然按：物物具四元行。四行一阴阳，阴阳一太极。五脏均有四行，乃指坎中之阳为火，指右肾为少火者。但坎中之阳者，即两肾中间命门真元之气是也。为五脏六腑之本，十二经脉之根，谓之元阳、元火可也。或以两肾分作水、火，实谬也。且二阴，即二肾也。肾既皆阴，岂能分作一水一火指配哉？然《难经》虽有右肾为命门之说，亦未尝言其为火。而后人藉此一言，竟不详考，即创此将龟、蛇乱配，以误后世。东宿之论，实开发前人之误也。再观越人“男子藏精”一句，则知右肾非火，显然也。且《灵》《素》内，两肾从未有分言者，然其分之者，自秦越人始也。越人《难经》两呼命门为精神之舍，是极归重于肾为言。谓肾间动气者，人之生命，故又不可不重也。

浩然曰：肾者，主水，受五脏六腑之精而藏。五脏盛乃能泻。由是则知五脏皆有精，随用而灌注于肾。肾乃都会关司之所，非肾一脏独有精耳。故曰五脏盛乃能泻也，非谓一肾中可尽藏精也。盖脑者髓之海，肾系贯脊通脑，故曰藏真下于肾，肾藏骨髓之气也。又齿属肾，肾乃骨之余。上龈属胃，下龈属大肠。何少年齿密,老年齿疏,而齿性原刚,胡有收缩而致稀疏者乎?艾儒略曰:齿形上平宽,下稍锐,而人身百体之长,有时而止,惟齿则自少而壮至老,益加长焉。日用饮食,则齿有消折。以长准消,设不日长,齿之耗折尽矣。第其为长甚微,人不自觉。至老则长力愈微,上阔已消,在肉之龈已升,齿本之肉渐缩,故觉齿疏。岂齿性之刚损折而有稀疏乎?此理亦不可不明也。

《藏气法时篇》曰:肾主冬,足少阴、太阳主治。肾与膀胱合,故治同。其曰壬癸,肾癸水,膀胱壬水。肾苦燥,最苦在燥。急食辛以润之,开腠理,致津液通气也。辛性润,如知母、黄柏之类。庶乎腠理自开,津液自致。而五脏之气自相通也。一曰:腠理开,津液达,则肺气下流。肾与肺通,故曰通气。

○肾色黑,宜食辛,黄黍、鸡肉、桃、葱,皆辛。肾苦燥,故食辛,取其津润也。

○病在肾,愈于春。木旺而土不能克水。春不愈,甚于长夏。土旺受刑。长夏不死,持于秋。秋金母盛,水得有资。起于冬。水病起于水候。禁犯焠㶼,音翠埃。热食,温炙衣。肾性恶燥,故禁温热。

○肾病者,愈在甲乙。木气日旺,土不刑水。甲乙不愈,甚于戊己。木来克土[1]。戊己不死,持于庚辛。金能生水。起于壬癸。水病复于水日也。

○肾病者,夜半慧,亥子时,阴水也。四季甚,土旺于四季。下晡静。申酉金也。肾欲坚,急食苦以坚之。惟苦能坚。用苦补之,肾性欲苦,而苦能坚,故补,如地黄、黄柏之类。以咸泻之。肾苦在耎,故咸能泻,如泽泻之类。

《宣明篇》曰:苦走骨,骨病无多食苦,多食之令人变呕。○味过于咸,大骨气劳,短肌,心气抑。

《藏气篇》曰:肾病者,腹大胫肿,喘咳。足少阴脉起于足,而上循腨。复从横骨中,挟脐循腹里,上行而入肺,故有是病。身重,肾病则骨不用,故重。汗出寝汗,肾主五液,在心为汗。肾邪攻肺,心气内微,故寝后即有汗也。憎风。汗出表虚也,此皆有余之病也。虚则胸中痛,大腹小腹痛。虚则肾脉所过部分俱病。清厥,足太阳之脉,从项至足。今肾虚则太阳之气不能盛行于足,故足清冷。意不乐。肾神为志,肾虚则意不乐也。取其经,少阴、太阳血者。足少阴经,复溜穴也;足太阳经,昆仑穴也,针三分,先去其血脉,而后调之法也。

---

1 土:原作“水”。按五行戊己属土,且只有“木克土”,无“木来克水”之说,故改。

肾色黑，黑欲如重漆色，不欲如地苍。黑如乌[1]羽者生，黑如炲者死。炲，煤也。

肾受气于肝，传之于心，气舍于肺，至脾而死。

诸寒收引，皆属于肾。

肾咳之状，咳则腰背相引而痛，甚则咳涎。肾咳不已，则膀胱受之。膀胱咳状，咳而遗溺。久咳不已，则三焦受之，三焦咳状，咳而腹满，不欲食饮。

诊脉

肾脉沉软而滑。肾合骨，脉循骨而行。持脉之法：下指极重，按至骨上而得曰沉，无力为软，流利为滑，此肾脉之平也。亦曰石。肾脉不见石，而见缓大以长，此脾土刑之也，是为贼邪。见洪大，此心火侮之也，是为微邪。见弦长，此肝木乘之也，是为实邪。见短涩，此肺金救之也，是为虚邪。

○肾司冬令，万物之所以合藏也。其脉气来沉以搏，故曰营。反此者病。其气来如弹石者，此谓太过，病在外。其去如数者，此为不及，病在中。太过则令人解㑊，脊脉痛，少气不欲言。不及则令人心悬如病饥，䏚中清，䏚，中腰也。脊中痛，少腹满，小便变。冬以胃气为本，胃而微石曰平，石多胃少曰病，但石无胃曰死，石而有钩曰夏病，钩甚曰今病。

○平肾脉来，喘喘累累如钩，按之而坚。病肾脉来，如引葛，按之益坚。死肾脉来，发如夺索，辟辟如弹石。真肾脉来，搏而绝，如弹石辟[2]辟然，色黄黑不泽，毛折乃死，肾至悬绝七日死。王启玄曰：七日者，水土生数之余也。《平人气象篇》曰：肾见戊己死，马玄台曰：肾属水，自壬癸日而数之，至戊己日为七日，当死。

○凡脉沉滑皆营，皆石，皆肾也。

○肾脉搏坚而长，其色黄而赤者，当病折腰；软而散，当病少血，至令不复也。搏坚而长，色黄且赤，是心脾干肾。肾受客邪，故病倿折。软而散者，肾水衰弱，不能化液，故病少血，不能遽复也。

肾病手足逆冷，面赤目黄，小便不禁，骨节烦疼，少腹结痛，气冲于心，其脉当沉细而滑。今反浮大，其色当黑而反黄，是水克土，为大逆，十死不治。

---

1 乌：原作“鸟”。据《素问·五脏生成篇》改。

2 辟：原误作“辟”，据《脉经》卷二改。

《难经》曰:假令得肾脉,病脉。其外证,面黑,善恐欠;其内证,脐下有动气,按之牢若痛。其病逆气,小腹急痛,泄如下重,腰下沉也。足胫寒而逆。有是者肾也,无是者非也。

足少阴经脉络穴图说考

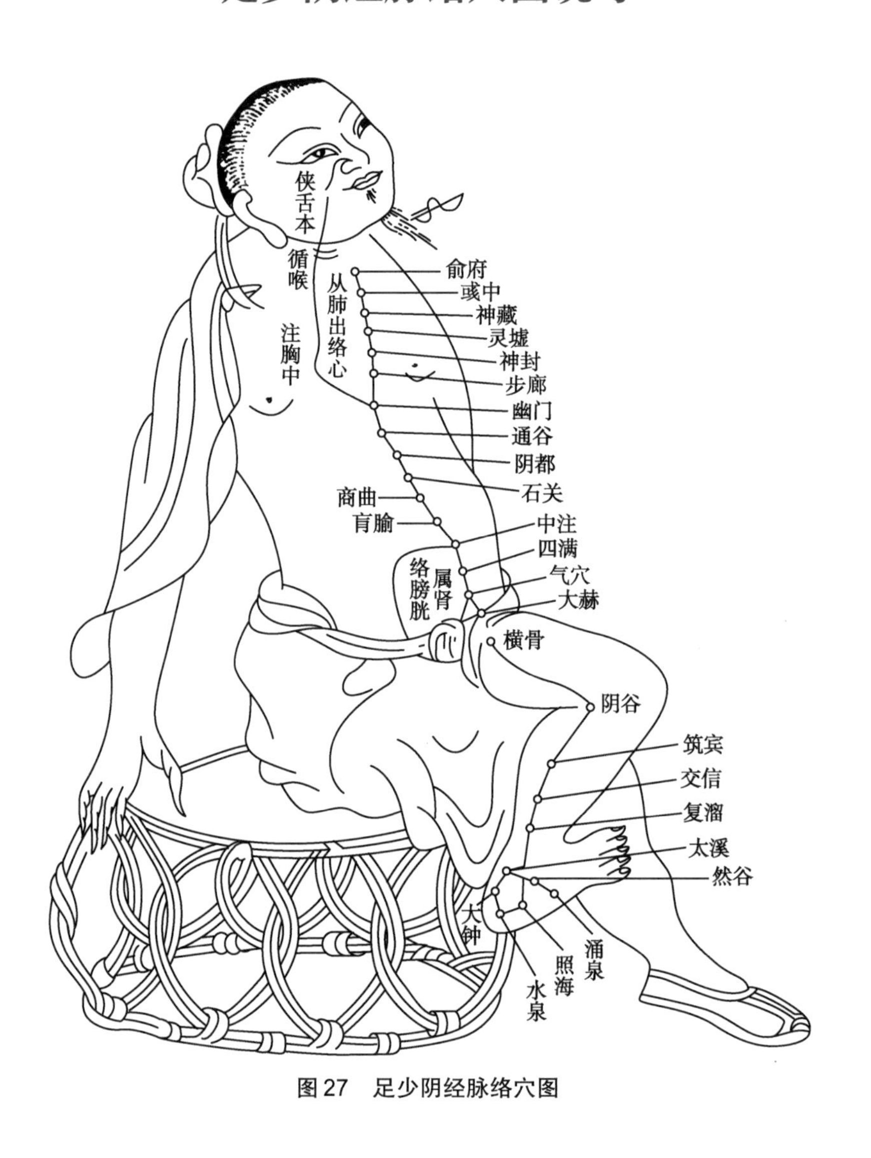

图27　足少阴经脉络穴图

经脉

足少阴之脉,起于小指之下,斜趣音娶足心,出于然谷之下,循内踝音蛙之后,别入跟音根中,以上腨内。趣,向也。跟,足踵也。足心者,涌泉穴(在足心陷中,屈足卷指宛宛中。又云：取足心者，使之跪）。《要旨论》云：足掌后为跟，足跟上为腨。○此经受足太阳膀胱之交，起于足小指之下，斜趋足心，自涌泉穴，出内踝前然谷穴（在内踝前大骨下陷中），下循内踝之后太溪穴（在足内踝后跟骨上，动脉陷中），别入跟中大钟穴（在足跟后冲中）、照海穴（即阴跻也，在内踝下，容爪甲。一云：在内踝下白肉际）、水泉穴（在太溪下一寸），乃折自大钟之外，上循内踝，行厥阴、太阴之后，至复溜穴（在内踝上二寸，动脉陷中）、交信穴（在内踝上二寸，后廉前筋骨间），过脾经之三阴交穴（在内踝上三寸，骨下陷中），上腨内，循筑宾[1]穴（在内踝上腨分中是也）。出腘音国内廉，上股内后廉，贯脊属肾，络膀胱。《要旨论》云：膝后曲处为腘，髀内为股臀系，见前与心经。脊见膀胱经。○此经自筑宾穴，出腘内廉，循阴谷穴（在足膝内辅骨后，大筋下，小筋上，按之应手，屈膝乃得之），上股内后廉，贯脊，循长强穴（督脉络别，在脊骶端，足少阴、少阳所结会），循横骨穴（在大赫下一寸。《千金》云：名屈骨端，在阴上横骨中，宛曲如仰月中央是）、大赫穴（在气穴下一寸前。横骨穴与此穴，相去腹中行两傍各寸半）、气穴（在四满下一寸，两傍各寸半）、四满穴（在中注下一寸。《千金》云：丹田傍各一寸半，即心下八寸脐下纹是），中注穴（在肓腧下一寸，两傍各寸半）、肓腧穴（在商曲下一寸，两傍各寸半，又云：脐傍各五分，会属于脐之左右肾藏命门之部），下循关元穴（在脐下三寸。足三阴、任脉之会）、中极穴（在关元下一寸，足三阴、任脉之络），绕脐下膀胱之分也。其直者，从肾，上贯肝膈，入肺中，循喉咙，挟舌本。肝，喉咙，肝膈，各见本经。舌本为根，即舌本。○此经自肓腧穴，直而上行商曲穴（在石关下一寸）、石关穴（在阴都下一寸）、阴都穴（在通谷下一寸）、通谷穴（在幽门下一寸。又云：在上脘两傍各相去三寸），贯穿肝部，循幽门穴（在巨阙傍各半寸），上膈，循步廊穴（在神封下一寸六分陷中，仰而取之），入肺中，循神封穴（在灵墟下一寸六分，仰而取之）、灵墟穴（在神藏下一寸六分陷中，仰而取之）、神藏穴（在彧中下一寸六分陷中，仰而取之）、彧中穴（在腧府下一寸六分，仰取）、腧府穴（在巨骨下，璇玑傍二寸，仰取）、腧府穴上行，循喉咙人迎穴（在颈大筋动脉应手，挟结喉傍寸半），上行挟舌本也。其支者，从肺出络心，注胸中。肺下为心，两乳间为胸。○此经自神藏穴本而横出，绕心注膻中穴（在两乳间），此肾经自此交入手厥阴，故心主之脉起于胸中也。

○是动则病动穴验病也。饥不欲食，面如漆柴，咳唾则有血，喝喝于迈切，音偈。嘶声。又许葛切，汉，入声。喉喝怒声。如喘，坐而欲起。阴虚不能宁静，目䀮䀮音

1 宾：原作“膑”，据《黄帝明堂经》改。本书“筑宾”“筑膑”皆有，以下凡“筑膑”径改“筑宾”。

荒如无所见。水亏肝弱。心如悬,脉支者,从肺出络心。若饥状。气不足则善恐,心惕惕如人将捕之。肾志为恐,恐伤肾。是为骨厥。

是主肾所生病者,是皆肾经所生之病,然又有后之诸病。或出本经,或曰合经者。口热,舌干,咽肿,上气嗌干及痛,烦心,心痛,黄疸,肠澼,音僻,下利也。脊臀、股内后廉痛,痿痹弱也厥嗜卧,骨痿则嗜卧也。足下热而痛。脉起涌泉。为此诸病,盛则泻之,虚则补之,热则疾之,寒则留之,陷下则灸之。不盛不虚,以经取之。灸则强食生肉,缓带被发,大杖重履而步。灸则强勉进食,必生长其肉。又宽缓束带,散披其发,扶大扙,着重履,以缓步之,则不大劳动,以养肾虚也。盛者,寸口大再倍于人迎;虚者,寸口反小于人迎也。

别络

足少阴之别,名曰大钟,当踝后绕跟,别走太阳。足太阳膀胱经也。其别者,并经上走于心包下,外贯腰脊。其病气逆则烦闷,实络脉实也则闭癃,虚则腰痛,取之所别也。凡此别络病,即取此别大钟络穴也。

经筋

足少阴之筋,起于小指之下。起于涌泉穴也。并足太阴之筋,斜走内踝之下,然谷、太溪穴也。结于踵。照海、复溜、水泉穴也。与太阳之筋合而上结于内辅之下,并太阴之筋,而上循阴股,结于阴器,循脊内,挟脊,上至项,结于枕骨,与足太阳之筋合。

○其病足下转筋,及所过而结者皆痛,及转筋病在此者。凡此所过之处。又主痫瘈及痓。病在外者不能俯,病在内者不能仰。故阳病者,腰反折,不能俯;阴病者,不能仰。治在燔针劫刺。以知为数,以知病为刺数。以痛为输。以痛处为腧穴。在内者,熨引饮药。此筋折钮,钮发数甚者,死不治,名曰仲秋痹。此病当发八月之时,故名曰仲秋痹也。

足少阴气绝则骨枯。少阴者,冬脉也,伏行而濡骨髓者也。故骨不濡,则肉不能着也。骨肉不相亲,则肉软却。肉软却,故齿长而垢,发无泽,发无泽者骨先死。戊笃己死,土胜水也。

○经穴歌:

涌泉一名地冲屈足蜷指取,肾经起处此际数。然谷一名龙渊。踝后大骨下,踝后跟上太溪府。一名吕细。溪下五分寻大钟，肾别络也。水泉钟下一寸取。照海一名阴跻踝下阴跻生，阴跻脉起照海穴也。踝上二寸复溜名。一名吕阳，一名伏白。溜前二寸取交信，亦曰踝上二寸行。筑宾六寸腨分处，阴骨膝内辅骨际。横骨一名屈骨端有陷如仰月，大赫一名阴维，一名阴关。气穴一名胞门，一名子户。四满据。一名髓府。中注肓腧夹脐傍，六穴一寸各相去。商曲石关上阴都，一名石宫，一名都门。通谷幽门一寸居。幽门寸半夹巨阙，步廊神封及灵墟。神藏彧[1]中入腧府，各一寸六不差殊。欲知腧府一名输府君若问，璇玑之傍各二寸。

1 彧：“彧中”或作“域中”“或中”。本书前多用“彧”，故统一用此。

《医学原始》

卷之五

云间浩然子惠源王宏翰著

男　圣来王兆文

圣发王兆武较

咽嗌通六腑论

咽应地气,为胃之系也。以胃属土,坤为地。坤,土也。地食人以五味,五味入口,以通于六腑而藏于肠胃。故地气通于嗌。嗌,咽也。咽系柔空,连接胃脘,为水谷之道。凡咽门承受水谷,自脘而入于胃中,乃粮运之关津也。咽,咽也,言可咽物也。又谓之嗌者,言扼要之处也。咽纳水谷,通于六腑,为手足三阳也。

咽重十二两,广二寸半,至胃长一尺六寸。谓咽门至胃上脘,长一尺六寸也。

胃腑图说考[1]

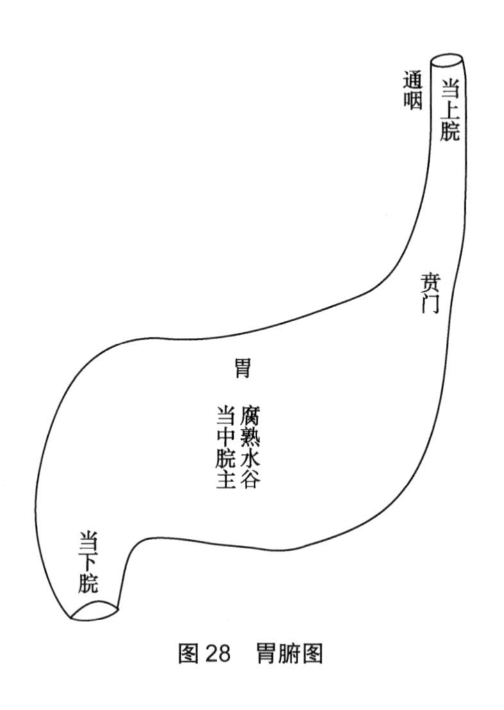

图28 胃腑图

胃之上口名曰贲门,饮食之精气从此上输于脾肺,宣播于诸脉。

胃之下口即小肠上口,名曰幽门。

《卮言》曰:胃者,廉也,号为都市。五味汇聚,何所不容?万物归土之义也。

---

1 胃腑图说考:原无,据原目录补。

胃重二斤十四两，纡曲纡即曲也[1]。屈伸，长二尺六寸，大一尺五寸，径五寸。盛谷二斗，水一斗五升。胃腧在脊之第十二椎傍。募在太仓，属足阳明经。是经多气少血，在卦象艮。

《素问[2]》曰：胃者，仓廪之官，为水谷之海。其腧上在气街下，至三里，水谷之海。有余则腹胀满，不足则饥不受谷食。四藏皆禀气于胃，故食气入胃，散精于肝，淫气于筋。食气入胃，浊气归心，淫精于脉。脉气流经，经气归肺，肺朝百脉，输精于皮毛。毛脉合精，气行于腑。腑精神明，留于四脏，气归权衡。权衡以平，气口成寸，以决死生。饮入于胃，游溢精气，上输于脾。脾气散精，上归于肺。通调水道，下输膀胱。水精四布，五经并行，合于四时五脏阴阳，《揆度》以为常也。此水谷气味，奉生之理也。

故胃者，五脏六腑之海也。水谷皆入于胃。五脏六腑，皆禀气于胃。五味各走其所喜：谷味酸，先走肝。谷味苦，先走心。谷味甘，先走脾。谷味辛，先走肺。谷味咸，先走肾。谷气津液已行，营卫大通，乃化糟粕，以次传下。

一曰：广骸，大颈，张胸，五谷乃容。

《灵枢》曰：脾合胃，脾应肉。胃者肉，其应肉䐃[3]音阃坚大者，胃厚；肉䐃么者，胃薄；肉䐃小而么者，胃不坚；肉䐃不称身者，胃下。胃下者，下管约不利也；肉䐃不坚者，胃缓；肉䐃无小里累者，胃急；肉䐃多、少里累者，胃结；胃结者，上管约不利也。䐃肉之标，即肚皮也。

人之所受气者，谷也。谷之所注者，胃也。胃者，水谷气血之海也。海之所行云气者，天下也。胃之所出气血者，经隧也。经隧者，五脏六腑之大络也。

《淫邪发梦篇》曰：厥气客于胃，则梦饮食。

王宇泰曰：盖人受水谷之气以生，所谓清气、营气、运气、卫气、春升之气，皆胃气之别名也。然而诸气岂尽是胃气者哉？乃因胃气以资其生故也。

---

1 纡即曲也：此四字原在图左上角。据文义当置于此。

2 素问：此下所引之文，前出《素问·经脉别论篇》，后出《灵枢·五味》，且夹有评述，非尽出《素问》也。

3 䐃：《中华字海》云：“‘䐃’的讹字。字见《篇海》。”然“䐃”音jùn，与王宏翰注音“阃”不合。其义“䐃肉之标，即肚皮也”，亦类今之腹肌也，与“䐃”义有别。

胃病者，腹胀，胃管当心而痛，上支两胁，膈咽不通，饮食不下，取三里。

〇饮食不下，膈塞不通，邪在胃管。在上管则抑而刺之，在下管则散而去之。

胃中有癖者，食冷物痛，不能食；食热则能食。

《难经》曰：胃泄者，饮食不化，色黄。邪客于胃，胃之下口不固，饮食入内，不待脾脏消磨，径传大肠而出。所泄之色，即胃之色，故色黄也。

又曰：胃者，脾之腑。胃谓黄肠。土主黄，故色黄。

《脉经》曰：动作头痛重，热气朝者，属胃。

诊脉

胃脉，脉缓而和匀。脉行肌肉之间，按指略重，乃得平胃。脉来不浮、不沉、不疾、不徐、不微、不弱，如初春杨柳舞风之象，如微风轻刮柳梢。脉来神气从容，形体难以言喻，而五脏脉中俱有胃脉。脉来胃少曰病，若无胃脉则死。胃属土，旺乎四季。故四时皆以胃气为本也。

〇胃脉搏坚而长，其色赤。当病折髀。软而散，当病食痹。右关脉搏坚而长者，是胃气虚极，母气乘之，其色乃赤。足阳明之脉，从气冲下髀，故病则髀乃折也。食痹者，食则痛闷为痹，而气不散耳。若一散之，而痛自已矣。

〇胃脉，实则胀，虚则泄。右手关部也。

〇脉浮而芤，浮则为阳，芤则为阴。浮芤相抟，胃气生热，其阳则绝。

趺阳脉浮者，胃气虚也。趺阳脉浮大者，此胃家微虚烦，热必日再行。芤而有胃气者，脉浮之，大而软，微按之芤，故知芤有胃气也。

趺阳脉数者，胃中有热，即消谷引食。

趺阳脉涩者，胃中有寒，水谷不化。

趺阳脉浮迟者，故久病。

趺阳脉虚者，则遗溺，实则失气。

趺阳脉粗，粗而浮者，其病难治。

足阳明经脉络穴图说考

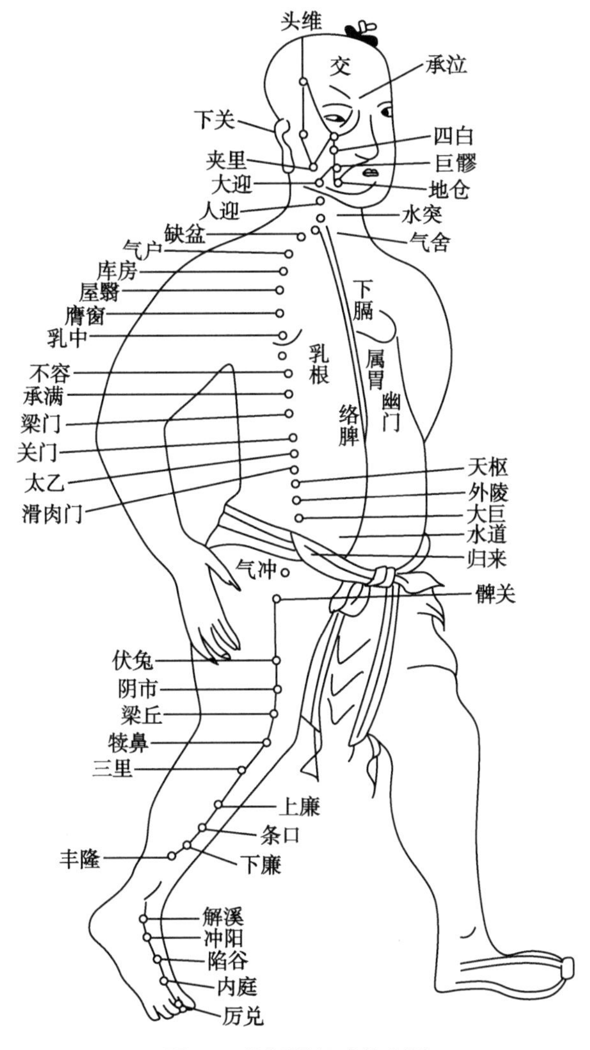

图 29　足阳明经脉络穴图

经脉

足阳明之脉，起于鼻之交頞恶葛切，音遏，亦作齃。中，傍约[1]太阳之脉，下循鼻外，入上齿中。《灵枢经》《甲乙经》《针经》皆云：起于鼻交頞中，傍约太阳之脉，下循鼻外頞，鼻茎也。鼻山根为頞，俗呼鼻梁也。○此经受手阳明之交，起于鼻之两傍迎香穴，上行

1　约：《灵枢•经脉》等作“纳”。《脉经》等作“约”。

左右,交于頞中,循睛明穴(在目眦。手足太阳、少阳、阳明五脉之会,系足太阳穴),下循鼻外承泣穴(在目下七分,直目瞳子陷中)、四白穴(在目下一寸),直目瞳子还出巨髎穴(在鼻孔傍八分),直目瞳子,入上齿中也。还出挟口,环唇,下交承浆。口两傍为挟口,挟口内为唇。○此经从上齿中还出,挟口,循地仓穴,挟口吻傍四分外,如近下有脉微微动是也。环绕唇,下承浆(在颐前唇下宛宛中,足阳明、任脉之会),左脉交承浆之右,右脉交承浆之左也。却循颐后下廉,出大迎,循颊音荚车,上耳前,过客主人,循发际,至额颅。颐音夷,颅音卢。颅,脑前曰颅。传椎顶颅谓之髑髅。《要旨论》云:腮下为颔,颔下为颐,耳下曲颊端陷中为颊车,耳前上廉起骨开口处有空为客主人。囟前为发际,发际前为额颅。○此经自承浆穴,却循颐后下廉,出大迎穴(在曲颔前一寸三分骨间动脉陷中),循颊车穴(在耳下曲颊端陷中。又云:耳下曲颊骨后),上耳前,过下关穴(在客主人下,耳前动脉下廉,合口有空,开口则闭)、客主人穴(在耳前起骨上廉,开口有空,动脉,足阳明、少阳之会,系足少阳穴),循发际悬厘穴(在曲周上,颞颅下廉,手足少阳、阳明之交会,系足少阳穴)、颔厌穴(在曲周下颞颅上廉,手足少阳、阳明之交会,系足少阳穴)、头维穴(在头角发际,夹[1]本神傍一寸五分是,在神庭傍四寸五分也),至额颅,循神庭穴(在鼻直入发际五分,督脉、足太阳、阳明三脉之交会,督脉之穴也)。其支别者,从大迎前,下人迎,循喉咙,入缺盆。《灵枢经》《甲乙经》皆云"其支者"。《要旨论》曰:颔下连舌本,为结喉。○此经已循至额颅。而又走而别行,从大迎前,下大迎穴(在颈大筋动脉应手,挟结喉傍一寸五分,仰面取之,以候五藏气,禁灸),循喉咙,水突穴(在颈大筋前),直人迎,下气舍、上气舍穴(在颈,直人迎下,挟天突陷中),入缺盆穴(在肩下横骨陷中)。下膈,属胃,络脾。《二景图》曰:肺系之后,其上即咽门也。咽下,胃之上脘,即胃之上口也。水谷自此而入胃中。水谷腐熟,自胃之下口,曰幽门,传入小肠上口也。膈膜之下有脾胃,脾居胃上,与胃膜相连也。○此经自缺盆,循足少阴经腧府穴(在巨骨下,璇玑傍,各开二寸陷中之外),下膈会属于胃上脘穴(在蔽骨下二寸,足阳明、手太阳之会)、中脘穴(在上脘下一寸,手太阳、少阳、足阳明之注,任脉之会),络绕于脾。脾有大络,其系自膈下正中,微着左胁于胃之上,与胃包络相附左肠,下胃之上也。其直行者,从缺盆,下乳内廉,下挟脐,入气冲[2]中。《灵枢经》《甲乙经》皆云"其直者"。○此经已属胃络脾,而又自缺盆直而下行,下乳内廉,循气户穴(在巨骨下腧府两傍各去二寸陷中)、库房穴(在气户下一寸六分陷中,仰而取之)、屋翳穴(在库房下一寸六分陷中,

---

1 夹:原脱,据《黄帝明堂经》补。

2 冲:《灵枢》《素问》《脉经》等均作"街"。《黄帝明堂经》作"冲"。王宏翰取"冲"为正。一穴二名也。

仰而取之)、膺窗穴(在屋翳下一寸六分陷中)、乳中穴(当乳中,是乳根穴,在乳中下一寸六分陷中,仰而取之)、不容穴(在幽门傍,相去各一寸五分。《明堂》云:在上脘两傍各一寸,第四肋间。《素问》云:挟鸠尾外当乳下三寸,挟胃脘各五,不容至太乙穴也。挟脐广三寸各三,滑肉门、天枢、外陵穴也;下脐二寸挟之各三,大巨、水道、归来穴也)、承满穴(在不容下一寸)、梁门穴(在承满下一寸)、关门穴(在梁门下一寸)、太乙穴(在关门下一寸)、滑肉门穴(在太乙下一寸,挟脐)、天枢穴(在挟脐傍二寸。《千金》曰:合脐各去三寸)、外陵穴(在天枢下一寸)、大巨穴(在天枢下二寸。又云:在脐下一寸,两傍各开二寸)、水道穴(在大巨下三寸)、归来穴(在水道下二寸)、气冲穴(在归来下、鼠鼷上一寸,动脉应手,宛宛中也)。其支者,起胃下口,循腹里,下至气冲中而合。《针经》云:起于胃口,气冲作气街。《灵枢》曰:起于胃口下。《二景图》云:胃下口,即小肠上口也,在脐上二寸。《难经》曰:太仓下口为幽门。注曰:胃之下口也。〇此经已属胃络脾,支而经于气街,而又自下脘穴,胃之下口,支而别行,循腹里,足少阴经肓腧穴,在脐傍五分之外,本经之里,复会合于气街穴也。以下髀补妄切,音波。关,抵伏兔,下入膝膑毗思切中,下循骱[1]户当切外廉,下足跗,音附。入中指内间。《灵枢经》云:抵伏兔,下循胫外廉。《甲乙经》曰"胻外廉"。"兔"作"菟"。骱,胫骨也。胫,腓肠前骨也。跗,足面动处脉。《要旨论》云:股外为髀,髀前膝上起肉为伏兔。伏兔后交纹中为髀关,挟膝,中为膑,足大指聚毛后为本节。本节后为歧骨。歧骨为跗。《总录·骨度统论》云:捷骨下为髀枢骨者,左右共二。髀枢下端为膝盖骨者,左右共二。膝盖左右各有挟升骨者,共二。髀枢之下为骱骨者,左右二。骱骨之外为外辅骨者,左右共二。〇此经自气街穴以下髀关穴(在膝上伏兔后交纹中),抵伏兔穴(在膝上六寸起肉,正跽坐取之。又云:膝盖上七寸。《明堂》云:妇人八部诸病,通针三分)、阴市穴(在膝上三寸,伏兔下陷中,并而取之。又云:膝内辅骨后大筋下、小筋上,屈膝得之。又云:膝上当伏兔,下行二寸,临膝取之)、梁丘穴(在膝上二寸两筋间,下入膝膑中)、犊鼻穴(在膝膑下,骱骨上骨解,《明堂》作"罅",大筋中),下循骱骨外廉三里穴(在膝下三寸,骱外廉两筋中。一云骱骨外大筋内,当举足取之,极重按之,则足跗上动脉止。此穴在犊鼻下三寸,方是三里。不可便从膝头骨下去三寸为三里穴,恐失之太高),上巨墟穴(在里下三寸,举足取之)、条口穴(在上巨墟下一寸,举足取之)、下巨墟穴(在上巨墟下三寸,两筋两骨罅陷宛宛中,蹲地取之),要坐丰隆穴(在外踝上八寸下廉,骱外廉间陷中),别走太阴,下行至解溪穴(在冲阳后一寸五分,腕上陷中,正在系草鞋处),下足跗,循冲阳穴(在足跗上五寸骨间,去陷谷一寸动脉上)、陷谷

1 骱:《灵枢·经脉》作"胫"。

穴(在足大指次指外间,本节后陷中,去内庭二寸)、内庭穴(在足大指次指外间陷中)、厉兑穴(在足大指次指端,去爪甲如韭叶)。其支者,下膝三寸而别,以下入中指外间。《甲乙经》同。《灵枢经》云“下入中指外间”。○此经已入于中指间之内间,厉兑穴,而又支而别行,下膝三寸,循于三里穴之外间也。其支者,别跗上,入大指间,出其端。此经已入中指外间,而又自足跗上冲阳之支,而别行入于大指间,出行间穴(在足大指动脉应手陷中)之外,循大指下至隐白穴(在足大指端内侧,去爪甲如韭叶)。此经自此交入足太阴脾经,故足太阴之脉起于大指之端也。

○是动则病洒洒凄凄也。振动摇也寒,善伸[1]自然能也。数欠,阳明虚则寒栗鼓颔。颜黑。面颜暗黑。病至,则恶人与火。闻木音,则惕然而惊,心欲动。阳明主肉,其脉血气盛,邪客之则热,热甚则恶火。阳明厥则喘而惋,惋则恶人。惋热内郁,故恶人。胃者,土也。闻木音而惊者,土恶木也。所谓甚则恶人、恶火、闻木音惕然而惊者,阳气与阴气相薄,水火相恶,故惕然而惊也。独闭户塞牖而处。是阴阳相薄也。阳尽而阴盛,故欲独闭户牖而处也。甚则欲上高而歌,弃衣而走。四支者,诸阳之本也。阳盛则四支实,实则能登高而歌,妄言骂詈,不避亲疏。或至不食数日,逾垣上屋也。热盛于身,故弃衣而妄走也。贲响腹胀,是为骭厥。骭音干,胫骨也。脉自足次指,从䯒外廉、骭上行也。阳明火盛,而与水相激,故有声及胀也。其气厥逆,则从骭而厥也。

是主血所生病者,是乃阳明血分所生之病也。然又有后之诸病。或出本经,或由合经者。狂疟,湿[2]淫汗出,鼽鼻流清涕也。衄,鼻出血也。口㖞,音快,平声。口戾不正也。唇胗,颈肿,喉痹。不知痛痒。大腹水肿,膝膑肿痛,循膺、乳、气街、股、伏兔、骭胫骨也外廉、足跗上皆痛。中指不用。言屈伸不能运用也。气盛,则身以前皆热。其有余于胃,则消谷善饥,溺色黄,气不足,则身以前皆寒栗。战摇也。胃中寒,则胀满。为此诸病,盛则泻之,虚则补之,热则疾之,寒则留之,皆用针补泻之法。陷下则灸之。不盛不虚,以经取之。盛者,人迎大三倍于寸口;虚者,人迎反小于寸口也。

经络

足阳明之别络,名曰丰隆,去踝八寸,别走太阴。脾经也,胃与脾为表里也。

---

1 伸:《素问·至真要大论篇》及《阴阳十一脉灸经》均作“伸”。《灵枢·经脉》作“呻”。

2 湿:《灵枢》《脉经》均作“温”。

其别者，循胫骨外廉，上络头项，合诸经之气，下络喉嗌。其病气逆喉痹暗，瘁喑。实则狂疟，虚则足不收，胫枯，取之所别也。即取丰隆，别络之穴而治之也。

胃之大络，名曰虚里。实膈络肺，出于左乳下。其动应衣，脉宗气也。盛喘数绝者，则病在中。结而横，有积矣。绝不至，曰死。乳之下，其动应衣，宗气泄也。

经筋

足阳明之筋，起于中三指，厉兑穴也。结于跗上。冲阳、解溪等穴。邪斜外上加于辅骨，下巨墟、条口、上巨墟、三里。上结于膝外廉。三里穴也。直上结于髀枢，上循胁，属脊。其直者，上循骭，结于缺盆[1]。其支者，结于外辅骨，合少阳足少阳胆经也。其直者，上循伏兔，上结于髀，聚于阴器，上腹而布，至缺盆，而复结于上颈，上挟口，合于烦，目下之烦。下结于鼻。上合于太阳，足太阳也。太阳为目上纲，阳明为目下纲。其支者，从颊结于耳前。

○其病足中指支胫转筋，脚跳坚，其脚之筋跳而且坚。伏兔穴也转筋，髀前肿㿗疝，腹筋急，上行。引缺盆及颊车，卒口僻[2]。歪也。急者，目不合；足阳明为目下纲，筋急则目不合。热则筋纵目不开。颊筋有寒，则急引颊移口；有热则筋弛纵缓不胜收，故僻。治之以马膏，膏熬膏也。其急者。以白酒和桂，以涂其缓者。以桑钩钩之。用桑木为钩，钩而架之。即以生桑灰，置之坎中，以桑灰置于地坎之中。高下以坐等，不拘高卑，而人坐于上，以守等之。以膏熨急颊，且饮美酒，啖美炙肉。不饮酒者自强也。为之三拊而已。治在燔针劫刺，以知为数，以知痛为刺数也。以痛为输，以痛处为腧穴也。名曰季春痹也。此证发于三月之时，故名之季春痹也。

阳明络者，口目动作善惊妄言，色黄，其上下经盛不仁则终矣。足阳明之脉起鼻交頞，入齿，还出侠口环唇，下交承浆，循颊车上耳，过客主人。其支者，从大迎，下人迎，循喉咙，入缺盆，下膈。其支者，起胃，循腹里，至气冲，以下髀关，入膝膑，循胻外廉，下足跗，入中指内侧。手阳明之脉，起于手次指，循臂至肩下，入缺盆，络肺。其支者，从缺盆上颈贯颊，入齿，还出挟口，故终则口目动作。胃病，闻木音则惕然而惊，又骂詈不避亲疏，

---

1 缺盆：《灵枢·经筋》作“膝”。

2 僻：原误作“噼”，据《灵枢·经筋》改。下同径改。

故善惊妄言也。黄者,土色也。上谓手脉,下谓足脉。经盛,谓面目、颈颔、足跗、腕胫,皆躁盛而动也。不仁,谓不知痛痒也。此皆气竭之征,故终也。

六阳气绝,则阴与阳相离。离则腠理发泄,绝汗乃出,故旦发夕死,夕发旦死。六阳者,胆、胃、大小肠、膀胱、三焦也。言手足六阳经气绝,则阴经与阳经相离而不相运,致腠理开泄,绝汗如珠。其死在旦夕间也。

阳明之厥则颠疾,欲走呼,腹满不得卧,面赤而热,妄见而妄言。

○**经穴歌**:左右各四十五穴。

胃之经兮足阳明,头维本神寸五寻。下关耳前动脉处,颊车一名机关耳下八分针。承泣目下七分取,四白一寸不可深。巨髎[1]一名巨窌孔傍八分定,地仓挟吻四分迎。大迎曲颔[2]前寸二,人迎一名五会。结傍大脉真。水突在颈大筋侧,人迎穴下仔细寻。气舍迎下挟天突,缺盆一名天盖横骨陷中亲。气户腧府傍二寸,至乳六寸又四分。库房屋翳膺窗近,乳中正对乳中心。次有乳根出乳下,各一寸六不相侵。穴挟幽门一寸五,是曰不容依法数。其下承满至梁门,关门太乙从头举。节次挨排滑肉门,各远一寸为君数。天枢一名长溪,一名谷门。挟脐三寸取,外陵枢下一寸当。二寸大巨五水道,归来七寸以寻将。气街曲骨傍三寸,来下气动脉中央。髀关兔后六寸分,伏兔一名外勾。市上三寸强。阴市一名阴鼎。膝上三寸许,梁丘二寸次第量。犊鼻正在膝膑下,膝眼四穴两傍加。膝下三寸三里求,里下三寸上廉一名上巨墟。留。条口上廉下一寸,下廉一名下巨墟。条下一寸系。丰隆足阳明别络也。下廉外一寸,上踝八寸分明记。解溪冲阳后寸半,冲阳陷后二寸际。陷谷内庭后寸半,内庭次指外间是。厉兑大指次指端,去爪如韭胃所起。

小肠腑图说考[3]

小肠上口即胃之下口,名曰幽门。

小肠下口即大肠上口,名曰阑门。

肠者,畅也。实而不满,通畅胃气,去滓秽也。

---

1 髎:原误作“胶”,据《黄帝明堂经》改。

2 颔:原作“含”,据《黄帝明堂经》改。

3 小肠腑图说考:原无。据原目录补。

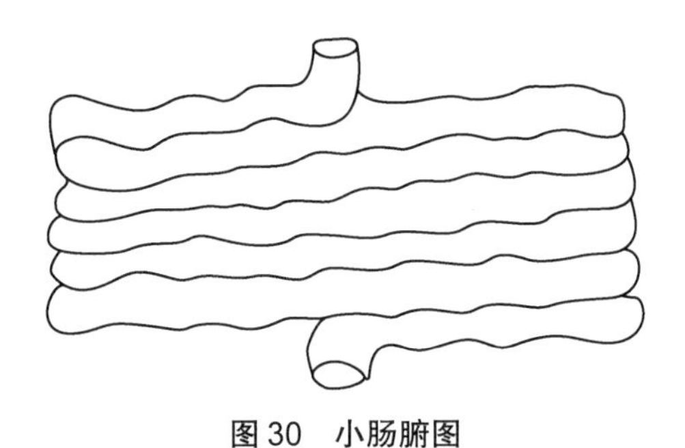

图 30 小肠腑图

小肠重二斤十四两，长三丈二尺，广二寸，半径八分分之小半。左回迭积十六曲，盛谷二斗四升，水六升三合合之大半。腧在脊之第十八椎，募在脐下关元，故小肠后附于脊，前附于脐。上小肠口在脐上二寸，名曰幽门，水谷由此而入，复下一寸，外附于脐，为水分穴，当小肠下口，名曰阑门。泌别清浊，水液渗入膀胱，滓秽传入大肠。小肠属手太阳经，是经常多血少气。

《素问》曰：小肠者，受盛之官，化物出焉。凡胃中腐熟水谷，其滓秽自胃之下口传入于小肠上口，自小肠下口泌别。而水渗入膀胱上际，其滓秽传入大肠上口，从广肠至魄门出焉。又曰：唇厚，人中长，以候小肠。

人配天地为三才。以面部言之，鼻之下，口之上，为中，以配人得阴阳交泰，其位居中，故曰人中。虚则唇青下白。

《灵枢》曰：心合小肠，心应脉。小肠者，脉其应肠，有厚薄大小之分。从脉知之皮厚者脉厚，脉厚者小肠厚。皮薄者脉薄，脉薄者小肠薄。皮缓者脉缓，脉缓者小肠大而长。皮薄而脉冲小者，小肠小而短。小短者，则所容差小。诸阳经脉皆多纡曲者，小肠结。欲知大肠，当验之皮也。

《淫[1]邪发梦篇》曰：厥气客于小肠，则梦聚邑冲衢。

《阴阳清浊篇》曰：手太阳独受阳之浊，手太阴独受阴之清。其清者，上走空窍；其浊者，下行诸经。诸阴皆清，足太阴独受其浊。清者，其气滑；浊者，其气涩，此气之常也。

小肠病者，少腹痛，腰脊控睾而痛，时窘之后，当[2]耳前热。若寒甚，独肩上热及手小指次指之间热。若脉陷者，此其候也。

王叔和曰：小肠有寒，其人下重便脓血，有热必痔。

---

1 淫：原误作“浮”，据《灵枢·淫邪发梦》改。

2 后，当：“当”字原脱，“后”似“复”，据《灵枢·邪气藏府病形》补正。

小肠胀者,少腹瞋[1]胀,引腹而痛。

《难经》曰:小肠泄者,溲而便脓血,少腹痛。溲,小便也。便,大便也。小肠在少腹,邪客小肠,少腹是以作痛也。

又曰:小肠者心之腑。小肠谓赤肠。心主赤,故色赤。

阑门水谷泌别图

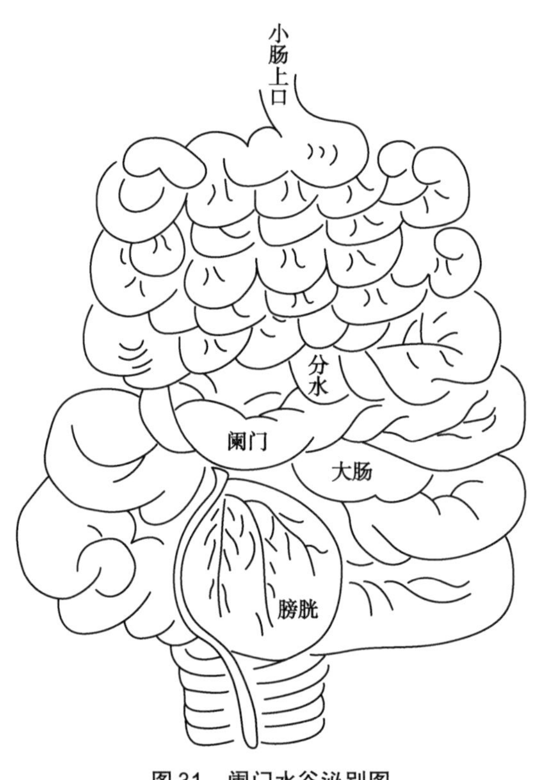

图31　阑门水谷泌别图

大小肠会为阑门

扁鹊曰:大肠、小肠会为阑。阑,隔也,言阑约水谷,从其泌别也。其水谷自小肠承受于阑门以分别也。其津液渗入膀胱而为溺,滓秽则传入大肠而为便。故曰:下焦者,在膀胱上际,主分别清浊也。

《修明堂式》曰:大肠、小肠会为阑门,在脐上一寸,分水穴也。

---

1 瞋:原作“填”。据《备急千金要方》卷十四“小肠腑”改。

大小肠膀胱系

《甲乙经》云：凡手少阴心之经，络小肠。手太阳小肠之经属小肠。手太阴肺之经，下络大肠。手阳明大肠之经属大肠。足少阴肾之经，络膀胱。足太阳膀胱经，属膀胱。其大小肠之系，则自膈之下，与脊膂连。心肾膀胱相系，脂膜筋络，散布包裹，然各分纹[1]理，罗络大小肠与膀胱。其细脉之中，气血津液流走之道也。

手太阳经脉络穴图说考

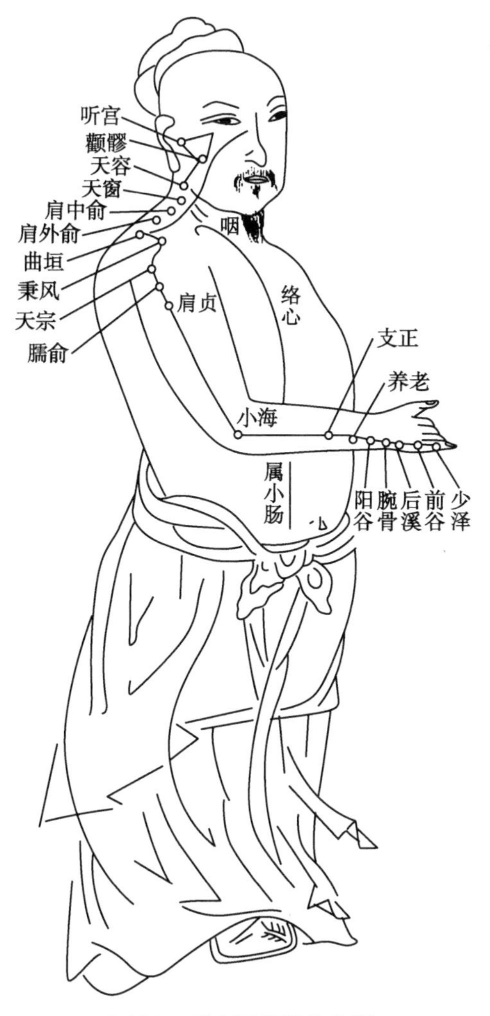

图 32　手太阳经脉络穴图

1 纹：原作“绞”，据《医学入门》卷一“脏腑条分”改。

经脉

手太阳之脉，起于小指之端，循手外侧上腕，出踝中。《要旨论》云：臂骨尽处为腕，腕下踝为兑骨。○此经受手少阴心经之交，起于小指之端少泽穴（在小指之端去爪甲角一分陷中），循手外侧前谷穴（在手小指外侧本节前陷中）、后溪穴（在手小指外侧本节后陷中），上腕，出踝中，循腕骨穴（在手外侧腕前起骨下陷中）、阳谷穴（在手外侧腕中，兑骨下陷中）、养老穴（在手踝骨上一空，在后一寸陷中）。直上，循臂骨下廉，出肘内侧两筋之间，上循臑外后廉，出肩解，绕肩胛，交肩上。《灵枢经》：直循臂骨下廉，出肘内侧两筋之间，上循臑外后廉，出肩解。《甲乙经》与《灵枢经》同，惟"两筋之间"作"两骨之间"。《要旨论》云：脊两傍为膂，膂上两角为肩解。肩解下成片者为肩胛，一名髆。○此经自养老穴直上，循臂骨下廉支正穴（在腕后五寸），别走少阴，出肘内侧两骨之间，循小海穴（在肘内大骨外，去肘端五分陷中）、上循臑外后廉，自小海穴循臑部手阳明、手少阳之外，上肩，循肩髆部肩贞穴（在肩曲胛下两骨解间、肩髃后陷中）、臑俞穴（在挟肩髎后大骨下，胛上廉陷中）、天宗穴（在秉风后，大骨下陷中）、秉风穴（在天髎外，肩上小髎后，举臂取之，有空）、曲垣[1]穴（在肩中央曲胛陷中，按之应手痛）、肩外俞穴（在肩胛上廉，去脊三寸陷中）、肩中俞穴（在肩胛[2]内廉，去脊二寸陷中），自肩中俞上行至背部中行，循大椎穴（在第一椎上陷中，系乎三阳督脉之会也）。入缺盆，向腋络心。○《甲乙经》同上。《灵枢经》：入缺盆，络心。○此经自大椎，下入缺盆，循肩腋向下行，络绕于心膻中穴，直两乳间陷中也。循咽下膈，抵胃，属小肠。咽、膈、胃、小肠各注本经。○言自络心，循胃系咽嗌，下抵膈至胃，循上脘穴（在脐上五寸，任脉、足阳明、手太阳之会）、中脘穴（在脐上四寸，太阳、少阳、足阳明所生，任脉之会），下行任脉之外，会于脐上二寸，小肠之分也。其支别者，从缺盆，循颈，上颊，至目锐眦，却入耳中。《灵枢经》：其支者。《要旨论》云：项两傍为颈，目下为颊[3]，目外骨为锐眦。○此经已会于小肠，而又支而别行，从缺盆，循颈部天窗穴（在颈大筋前，曲颊下，扶突后，动脉应手陷中）、天容穴（在耳下，曲颊后），上颊，循面部第四行颧髎穴（在面颊骨下廉，兑骨端陷中），至目锐眦，循瞳子髎穴（在目外眦五分，手阳明、太阳、手足少阳之会）、却入耳中，循听会穴（在耳中珠子，大如赤小豆）。其支者，别颊上䪼，音拙。抵鼻，至目内眦。《灵枢经》《甲乙经》皆云：抵鼻至目内眦，斜络于颧。○此经已入耳中，又支别行，循颊上䪼，抵鼻，至目内眦睛明穴（在目内眦，手足三阳脉之会）。

---

1 垣：原作"坦"，据《针灸甲乙经》卷三改。

2 胛：原作"髀"，据《黄帝明堂经》改。下同此误者径改。

3 颊：原作"䪼"，据《灵枢·经脉》改，与大字"上颊"合。

此手足太阳经自此交入足太阳，故足太阳之脉起于目内眦也。

○是动则病动穴验病也。嗌痛颔音含，上声、腮下为颔。肿，不可以顾。言不能转动。肩似拔，臑似折。

是主液所主病者，是心液不足所生之病也。然又有后之诸病。或出本经，或由合经也。耳聋目黄，颊肿，颈颔肩臑肘臂外后廉痛，为此诸病。盛则泻之，虚则补之，热则疾之，寒则留之，陷下则灸之。不盛不虚，以经取之。盛者，人迎大再倍于寸口；虚者，人迎反小于寸口也。

经络

手太阳之别络，名曰支正。上腕五寸，内注少阴。小肠与心为表里也。其别者，上走肘，络肩髃。别走手阳明，肩髃穴也。实则节弛肘废，虚则生疣，小者如指痂疥，取之所别也。凡此病者，即取此别穴也。

经筋

手太阳之筋，起于小指之上，少泽穴也。结于腕。手外侧之腕骨，阳谷、养老等穴。上循臂内廉，结于肘内锐骨之后。小海穴也。弹之应小指之上，入结于腋[1]下。其支者，后走腋后廉，上绕肩胛，由肩贞、臑俞、天宗、秉风、曲垣、肩外俞，以入肩中俞。循颈，出走手太阳之前，结于耳后完骨。其支者，入耳中。直者，出耳上，下结于颔，上属目外眦。

○其病小指支肘内锐骨后廉痛，循臂阴，入腋下，腋下痛，腋后廉痛，绕肩胛，引颈而痛。应耳中鸣痛，引颔。目瞑，良久乃得视。颈筋急，则为筋瘘颈肿。寒热在颈者，治在燔针劫刺之。以知为数，以知病为刺数也。以痛为输。痛处为腧穴也。其为肿者，复而锐之。本支者，上曲牙，循耳前，属目外眦，上颔，结于角。结于耳角也。其痛当所过者，支转筋。治在燔针劫刺。以知为数，以痛为输，名曰仲夏痹。此病当发于五月之时，故名曰仲夏痹也。

太阳之脉，其终也，戴眼，反折，瘈疭，其色白，绝汗乃出，出则死矣。足太阳之脉，起于目内眦。上额，交颠，入络脑，循肩，挟脊，抵腰中。其支别者，下循足，至小指外侧。手太阳之脉起于手小指，循臂上肩，入缺盆。其支者，从缺盆，循颈上颊，至目外眦。

---

1 腋：原误作"液"，据《灵枢·经筋》改。下同径改。

故病如是。其色白者,足太阳之水主黑,手太阳之火主赤,其二色不见,乃太阳气败,而色[1]主白也,绝汗乃出,谓汗暴出如珠,而不复渗入也。盖至于绝汗出而死也。

○经穴歌

手小指外端少泽,一名小吉。前谷节前看外侧。节后陷中寻后溪,腕骨陷之前外侧。腕中骨下阳谷穴,踝上一寸养老识。支正手太阳别络也。腕后五寸量,小海肘端五分只。肩贞曲下两骨间,臑俞大骨之上得。天宗骨下陷中有,秉风髎后举有空。曲垣肩中曲胛里,外俞胛上一寸得。肩中二寸大椎傍,天窗一名窗龙。颊下动脉当。天容耳下曲颊后,颧音权,辅骨也。《广韵》即作颊骨。髎面颊兑端识。听宫耳端大如菽,俱属太阳手经职。

大肠腑图说考[2]

大肠上口即小肠下口。

大肠重二斤十二两,长二丈一尺,广四寸,径一寸寸之少半。当脐,右回十六曲,盛谷一斗,水七升半。腧在脊之第十六椎,募在脐傍天枢穴。

肛门重十二两,大八寸,径二寸寸之大半,长二尺八寸。受谷九升三合八分合之一。属手阳明经。是经常多气少血。

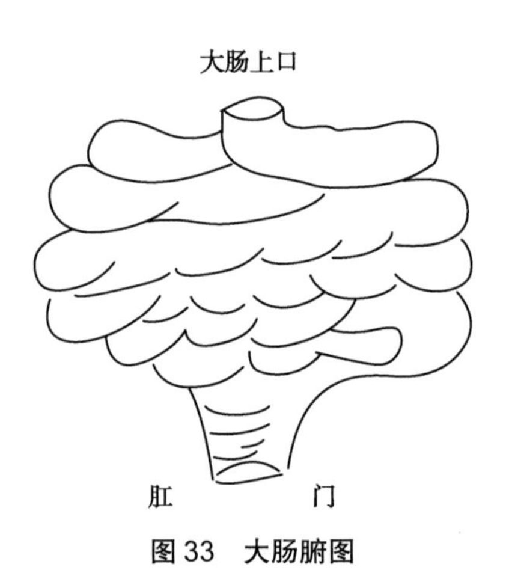

图33 大肠腑图

1 色:原作“巴”,据上文“其色白”改,以合文义。

2 大肠腑图说考:原无,据原目录补。

《素问》曰：大肠者，传道之官，变化出焉。独受诸阳之气，化其糟粕，故传其不洁之道也。一名回肠，以其屈曲而受小肠之谷，因以名之也。乃神之腑也，鼻遂以长，以候大肠。

广肠

广肠，一曰肛门，言其处似车缸形，故曰肛门，即广肠也。一名直肠，一名魄门，一名洞肠，亦名肛门。受大肠之谷而道出焉。故魄门亦为五脏使，水谷不得久藏。

《灵枢》曰：肺合大肠。肺应皮，大肠者，皮其应。腹皮厚者，大肠厚；皮薄者，大肠薄。皮缓，腹里大者，大肠大而长。皮急者，大肠急而短。皮滑者，大肠直。皮肉不相离者，大肠结。气血津液调和，则大肠亦调。燥热，则便[1]坚而涩。寒湿，则便润而利。

《淫邪发梦篇》曰：厥气客于大肠，则梦野田。

王叔和《脉经》曰：大肠有寒，鹜溏；有热，便肠垢。

大肠病者，肠中切痛而鸣濯濯。冬日重感于寒则泄，当脐而痛，不能久立，与胃同候。取巨墟上廉。肠中雷鸣，气上冲胸，喘，不能久立。邪在大肠。刺肓之原，巨墟上廉三里。

大肠胀者，肠鸣而痛。寒则泄，食不化。

《难经》曰：大肠泄者，食已窘迫，大便色白，肠鸣切痛。大肠虚而受邪，食毕而急，欲登厕。大肠乃肺之腑，故大便色白也。肠鸣切痛，邪气相薄也。

又曰：大肠者，肺之腑，大肠谓白肠。肺主白，故色白。

---

1 便：原误作“使”，据上下文义改。

手阳明经脉络穴图说考

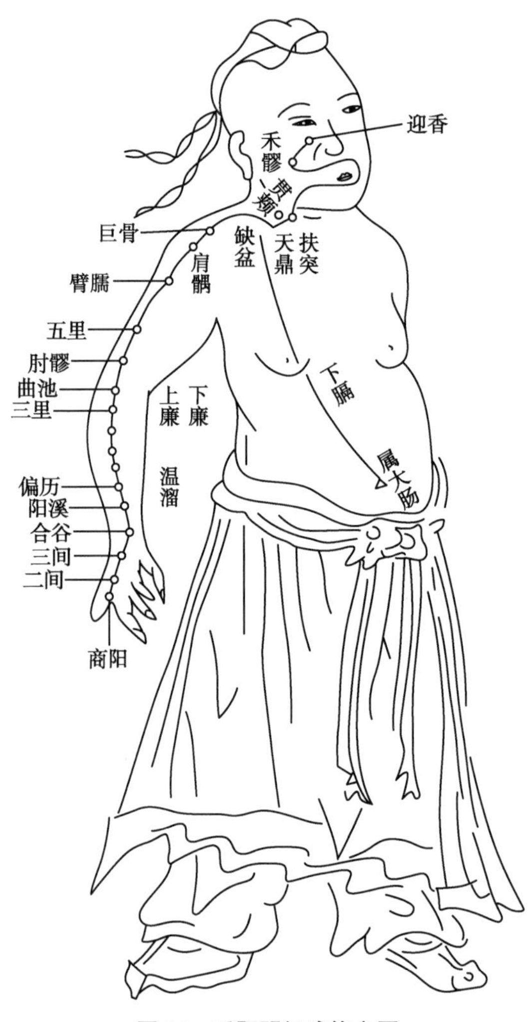

图 34　手阳明经脉络穴图

经脉

手阳明之脉，起于大指次指之端。《甲乙经》云：起于大指次指之端外侧，阴脉行于手之里，阳脉行于手之表。○此经交手太阴肺经之交，起于手大指次指之表而行商阳穴（在手大指次指内侧，去爪甲角如韭叶）之分。循指上廉，出合谷两骨之间，上入两筋之间。此经自商阳穴，循指上廉，至二间穴（在手大指次指本节前内侧陷中）、三间穴（在手大指次指本节后内侧陷中），出合谷穴（在手大指次指歧骨间陷中。又云：手大指骨罅间宛宛中，妊妇不可刺）两骨之间，上入两筋之中，循阳溪穴（在腕中左侧两筋间陷中。妊妇刺之损胎）。循臂上廉，入肘外廉，循臑外前廉，《灵枢经》：上臑外前廉。《甲乙经》：上循臑外前廉。肘、臑见肺经。○此经自阳溪穴，循臂上廉偏历穴（在腕后三寸）、温溜穴（在腕后大士五寸，小士六寸间）、下廉穴（在辅[1]骨下，去上廉一寸，辅兑肉，其分外斜[2]）、上廉穴（在三里一寸，其分[3]独抵阳明之会外斜，针五分）、三里穴（在曲池下二寸，按之肉起兑肉[4]之端），入肘外廉，循曲池穴（在肘外辅骨屈肘曲骨中，以手拱胸取之。又云：在肘外辅骨[5]曲肘横纹头陷中），循臑外前廉肘髎穴（在肘大骨外廉陷中）、五里穴（在肘上三寸，行向里大[6]脉中央。《素问》云：大禁二十五[7]，在天府下五寸，此五里穴也。谓禁不可刺之）、臂臑穴（在肘上七寸，䐃[8]内端。又在肩髃下二寸，大筋两骨罅陷中，平手取之。不得拏手令急，其穴禁针。一取法，在曲池横纹尖尽上三寸是穴也）。上肩，出髃虞俱切骨之前廉。髃，肩前也。肩端两骨间为髃骨。○此经自臂臑穴，络臑会穴（在肩前廉去肩头三寸，手阳明之络，属手少阳之穴），上肩，循肩髃穴（在膊[9]骨头间，肩端两骨间陷者宛宛中，举臂取之有空，足少阳之会也）。上出柱骨之会上，《要旨论》云：膊上际会处为三柱骨。○此经自肩髃穴上，出柱骨之上，循巨骨穴（在肩端上行两叉骨间大椎骨）、大椎穴（在背部中行第一椎上陷中，手足三阳、督脉之会分也）。下入缺盆，络肺，下膈，属大肠。《要旨论》云：胸两傍高处为膺，膺上横骨为巨骨，巨骨上为缺盆。肺、膈、大肠，已见肺经。○此经自大椎穴，下入缺盆（在肩上横骨陷中，属足阳明穴），循足阳明之外，络绕肺脏，下膈，会属于大肠天枢穴（挟脐两傍各三寸，属足阳明经之穴也）。其支别者，从缺盆上颈，贯颊下，入齿缝中。《灵枢经》云：下入齿中。《甲乙经》曰：从缺盆直而上颈，贯颊入下齿缝中。《要旨论》云：项两傍为颈，目下为颇，耳中为曲颊，口内前小者为齿，大者为牙。《总录·骨度统》论云：乘颊车，上下出齿牙三十六。○此经已络肺，属会于大肠，而又自缺盆，支而横出，上颈，循天鼎穴（在颈项缺盆，直扶突后一寸。《明堂》云：天鼎在颈缺盆，直扶突、气舍后，同身寸之半。按《甲乙经》作"寸半"）、扶突穴（《素问·气穴篇》：在颈曲颔[10]下一寸。《明堂》云：在

---

1 辅：原作"转"，据《铜人腧穴针灸图经》卷下改。
2 斜：原脱，据补同上。
3 分：原脱，据补同上。
4 肉：原作"骨"，据《黄帝明堂经》改。
5 骨：原空一字，据上下文义补。
6 大：原作"穴"，据《黄帝明堂经》改。
7 二十五：原作"二寸五分"，据《素问·气穴论篇》改。
8 䐃：原作"胭"，不通，据《黄帝明堂经》改。
9 膊：原文亦类"膊"，然其义于此不通。"膊"近肩之义，尚可通。然结合此下王宏翰注释，此字或为"髃"字之误。
10 颔：《黄帝明堂经》作"颊"。

人迎后寸五分,手阳明脉气所发,仰面取之,贯穿其颊,入于下齿缝中也)。还出挟口,交人中,左之右,右之左,上挟鼻孔。交者,相交;挟者,相夹也。之者,往也。孔者,窍也。《要旨论》云:承浆上为口唇,口唇上为人中,人中上两傍为鼻孔。○此经下入齿缝中,还出挟两口吻,相受上唇人中穴(在鼻柱下,督脉、手阳明之会,属任脉穴),自人中上挟鼻孔,循禾髎穴(在鼻孔下,挟人中傍五分。《明堂》云:同窌,即髎也。《上经》云作"和髎"。又手少阳亦有和窌二穴,在耳前兑发陷中,其穴明矣)、迎香穴(在禾髎上一寸,鼻孔傍五分,不宜灸)。此经自鼻孔傍交于足阳明胃经,故足阳明胃经通于鼻也。

○是动则病齿痛颈肿。是主津液所生病者,是皆手阳明经脉所过之所,故有是症。然又有后之诸病。或出本经,或由合经者。目黄,口干,鼽音求,清涕也。衄。音熟,鼻血也。喉痹。肩前臑痛,大指次指痛不用。言屈伸不能运用也。气有余,则当脉所过者热肿;虚则寒栗不复。为此诸病,盛则泻之,虚则补之,热则疾之,寒则留之,陷下则灸之,不盛不虚以经取之。盛者,人迎大三倍于寸口。虚者,人迎反小于寸口也。

经络

手阳明之别,名曰偏历。去腕三寸,别入太阴。别走手太阴经也。其别者,上循臂,乘肩髃,上曲颊、偏齿。其别者入耳,合于宗脉。肺经大脉也。实则龋、聋,虚则齿寒、痹隔。取之所别也。凡此症者,即取此偏历别穴也。

经筋

手阳明之筋,起于大指次指之端,商阳穴也。由二间、三间、合谷也。结于腕,阳溪穴。上循臂,上结于肘外。肘髎穴,上臑,结于髃。其支者,绕肩胛,挟脊。直者,从肩髃,上颈。天鼎穴。其支者,上颊,结于烦。直者,上出手太阳之前,上左角,络头,下右颔。

○其病当所过,支痛及转筋,肩不举,颈不可左右视。治在燔针劫刺,以知为数,以痛为输,名曰孟夏痹也。此病当发于四月之时,故名曰孟夏痹也。

○经穴歌

食指内侧兮商阳,一名绝阳。手阳明经属大肠。本节前取二间一名间谷。定,本节后取三间一名少谷。强。歧骨陷中寻合谷,一名虎口。阳溪一名中魁。腕中上侧详。腕后三寸走偏历,手阳明别络也。五寸之中温溜一名地头,一名逆注。当。下廉上廉下一寸,上廉里下一寸藏。屈肘曲中曲池得,池下二寸三里场。肘髎大骨外廉陷，五里肘上三寸量。臂臑髃下一寸取，肩髃一名中肩井，一名扁骨。肩端两骨间。巨骨肩端叉骨内，天鼎一名天顶。缺盆之上针。扶突一名水穴。曲颊下一寸，禾髎一名长髎，一名禾窌。五分水沟傍。鼻孔两傍各半寸，左右二穴皆迎香。

胆腑图说考[1]

胆者，敢也。为中正之官，决断出焉，敢之义也。

胆者，澹也。清净之府，无所受输，澹澹然也。

胆在肝之短叶间，重三两三铢。长三寸。盛精汁三合。形如悬瓠。其腧在脊之第十椎傍。募在乳下傍日月穴也。属足少阳经，是经常多血少气。在卦象巽。

三铢是今之一钱二分半也。

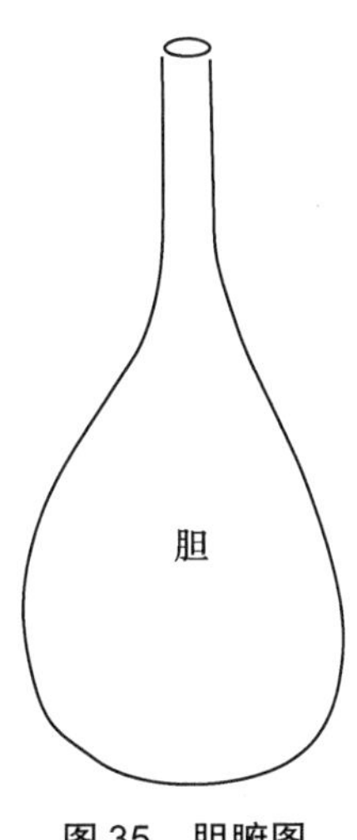

图 35 胆腑图

《素问》曰："胆者，中正之官，决断出焉。"胆者，中清之府。"凡十一藏取决于胆也。"能喜能怒，能刚能柔。目下裹[2]大，其胆乃横。凡胆、脑、髓、骨、脉、女子胞，此六者，地气之所生，皆藏于阴而象于地，故藏而不泻，名曰奇恒之府。巢元方曰：足少阳胆之经，其荣在须。

《灵枢》曰：肝合胆，肝应爪。胆者，筋其应。爪厚色黄者，胆厚；爪薄色红者，胆薄；爪坚色青者，胆急；爪濡色赤者，胆缓；爪直色白无约者，胆直；爪恶色黑多纹者，胆结也。

---

1 胆腑图说考：原无，据原目录补。

2 裹：原作"里"，据《针灸甲乙经》卷一"五脏六腑阴阳表里"改。

《淫邪发梦篇》曰：厥气客于胆，则梦斗讼自刳。

营卫虽主于肺，而其流行血脉，则又主胆也。

胆胀者，胁下痛，口苦，太息。

《难经》曰：胆者，肝之腑。胆谓青肠。木主青，故色青。

足少阳经脉络穴图说考

左右八十六穴

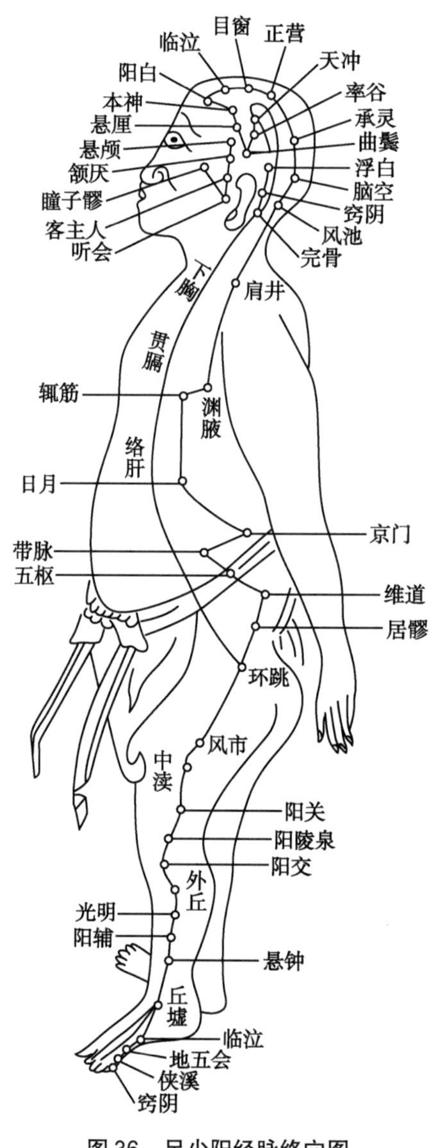

图36　足少阳经脉络穴图

经脉

足少阳之脉，起于目锐眦。音兑姿。《要旨论》云：目外眦为锐眦。上抵头角，下耳后。《要旨论》云：锐眦外为耳，耳上发际陷中，为曲隅。○此经受手少阳三焦经之交，起于目外眦童子髎穴（在目外眦五分），循听会穴（在耳微前陷中，上关下一寸动脉宛宛中，张口得之）、客主人穴（即上关穴，在前起骨上廉，开口有空，动脉宛宛中），上抵角，下耳后，循颔厌穴（在曲角下颞颥上廉）、悬颅穴（在曲角上颞颥中）、悬厘穴（在曲角上颞颥下廉）、曲鬓穴（在耳上发际曲隅陷中。鼓颔有空）、率谷穴（在耳上如前三分，入鬓发际一寸五分），由率谷外折耳下耳后，循天冲穴（在耳后发际二寸，耳上如前三分）、浮白穴（在耳后入发际一寸）、窍阴穴（在完骨上，枕骨下，摇动有空）、完骨穴（在耳后入发际四分）、角孙穴（在耳前节中间，上开口有空，手足少阳之会），由完骨外折，复上循本神，过曲差，下至阳白，会睛明。复从睛明上行，循临泣诸穴、本神穴（在曲差傍一寸五分，入发际四分）、曲差穴（在神庭傍一寸五分，入发际）、阳白穴（在眉上一寸，直目瞳子）、睛明穴（在目内眦，手足太阳、少阳、阳明之会）、临泣穴（在目上，直入发际五分陷中）、目窗穴（在临泣后一寸）、正营穴（在目窗后一寸）、承灵穴（在正营后一寸五分）、脑[1]空穴（又名颞颥，在承灵后一寸五分，挟玉枕骨下陷中）、风池穴（在颞颥后发际陷中）而行也。循颈，行手少阳之前脉。《要旨论》云：脑户后为项，项两傍为颈。○此经自风池穴循颈，行天牖穴（在颈筋，缺盆上，天容后，天柱前，完骨下，发际上，手少阳脉气所发之前也）。至肩上，却交出手少阳之后，入缺盆。《灵枢经》云：交出手少阳之后。《要旨论》云：脊两傍为膂，膂上两角为肩解，胸两傍高处为膺，膺上横骨为巨骨，巨骨上为缺盆。○此经自天牖穴前，下行至肩上，循肩井穴（在肩上缺盆陷上、大骨前一寸半，以三指按取之，当中指下陷中是），却交出手少阳之后，循大椎穴（在第一椎上陷中，手足三阳督脉之会）、大杼穴（在项后第一椎下，两傍相去各一寸五分陷，足太阳、少阳之会）、秉风穴（在肩上小髃骨后，举臂有空，手太阳、阳明、手足少阳之会）之前入于缺盆穴（在肩下横骨陷中）之外而行也。其支别者，从耳中，出走耳前，至目锐眦后。《灵枢经》：其支者，从耳后，入耳中，出走耳前。○此经已入缺盆，又支而别行，从耳后，自后脑悬颅颞颥中，循翳风穴，自耳后陷中，按之引耳中痛，手足少阳、阳明之会，从耳中，循听宫穴，从耳中珠子、大如赤小豆，手足太阳、少阳三脉之会。出走耳前，循听会穴之下，至目锐眦，后瞳子髎之下也。其支别者，自锐眦，下大迎，合手少阳于𩑶。《灵枢经》云，抵于𩑶，目

1 脑：原作“腦”，据《黄帝明堂经》改。

下为颇。○此经自目外瞳子髎穴下，下行循大迎穴(在曲颔前一寸五分陷中动脉是，阳明脉气所发，系面部第三行，合手少阳于颇)、颧髎穴(在面鸠骨下廉，兑骨端陷中，手少阳、太阳之会)之分也。下加颊车，下颈，合缺盆。加者，临也。○此经自颧髎穴，下行，加临于颊车穴(在耳下曲颊端陷中，足阳明脉气所发)，下颈，循本经之前，以合于缺盆穴也。下胸中，贯膈，络肝，属胆。《灵枢》《甲乙》皆云“以下胸中贯膈”。《要旨论》：蔽骨上为胸膈、肝胆，各见本经。○此经自缺盆穴，以下胸中，循天池穴(在乳后一寸，腋下三寸，着胁直腋撅肋间，手心主足少阳之会)之外贯穿其膈，络绕于期门穴(即肝之募。在不容傍一寸五分，直两乳第一肋端，足太阴、厥阴、阴维之会)，属于日月穴(是胆之募，在期门下五分，足太阴、少阳、阳维之会也)。循胁里，出气冲，绕毛际，横入髀厌中。《灵枢经》《甲乙经》“气冲”作“气街”。《骨度统论》云：髑骬之左为胁骨，共十二，小肠分也。髑骬之右为胁骨，共十二，大肠分也。《要旨论》云：胁骨为肋，毛际两傍动脉中为气街。腰髋骨两傍为机，机后臀肉，机前为髀厌，一名髀枢。○此经自日月穴，循胁里章门穴之里(在大横外，直脐，季胁端，足厥阴、少阳之会)，出气街(在归来下，鼠鼷上一寸，动脉应手宛宛中。足阳明脉气所发)，绕毛际，横入髀厌中环跳穴(在髀枢之中也)。其直者，从缺盆下腋，循胸，过季胁，下合髀厌中。《甲乙经》“腋”作“掖”，肩下、胁上为腋。《骨度统论》云：胁骨之下为季胁骨者，左右共二。胁，又名胠。捷骨之下为髀枢骨者，左右共二。○此经从缺盆直而下腋，循胸至渊腋穴(在腋下三寸宛宛中，举臂取之)、辄筋穴(在腋下三寸，复前行一寸，着胁直腋撅肋间)、日月穴(在期门下五分陷中)，过季胁，至京门穴(在监骨下腰中，季胁本挟脊)、带脉穴(在胁下一寸八分)、五枢穴(在带脉下三寸)、维道穴(在章门下五寸三分)、居髎穴(在章门下八寸三分，监骨上陷中)、上髎穴(在第一空腨踝下，挟脊陷中，足太阳、少阳络)、中髎穴(在第三空，挟脊陷中，厥阴、少阳所结之会)、长强穴(在脊骶端，足少阴、少阳所结之会)，下合于髀厌中环跳穴也。以下循髀太阳，出膝外廉，《灵枢》《甲乙》皆云“以下循髀阳”。膝，见阳明经。○此经自环跳穴(在髀枢中，侧卧，伸下足，屈上足取之)，下循太阳经之里，足阳明经之外，循风市穴(在膝下两筋间，立地平身伸下两手，当腿当中，中指头点到陷中是)、中渎穴(在髀骨外膝上五寸分肉间陷中)、阳关穴(在阳陵泉上三寸，犊鼻外陷中)，出膝外廉，至阳陵泉穴(在膝下一寸，外廉陷中。又云：膝下外尖骨，又，胫骨下微侧)。下外辅骨之前，直下，抵绝骨之端。《骨度统论》云：骱骨之外为辅骨者，左右共二。○此经自阳陵泉穴，下行，循阳交穴(在足外踝上七寸斜属二阳分肉间)，至外丘穴(在外踝上七寸)、光明穴(在足外踝上五寸)，直下，抵绝骨之端，循阳辅穴(在足外踝上四寸，辅骨前，绝骨端，如前三分，去丘墟穴下七寸也），下出外踝之前，循足跗，上入小指次指之间。各经皆云"上出小指次指之端"。《要旨》云：足大指本节后，歧骨上为跗。《骨度》云：骱骨之外为立骨，左右各有内外踝骨者，共四。○此经自阳辅循悬钟穴（在外踝上三寸动脉中），出外踝之前，循丘墟穴（在足外踝下如前陷，去临泣三寸），循足跗临泣穴（在足小指次指本节后间陷中，去侠溪一寸半）、地五会穴（在足小指次指本节后陷中，去侠[1]溪一寸）、侠溪穴（在足小指次指歧骨间，本节前陷中），上入小指次指之间，至窍阴穴（在足小指次指端，去爪甲角如韭叶是）。其支别者，从跗上入大指，循歧骨内，出其端，还贯入爪甲，出三毛。《灵枢》《甲乙》皆云"其支者，别跗上，入大指之间，循大指歧骨内，出其端，还贯爪甲，出三毛"。《要旨论》云：足大指爪甲后为三毛，三毛后横纹为聚毛。○此经已出小指次指之间，又自足跗上临泣穴，支而别行，入于足大指，循歧骨内，贯爪甲，出三毛，大敦穴之分也。足少阳胆经自此交入足厥阴肝经也，故足厥阴起于足大指聚毛之上也。

○是动则病口苦，胆汁味苦。善太息，心胁痛，不能转侧。脉从胁里出气街。甚则面微有尘，体无膏泽。脉所历处。少阳起，郁为病。足外反热，脉循外辅骨，抵绝骨，下外踝。是为阳厥。

是主骨所生病者，头痛颔痛，目锐眦痛，缺盆中肿痛，腋下肿，马刀挟瘿，汗出振寒疟。胸胁肋髀膝外，至胫绝骨外踝前，及诸节皆痛。小指次指不用。为此诸病，盛则泻之，虚则补之，热则疾之，寒则留之，陷下则灸之。不盛不虚，以经取之。盛者，人迎大一倍于寸口；虚者，人迎反小于寸口也。

经络

足少阳之别，名曰光明。去踝五寸，别走厥阴。肝经也。下络足跗，即侠溪、地五会、临泣等处。实络脉实也则厥，虚则痿躄，坐不能起。取之所别也。取胆经光明络穴也。

经筋

足少阳之筋，起于小指次指。自窍阴穴也，由侠溪、地五会、临泣穴，上结外

1 侠：原作"挟"。"挟溪"穴名即"侠溪"，本书二名皆有，今以"侠溪"为正。

踝。丘墟穴也。上循胫外廉，悬钟、阳辅、光明、外丘、阳交穴。结于膝外廉。阳泉穴也。其支者，别起外辅骨，上走髀前者，结于足阳明经伏兔之上，后者结于[1]尻。督脉经之尻尾上也。其直者，上乘眇季胁，上走腋前廉，系于膺乳，结于缺盆。直者，上出腋，贯缺盆，出太阳之前，循耳后，上额角，交巅上，下走颔上，结于烦。支者，结于目眦，为外维。诊目痛，脉从外走内者，少阳病也。

○其病小[2]指次指支转筋，引膝外转筋，膝不可屈伸，腘筋急，前引髀，伏兔之处。后引尻。尻尾穴处。即上乘眇季胁痛，上引缺盆、膺乳、颈维筋急，从左之右，右目不开。上过右角，并跻脉而行。左络于右，故伤左角。右足[3]不用，命曰维筋相交。治在燔针劫刺。以知为数，以痛为输。以痛为腧穴也。名曰孟春痹也。此症发于正月之时，故名之孟春痹也。

少阳终者，耳聋，百节皆纵，目睘绝系，绝系一日半死。其死也，色先青白乃死矣。目睘者，眼圈也。足少阳之脉，起于目锐眦，上抵头角，下耳后。其支者，从耳后入耳中，出走耳前。手少阳之脉，其支者，从耳后，入耳中，出走耳前，故终则耳聋。少阳主筋，故终则百节皆纵。其目睘之系则绝。盖至于系绝而一日半则死。色必青白者，以金木相薄也。《大惑篇》曰：筋之精，为黑眼。筋骨血气之精而与脉并为系。目睘绝系者，即此系也。

少阳之厥则暴聋，颊肿而热，胁痛。胻不可以运。皆经脉所过之处，故病如是。

少阳厥逆，机关不利。

○经穴歌

少阳瞳髎一名太阳，一名前关。起目外，耳前陷中寻听会。一名听河，一名后关。上关一名客主人。耳前开口空，颔厌脑空一名颞颥。上廉系。悬颅正在颞颥端，悬厘脑空下廉者。曲鬓掩耳正尖上，率谷耳鬓半寸安。天冲耳上居二寸，浮白发际一寸符。窍阴枕骨下有穴，完骨耳后四分通。本神耳前入发际，阳白眉上一寸记。临泣有穴当两目，直入发际五分属。目窗正营[4]各一寸，承灵营后寸五读。脑空一名颞颥。正挟玉枕骨，风池症门傍陷属。肩井一名膊井。肩

---

1 于：原脱，据《灵枢·经筋》补。

2 小：原作“大”，据《灵枢·经筋》改。

3 右足：原作“左右”，据《灵枢·经筋》改。

4 营：原作“荣”，据本篇“经脉”条“正营”穴名改。下一“荣”字径改。

上陷中寻，渊腋腋下三寸论。辄[1]筋平前却一寸，日月一名神光，一名胆募。期门下五分。京门一名气腧，一名气府。监骨腰间便，带脉季胁下八寸。五枢带下三寸存，维道五寸三分逢。居髎八寸三分取，环跳一名髌骨。髀枢宛宛中。两手着腿风市一名垂手谋，膝上五寸中渎搜。阳关一名关陵，一名阳陵[2]。阳陵上三寸，阳陵膝下一寸求。阳交一名别阳，一名足窌。外踝斜七寸，正上七寸寻外丘。光明足少阳别络也。除踝上五寸，阳辅踝上四寸收。悬钟一名绝骨，一名髓会。三寸看绝骨，丘墟踝下陷中出。临泣寸半后侠溪，五会一寸灸早卒。侠溪小次歧骨间，窍阴次指端所择。

膀胱腑图说考[3]

上系仰承小肠济泌别汁渗入膀胱。

下系繇下焦气化，溺出前阴。

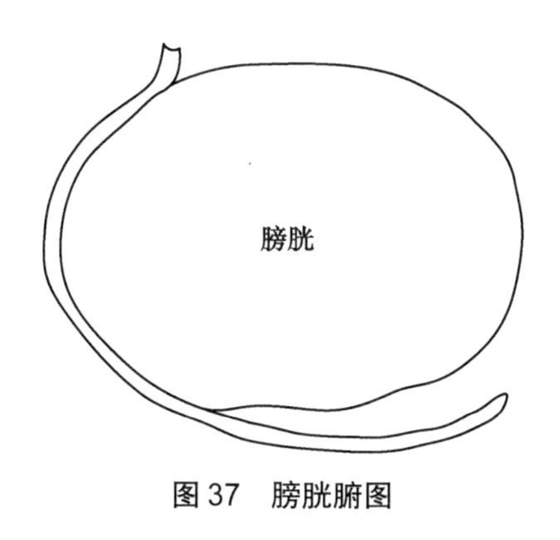

图 37　膀胱腑图

《广雅》曰：膀胱谓之脬。

《释名》曰：脬，鞄也。鞄虚空也，主以虚承水液也。

《甲乙经》曰：膀者，横也。胱者，广也。言其体横广而短也。

---

1 辄：原作“辙”，据《黄帝明堂经》改。

2 阳陵：此与紧随其后之“阳陵”重复。据《针灸腧穴通考》，“阳关”古籍虽有“阳陵”别名，但此或为形误。该书载“膝阳关”别名有二“关陵”“关阳”，录之备参。

3 膀胱腑图说考：原无，据原目录补。

膀胱重九两二铢，纵横九寸。盛溺九升九合。腧在脊之第十九椎下，募在脐下中极，居肾之下，大肠之前。有下口无上口。当脐上一寸水分处，为小肠下口，乃膀胱上际，属太阳经。是经常多血少气。

浩然按：膀胱者，脬之室也，乃藏水之室家也。

《素问》曰：膀胱者，州都之官。位当孤府，故曰都官。津液藏焉，气化则能出矣。故膀胱不利为癃，不约为遗溺。又曰：水泉不止，膀胱不藏也。又曰：下焦者，别回肠，注于膀胱而渗入焉。故水谷者，常并居于胃中，成糟粕而俱下于大肠，而成下焦。渗而俱下，济泌别汁，循下焦而渗入膀胱焉。

《难经》曰：下焦者，当膀胱上口，主分别清浊。

浩然按：膀胱有下口而无上口，故水液在小肠下口水分穴，于膀胱上际，渗入膀胱而出焉。《难经》之"上口"应作"上际"。

华元化曰：下焦者，人气之所系也。又属膀胱之宗始。又曰：鼻孔在外，膀胱漏泄。

《灵枢》曰：肾合三焦、膀胱。三焦、膀胱者，腠理毫毛其应。肾主骨，故验于皮毛腠理。密理厚皮者，三焦、膀胱厚；粗理薄皮者，三焦、膀胱薄；疏腠理者，三焦、膀胱缓；皮急而无毫毛者，三焦、膀胱急；毫毛美而粗者，三焦、膀胱直；稀毫毛者，三焦、膀胱结也。又云，鼻柱中央起，三焦乃约。三焦属肾与膀胱，故附膀胱而言，非为三焦有形物如是也。

《淫邪发梦篇》曰：厥气客于膀胱，则梦游行。

膀胱病者，少腹偏肿而痛。以手按之，则欲小便而不得。肩上热，若脉陷，足小指外侧及足胫踝后皆热。若脉陷者，取委中。

膀胱胀者，小腹满而气癃。

《难经》曰：膀胱者，肾之腑。膀胱谓黑肠。肾色主黑，故谓黑肠。

足太阳经脉络穴图说考

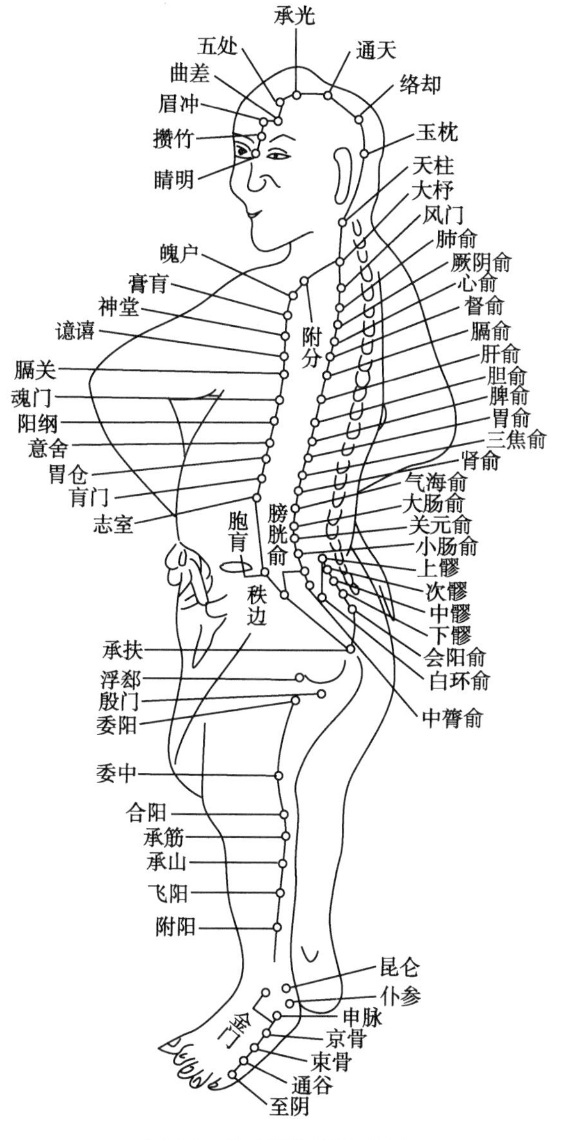

图 38　足太阳经脉络穴图

经脉

足太阳之脉，起于目内眦。目内眦为目之大角也。睛明穴（在目内眦。《明堂》云：目内眦，眦头内畔陷之宛宛中）。○此经起于目内眦，受手太阳之交也。上额，交巅上。巅音颠，山顶也。脑上为巅，发际前为额。又云：巅中为都，颅骨者，一盖巅，是顶也。百会穴

(在顶中央陷中。督脉、足太阳之交会)。○此经自目内眦睛明,上行循攒竹穴(在两眉头尖陷宛宛中),至神庭穴(在鼻,直入发际五分,督脉、足太阳、阳明三脉之会),循曲差穴(在神庭傍一寸五分,入发际)、五处穴(挟上星,傍一寸五分)、承光穴(在五处后一寸五分)、通天穴(在承光后一寸五分),斜行交于巅上百会穴也。

其支别者,从巅至耳上角。《灵枢经》云"其支者"。○此经自通天穴,左脉交于百会穴,行至右耳上角;右脉交于百会穴,行至左耳上角。其耳上角有率谷穴(在耳上入发际五分,足太阳、少阳之会)、浮白穴(在耳后入发际一寸,足太阳、少阳之会)、窍阴穴(在枕骨下,摇动有空,足太阳、少阳之会)。循此三穴,散养于经脉也。

其直行者,从巅入络脑。《灵枢经》《甲乙经》皆云"其直者"。《要旨论》云:颈上为脑。《总录•骨度统论》云:都颅后为脑骨。○此经自通天后直行,循络却穴(在通天后一寸五分)、玉枕穴(在络却后一寸五分,挟脑户傍一寸三分,枕骨上入发际三寸),循脑户穴(在枕骨上,强间后一寸五分是,在百会后四寸五分,督脉、足太阳之会,绕脑而行也)。还出别下项,脑户后为项。○此经自脑户穴出而别行,还于本经,下项,至于天柱穴(在颈大筋外廉,挟项,发际陷中之分也)。循肩髆内,肩后之下为髆。○此经下行至大椎穴(在第一椎上陷中,手足三阳督脉之会)、陶道穴(在大椎节下,督脉、足太阳之会),却循大杼穴(在项后第一椎下,两傍相去各一寸五分)。《难疏》云:骨会大杼骨治。治此非急者,不必灸之。挟脊,抵腰中。《要旨论》云:尻上横者为腰,监骨下为腰骨,挟脊内为脊骨。凡节有二十一通,项骨三节,则二十四节内为膑[1],膑两傍为膂。○此经自肩髆内大杼穴,挟脊下行,循风门穴(在第二椎下,两傍相去各一寸五分。若频刺泄,诸阳热,背不发癫疽)、肺腧穴(在第三椎下,挟脊,相去各一寸五分)、厥阴腧穴(在第四椎下两傍各一寸五分)、心腧穴(在第五椎下两傍各一寸五分)、督腧穴(在第六椎下两傍各一寸五分)、膈腧穴(在第七椎下两傍各一寸五分)、肝腧穴(在第九椎下两傍各一寸五分)、胆腧穴(在第十椎下两傍各一寸五分,正坐取之)、脾腧穴(在第十一椎下两傍各一寸五分)、胃腧穴(在第十二椎下两傍各一寸五分),三焦腧穴(在第十三椎下两傍各一寸五分)、肾腧穴(在第十四椎下两傍各一寸五分,与脐平)、气海腧穴(在第十五椎下两傍各一寸五分)、大肠腧穴(在十六椎下两傍各一寸五分)、关元腧穴(在第十七椎下两傍各一寸五分)、小肠腧穴(在第十八椎下两傍各一寸五分)、膀胱腧穴(在第十九椎下两傍各一寸五分)、中膂内腧穴(在第二十椎下两傍各一寸五分,挟脊胂起肉)、白环腧穴(在第二十一椎下两傍

1 膑:yín。《中华字海》:"膑,背脊两旁的肉,见《集韵》。"

各一寸五分。《甲乙经》云：针如腰户法同，挺腹地端身，两手相垂，支额纵息，令皮肤俱缓，乃取其穴）。入循膂，络肾属膀胱。胃下两傍入脊膂，左右皆为肾。肾下前为膀胱，肾状如石卵，色黑紫，附十四椎。○此经自白环腧，入循膂，络绕于肾脏，下行会于膀胱腧之分也。

其支别者，从腰中下贯臀，音豚。入腘中。《甲乙经》同《灵枢经》，云"其支者，从腰中，下挟脊，贯臀，入腘中"。臀，尻也。腘，膝后曲折处也。《要旨论》云：腓肠上膝后曲折处为腘，挟腰髋骨两傍为机，机后为臀肉。○此经自白环腧，支别下行，循腰踝下，挟脊，循上髎穴（在第一空，腰髁下一寸，挟脊陷中）、次髎穴（在第二空挟脊陷中）、中髎穴（在第三空，挟脊陷中）、下髎穴（在第四空，挟脊陷中）、会阳穴（在阴尾骨两傍，贯穿臀肉下），至承扶穴（在尻臀下，股阴冲上纹中）、殷门穴（在郄下六寸）、浮郄穴（在委阳上一寸，展膝得之）、委阳穴（在承扶下六寸，足太阳后，出于腘中外廉两筋间，屈身取之），下行入腘中，至委中穴（在腘中央约纹动脉，乃血郄也。热病汗不出，足热，膝不能伸，刺血愈。令人面挺腹地而取之。又云：曲踿内，两筋两骨中宛宛是，背面取之）。

其支者，从髆内左右，别下贯胛，胛音甲。脢音梅，膞脢之异名。膂内曰胛，挟脊肉也。《灵枢经》曰"别下贯胛"。○此经自天柱穴。从髆内左右别行，循附分穴（在第二椎下，附项内廉两傍，相去挟脊各三寸，正坐取之，贯穿胛膂）、魄户穴（在第三椎下两傍，相去各三寸）、膏肓腧穴（在第四椎下，近五椎上，两傍各三寸，令人正坐，曲脊，伸两手，以臂着膝前，令正直，不得动摇，从胛骨上角，摸索至骨下头，其间当有四肋三间，灸中间，从胛骨之里，去胛骨容侧指许，摩胠去表，肋间空处按之，自觉牵引于肩中。灸两胛界中。一云：在五椎上两傍各开三寸，令正坐，以草心于中指第二节横纹内为一寸，量六寸，一椎骨一寸一分，记六寸，先将笔点百劳穴为准，下六寸尽头点墨，将草心折中，两傍尽处是穴，百脉皆从此经过，无病不疗。多灸为佳）、神堂穴（在第五椎下两傍，各三寸，正坐取之）譩譆穴（在肩髆内廉，挟第六椎下，两傍各三寸，正坐取之）、膈关穴（在第七椎下两傍，各三寸陷中，正坐取之）、魂门穴（在第九椎下，两傍各三寸，正坐取之）、阳纲穴（在第十椎下，两傍各三寸，正坐取之）、意舍穴（在第十一椎下，两傍各三寸陷中，正坐取之）、胃仓穴（在第十二椎下，两傍各三寸）、肓门穴（在第十三椎下，两傍各三寸）。又，肋间志室穴（在第十四椎下，两傍各三寸，正坐取之）、胞肓穴（在第十九椎下，两傍各三寸，伏而取之）、秩边穴（在第二十椎下，两傍相去各三陷中，伏而取之也）。挟脊内，过髀枢，循髀外从后廉下合腘中，髀音披，股也。股外为髀。髀枢者，以其转动若枢也。《总录•骨度统论》云：揵骨之下为髀枢骨，左右共二。足少阳经环跳穴在髀枢中。○此经自脊秩边穴下，过臀肉，循髀枢穴之里，至承扶穴之外一寸五分，循髀外后廉，下合于腘中，委中也。以下贯腨内，腨，腓肠也。腓音肥，胫腨也，足肚也。《要旨论》云：足跟上为踵，踵上为腨。○此经自委中穴，下循合阳穴(在膝约纹中央下三寸，贯穿腨内)，至承筋穴(在腨中央陷中。又云：在胫后，从脚跟后到上七寸中央陷中，禁刺)。下行，循承山穴(在腨肠下分肉间陷中。站脚，见人字影，取之)、飞阳[1]穴(在外踝上七寸)、附阳穴(在外踝上三寸后筋骨宛宛中，阳跻之郄，太阳前，少阳后)。出外踝之后，循京骨，至小指外侧。《骨度统论》云：骱骨之下为立骨，左右各有内外踝骨者共四。踝骨之后各有京骨者，左右共二。○此经自附阳穴下行，出外踝之后，循昆仑穴(在足外踝后，跟骨上陷中)、仆参穴(在跟骨下陷，拱足取之)、申脉穴(即阳跻穴也。在外踝下陷中。容爪甲，赤白肉际)、金门穴(在外踝下)、京骨穴(在足外侧大骨赤白肉际陷中，按而得之)、束骨穴(在足小指外侧，本节后陷中)、通谷穴(在足小指外侧，本节前陷中)、至阴穴(在足小指外侧，去爪甲角如韭叶)。自此交入足少阴肾经，故足少阴之脉起于足小指之下也。

○是动则病冲头痛脑后横冲眉间痛也。目似脱，项似拔，脊痛，腰似折，髀不可以曲，腘如结，腨似裂，是为踝厥。

是主筋所生病者。是皆太阳经脉所过之所，故有是症。然又有后之诸病。或出本经，或由合经者。痔，疟，狂癫疾，头囟音信，脑盖骨也。项痛，目黄，泪出，鼽衄，项背腰尻音考，平声。脊骨尽处也。腘腨脚皆痛，小指不用。为此诸病，盛则泻之，虚则补之，热则疾之，寒则留之，陷下则灸之。不盛不虚，以经取之。盛者，人迎大再倍于寸口；虚者人迎反小于寸口也。

经络

足太阳之别，名曰飞阳。去踝七寸，别走少阴。足少阴肾经也。络实络脉实也。则鼽窒，头背痛；虚则鼽衄，取之所别也。飞阳穴也。

经筋

足太阳之筋，起于足小指。至阴穴也。上结于踝。邪斜也上结于膝。其下循足外侧，结于踵。仆参、昆仑穴也。上循跟，结于腘。委中穴也。其别者，从飞

1 飞阳：此穴名首见《灵枢·经脉》，《黄帝明堂经》作“飞扬”。本书二名皆有，不予统一。

阳穴也，结于腨外，上腘中内廉，与腘中并，上结于臀，而行浮郄、阴门等穴。上挟脊，上项。天柱、玉枕等穴。其支者，别入结于舌本。其直者，结于枕骨。上头，下颜，结于鼻。其支者，为目上网，自睛明穴。下结于頄。目下之頄。其支者，从腋后外廉，结于肩髃。其支者，入腋下，上出缺盆，上结于完骨。其支者，出缺盆，邪上出于頄。目下之頄也，音求。腨音篆，即腓肠。俗名膀肚也。踹音煅，足跟也。本经与腨通用。

○其病小指支跟肿痛，腘挛，脊反折，项筋急，肩不举，腋支缺盆中纽痛，不可左右摇。治在燔针劫刺。以知为数，以痛为输。取其俞穴，即痛处是也。名曰仲春痹。此病当发于二月之时，故名之仲春痹也。

巨阳之厥巨阳穴，阳也。则肿者，头重足不能行，发为眴仆。

○经穴歌

足太阳兮膀胱经，目眦内角始睛明。一名泪孔。眉头陷中曰攒竹，一名始光，一名光明，一名圆柱。曲差寸半神庭畔。五处挨排列上星，承光五处后寸半。通天络却一名强阳，一名脑盖。亦如此，玉枕横夹脑户见。天柱后处项发际，大椎外廉陷中是。夹脊相去寸五分，第一大杼二风门。一名热府。肺腧三椎厥阴四，心腧五椎之下轮。督腧一名高盖。膈腧相梯级，第六第七次第立。第八椎下穴无有，肝腧数椎当第九。十椎胆腧脾十一，十二椎下胃腧取。三焦、肾腧、气海腧，十三十四十五究。大肠、关元腧怎量，十六十七椎两傍。十八椎下小肠腧，十九椎下寻膀胱。中膂内腧一名脊内腧椎二十，白环二十一椎当。上髎、次髎、中与下，一空二空挟腰胯。并同夹脊四个髎，载在千金君勿讨。会阳一名利机。尾骨两傍分，尺寸须看督脉晓。第二椎下外附分，夹脊相去古法云。先除脊骨量三寸，不是灸狭能伤筋。魄户三椎膏肓四，痨瘵之症最验治。第五椎下索神堂，第六譩譆外可当。膈关第七魂门九，阳纲、意舍依上数。胃仓、肓门屈指弹，椎者十二与十三。志室次之为十四，胞肓十九合参议。秩音直边二十椎直下，承扶[1]一名肉郄[2]，一名阴关，一名皮部。臀阴纹中央。殷门、承扶六寸直，浮郄一寸上委阳。委阳却与殷门并，腘中外廉两筋乡。委中膝腘约纹里，此下三寸寻合阳。承筋一名踹肠，一名直

1 承扶：原作“扶承”。考宋以前该穴均作“扶承”，后作“承扶”。今本条二名皆有，统作“承扶”。
2 郄：原作“都”，据《黄帝明堂经》改。

肠。腨肠中央是，承山一名鱼腹，一名肉柱，一名伤山。腨下分肉傍。飞阳一名撅阳，足太阳别络也。外踝上七寸，附阳踝上三寸量。金门正在外踝下，昆仑一名下昆仑踝后跟骨中。仆参一名安耶。跟骨下陷是，申脉阳跻脉起申脉，一名阳跻。分明踝下容。京骨外侧大骨下，束骨本节后相通。通谷本节前陷索，至阴小指外侧逢。

经穴正面铜人全图[1]

手足太阳四方阳圆[2]□　手足太阴四方阴圆■　手足少阳三尖阳圆△　手足少阴三尖阴圆▲

手足阳明圆阳圆○　手足厥阴圆阴圆●

督脉阳圆圆○　任脉阴圆圆●　观其图则知阴阳所属矣。

经穴背面铜人全图[3]

十二经本一脉歌

中焦肺起中府脉之宗，出手走里大指之端冲。少商。大肠即手走外起次指，商阳。上行环口交鼻中。迎香。胃经原又下鼻交，头维。出足大次指端逢。厉兑。脾脉就足内侧拇指端，隐白。注于心中大包达少阴。心经胸脉由腋下，极泉。循手内侧小指端。少冲。小肠从手小指起，少泽。上斜络于目内眦。听宫。膀胱亦就目内生，睛明。至足小指外侧停。至阴。肾脉动于小指下，涌泉。起注胸中过腹胯。俞府。心包出处又属胞，天池。循手小指次指终。中冲。三焦向手次指侧，无名指。环走耳前目锐息。耳门。胆即接生目锐傍，瞳髎。走足太指三毛间。

十五络脉歌

人身络脉一十五，我今逐一从头举。手太阴络为列缺，手少阴络是通里。

---

1 经穴正面铜人全图：此处原有经穴正面铜人全图，裁割成4小幅，分为4页。为便阅览，今将原小幅图拼接成大幅，附于本书之末。

2 四方阳圆："阳圆"是穴位标志法。今据其图，将各种标志法直接注在文字表述之后。

3 经穴背面铜人全图：此处原有经穴背面铜人全图，裁割成4小幅，分为4页。为便阅览，今将原小幅图拼接成大幅，附于本书之末。

手厥阴络为内关，手太阳络支正是。手阳明络偏历当，手少阳络外关位。足太阳络号飞阳，足阳明络丰隆系。足少阳络为光明，足太阴络公孙寄。足少阴络名大钟，足厥阴络蠡沟取。阳督之络曰长强，阴任之络会阴里。脾之大络属大包，十五络名君须记。

《医学原始》

卷之六

云间浩然子惠源王宏翰著辑

男 圣来王兆文

圣发王兆武参订

奇经八脉总论

凡人一身有经脉、络脉,直行曰经,傍支曰络。经凡十二,手之三阴、三阳、足之三阴、三阳是也。络凡十五,乃十二经各有一别络,而脾又有一大络,并任、督二络,为十五也。《难经》谓阴维、阳维也。共二十七气相随上下,如泉之流,如日月之行,不得休息。故阴脉营于五脏,阳脉营于六腑。阴阳相贯,如环无端,莫知其纪终而复始。其流溢之气入于奇经,转相灌溉,内温腑脏,外濡腠理。

奇经凡八脉,不拘制于十二正经,无表里配合,故谓之奇。盖正经犹夫沟渠,奇经犹夫湖泽也。正经之脉隆盛,则溢于奇经。是以络脉流溢诸经,不能复拘也。故秦越人比之天雨降下,沟渠溢满,滂霈妄行,流于湖泽、此发《灵》《素》之秘旨者也。八脉散在群书,略而不悉,医不参考,何能明悉病机也?

奇经八脉者,阴维也,阳维也,阴跻也,阳跻也,冲也,任也,督也,带也。阳维起于诸阳之会,由外踝而上行于卫分。阴维起于诸阴之交,由内踝而上行于营分,所以为一身之纲维也。阳跻起于跟中,循外踝上行于身之左右。阴跻起于跟中,循内踝上行于身之左右,所以使机关之跻捷也。督脉起于会阴,循背而行于身之后,为阳脉之总督,故曰阳脉之海。任脉起于会阴,循腹而行于身之前,为阴脉之承任,故曰阴脉之海。冲脉起于会阴,挟脐而行,直冲于上,为诸脉之冲要,故曰十二经脉之海。带脉则横围于腰,状如束带,所以总约诸脉者也。是故阳维主一身之表,阴维主一身之里,以乾坤言也。阳跻主一身左右之阳,阴跻主一身左右之阴,以东西言也。督主身后之阳,任冲主身前之阴,以南北言也。带脉横束诸脉,以六合言也。是故医而知乎八脉,则十二经、十五络之大旨,无不得矣。

○奇经八脉歌

督脉起自下极腧,并于脊里上风府。过脑额鼻入龂交,为阳脉澥音蟹都纲抚。任脉起于会阴底,上腹循喉承浆户。又入面部目中央,阴脉之海妊所赋。冲脉出胞循脊中,从腹会咽络唇口。女人成经为血室,脉并少阴肾经辅。与任督本于会阴,三脉并起而异行。阳跻起足之跟里,循外踝上风池里。阴跻内踝循喉嗌,本足阴阳脉别支。诸阴交起阴维脉,发足少阴筑宾郄。诸阳会起阳维脉，太阳之郄金门部。带脉周围季胁间，会于维道足少阳。奇经八脉系诸经，灌溉周身脉络敷。

任脉带脉阴维阴跻络穴图

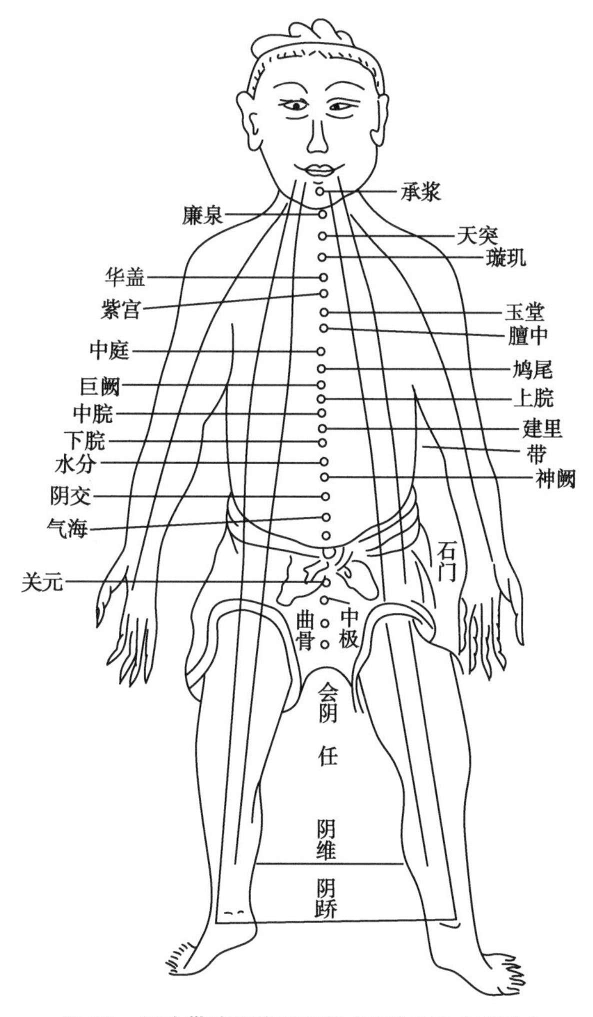

图39 任脉带脉阴维阴跻络穴图(凡二十四穴)

任脉者[1]，起于中极之下，以上毛际，循腹里，上关元，至咽上颐，循面入目，属阴脉之海也。中行，凡二十四穴。《难经》《甲乙经》无“上颐，循面入目”。○《要旨论》云：任者，妊也。此人生养之本。故曰任。脉起于中极之下，长强之上，此奇经之一脉

1 者：原作“着”，据文义改，与下督脉等体例合。

也。任、冲二脉皆起于胞中，循脊里为经络之海。其浮而外者，循腹上行，会合咽喉，别而络唇。其任脉，起于少腹，以下骨中央。其少腹直上者，贯脐中央，上贯心，入喉，上颐，环唇，系两目，下中央。此任脉起于会阴穴（在两阴间）。任脉别络，挟督脉、冲脉之会曲骨穴（在横骨之上毛际中陷中，脐下七寸，动脉应手）、中极穴（在关元下一寸）、关元穴（在脐下三寸）、石门穴（在脐下二寸）、气海穴（在脐下一寸五分）、阴交穴（在脐下一寸）、神阙穴（在脐中是）、水分穴（在下脘下一寸，脐上一寸），会足太阴于下脘穴（在建里下一寸）、建里穴（在中脘下一寸），会手太阳、少阳、足阳明于中脘穴（一名太仓。在上脘下一寸，自鸠尾至脐中长八寸。然胃有大小，亦不可拘。上纪者，中脘也，只以脐上四寸）、上脘穴（在巨阙下一寸，脐上五寸。一云：巨阙下寸半，去蔽骨二寸）、巨阙穴（在鸠尾下一寸）、鸠尾穴（在蔽骨之端下五分。有人无蔽骨者，从歧骨下一寸是。言其骨垂下如鸠尾形，故以为名）、中庭穴（在膻下一寸六分）、膻中穴（在玉堂下一寸六分，两乳中间）、玉堂穴（在紫宫下一寸六分）、紫宫穴（在华盖下一寸六分）、华盖穴（在璇玑下二寸）、璇玑穴（在天[1]突下一寸陷中，仰而取之）。上喉咙，会阴维于天突、廉泉。天突穴（在结喉下四寸宛宛中）、廉泉穴（在颔下结喉上，舌本间，仰而取之）。自廉泉上颐，循承浆穴（在颐前唇下宛宛中是，阳明之会），环唇，循龈交穴，督、任脉之会，复出分行，循面系两目之下中央，循承泣穴（值目瞳子陷中，跻脉、任脉、足阳明之会）分也。

任冲之别络，名曰尾翳。下鸠尾，散于腹。实则腹皮痛，虚则痒，搔取之，所别也。皆当取此尾翳别穴以治之也。

《灵枢经》曰：缺盆之中，任脉也，名曰天突。其侧[2]动脉，人迎，足阳明也。

《内经》曰：任脉为病，男子内结七疝，女子带下瘕聚。

又曰：女子二七而天癸至，任脉通，太冲脉盛，月事以时下。七七任脉虚，大冲脉衰，天癸竭，地道不通，故形坏而无子。

又曰：上气有音者，治其缺盆中。谓天突穴也，阴维、任脉之会，刺一寸，灸三壮。

《脉经》曰：寸口脉来紧细实长至关者，任脉也。动苦少腹绕脐，下引横骨阴中切痛，取关元治下。

又曰：横寸口边脉丸丸者，任脉也。苦腹中有气如指，上抢心，不得俯仰，拘急。

---

1 天：原作“大”，据《黄帝明堂经》改。

2 侧：原作“则”。此句《灵枢·本输》作“次任脉侧之动脉，足阳明也，名曰人迎”。据此改“则”为“侧”，余皆可通。

〇经穴歌

会阴一名屏翳。正在两阴间，曲骨脐下毛际安。中极一名玉泉，一名气原。脐下四寸取，三寸关元一名丹田，一名大中极。二石门。一名利机，一名精露，一名命门，一名丹田。气海一名脖胦[1]，一名下肓。脐下一寸半，阴交一名横户脐下一寸按。分明脐内号神阙，一名气舍。水分一名分水。一寸脐上列。下脘音管建里中上脘，一名上管，一名胃管。各远一寸为君算。巨厥上脘上一寸，鸠尾一名鸠翳，一名髑骬，任冲别络也。蔽骨五分安。中庭膻下寸六分，膻中一名元见。两乳中间谙。玉堂一名玉英。紫宫及华盖，相去各寸六分贯。华盖玑下一寸量，璇玑突下一寸看。天突一名天瞿，乃阴维、阳维之会也。结下宛宛处，廉泉[2]一名舌本[3]。啥下骨尖[4]观。承浆一名悬浆。颐前唇棱下，任脉行腹阴脉焕。

督脉冲脉阳维阳跻络穴图

督脉者，起于下极之腧。《难经》曰“两阴之间[5]”。穴名屏翳。督脉生于此，自屏翳之后并脊而上者为之督脉，上至齿缝而终。自屏翳前，随冲脉挟脐，上至齿缝相连者，谓之任脉。《要旨论》云：前阴后，后阴前，屏翳两筋间为募。篡内深处为下极。下极之前，男为阴廷，女为窈漏。《二景图》云：督之言都，是人阳脉之都纲也。人脉比于水，故曰阳脉之海，此奇经之一脉也。《总录•奇经八脉论》曰，人之气海常行于十二经脉，其诸经满溢，则流于奇经焉。奇经有八脉，督脉督于后，任脉任于前也。并于脊里，上至风府。脊，见足太阳经。〇此督脉自会阴穴（一名屏翳。在两阴间。任脉别络），挟督脉、冲脉之会。屏翳之后，并脊上行，循长强穴（在脊骶端计三分，趺地取之乃得）、腰腧穴（在第二十一椎节下间宛宛中，以挺腹地舒身，两手相垂，支额，纵四体后，乃取其穴）、阳关穴（在十六椎下间，伏而取之）、命门穴（在第十四椎节间，伏而取之）、悬枢穴（在第十三椎节下间，伏而取之）、脊中穴（在第十一椎节下间，俯而取之）、筋缩穴（在第九椎下节间，俯而取之）、至阳穴（在第七椎节下间，

1 胦：原作“肤”，据《灵枢•九针十二原》改。
2 泉：原作“前”，据本节络穴图穴名改。
3 舌本：《针灸腧穴通考》考《铜人腧穴针灸图经》中的此名很可能是误名。
4 啥下骨尖：《铜人腧穴针灸图经》载廉泉“在颔下结喉上”。故“啥”或为“颔”之误。“骨尖”即指结喉尖。
5 两阴之间：《难经•二十八难》无此言，原作：“督脉者，起于下极之俞，并于脊里，上至风府，入属于脑。”

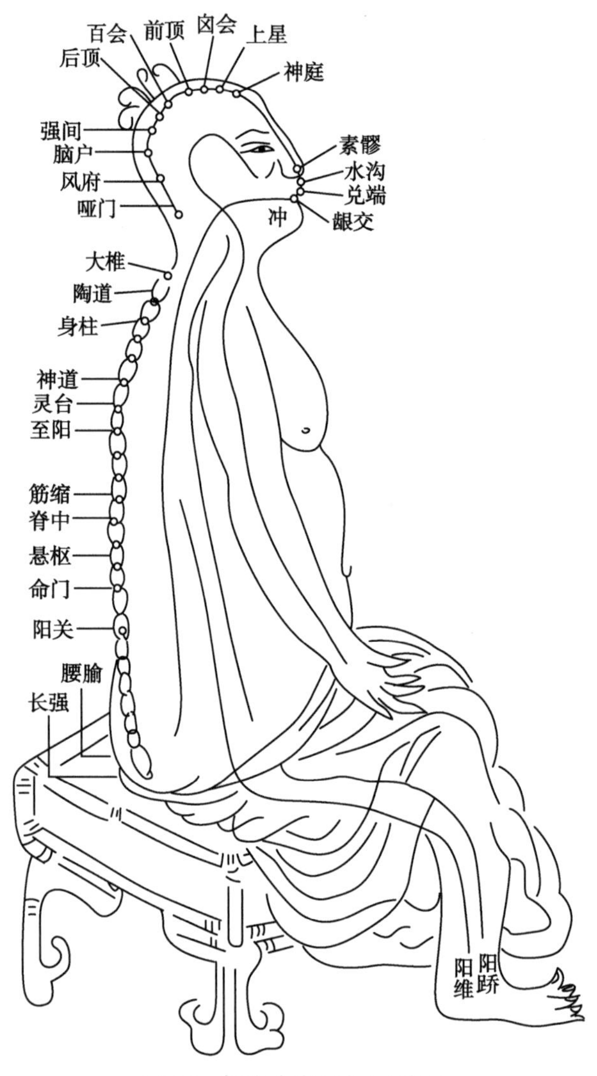

图40　督脉冲脉阳维阳跻络穴

俯而取之)、灵台穴(在第六椎节下间,俯而取之)、神道穴(在第五椎节下间,俯而取之)、身柱穴(在第三椎节下间,俯而取之)、风门穴(在第二椎下,两傍相去各一寸五分,督脉、足太阳之会)、陶道穴(在大椎节下间,俯而取之)、大椎穴(在第一椎上陷中,手足三阳脉会)、哑[1]门穴(在风府后,入发际五分宛宛中),会阳维,入系舌本,至风府定入发际一寸,大筋内宛宛中。疾言,其肉立起,言休立下。入脑,上巅,循额,至鼻柱,属阳脉之海也。中行,凡二十七穴。脑、巅、额,见足太阳经。○此经自风府穴脑,上巅,循脑户穴(在枕骨上强间后一寸五分)、强间穴(在后顶后一寸五分)、后顶穴(在百会后一寸五分,枕骨上)、百会穴

1 哑:原作“亚”,据本节络穴图名改。

（在前顶后一寸五分，顶中央旋毛中，可容一豆，一名三阳五会也）、前顶穴（在囟会后一寸五分陷中）、囟会穴（在上星后一寸陷中）、上星穴（在神庭后入发际一寸陷中）、神庭穴（直鼻，上入发际五分。取法：用手掌后横纹按于鼻尖上，中指尽处是上星穴也。先取上星，下五分是也。督脉、足太阳、阳明之交会），循额中，至鼻柱素髎穴（在鼻柱上端）、下水沟穴（在鼻柱下人中是也），会手足阳明至兑端穴（在唇上端）、龈交穴（在唇内齿上龂筋中），与任脉、足阳明交会而终。

《素问·骨空论》曰：督脉者，起于少腹以下骨中央，女子入系廷孔，任脉、冲脉，起于小腹之胞中。督脉乃起于肾下胞中，至于少腹，则下行于腰横骨围之中央，系阴廷溺孔上端也。系廷孔者，谓窈漏近所，谓前阴穴也。以其阴廷系属于中，故而名之。其孔，溺孔之端也。孔则窈漏也。窈漏之中，其上有溺孔焉。端谓阴廷，在此溺孔之上端也。其络循阴器合篡间，绕篡后，督脉别络自溺孔之端分而各行，下循阴器，乃合篡，前阴、后阴之两间也。自两间之后，已复分而行，绕篡之后，屏翳穴也。别绕臀，至少阴与巨阳大阳也中络者，合少阴，上股内后廉，贯脊，属肾。别谓别络，分而各行之于焦也。○足少阴之络者，自股内后廉，贯脊属肾，足太阳之络外行者。循髀枢，络股阳而下其中行者，下贯肾之胭中，与外行络合，故言至少阴与巨阳中，络合少阴上股内后廉，由会阳穴（在阴尾尻骨两傍），贯脊会于长强，与少阴会，并脊里上行，历腰腧至龂交等穴，与任脉、足阳明交会而终。

与太阳起于目内眦，上额，交巅上，入络脑，还出，别下项，循肩髆内，挟脊，抵腰中，入循膂、络肾。王启玄曰：接绕臀而上行也。其男子循茎下至篡，与女子等。女子络阴器合篡间，绕篡后屏翳穴，男子同此也。其少腹直上者，贯脐中央，上贯心，入咽咙，上颐，环唇，上系两目之下中央。李濒湖曰：督脉别络，自长强走任脉者，由小腹直上，贯脐中央，上贯心，入喉，上颐，环唇，上系两目之下中央，会大阳于目内眦睛明穴，上额，与足厥阴同会于巅，入络于脑。又别自脑下项，循肩胛与手足太阳、少阳，会于大杼第一椎下，两旁去脊中一寸五分，内挟脊抵腰中，入循膂络肾。

《难经》曰：督、任脉各四尺五寸，合共九尺。

张洁古曰：督者，都也，为阳脉之都纲。任者，妊也，为阴脉之妊养也。

王海藏曰：阴跻、阳跻，同起跟中，乃气并而相连。任脉、督脉，同起中极之下，乃水沟而相接。

滑伯仁曰：任、督二脉，一源而二歧。一行于身之前，一行于身之后。人身之有任、督，犹天地之有子午，可以分，可以合。分之以见阴阳之不离，合之以见浑沦之无间。一而二，二而一者也。

浩然按：天有南极、北极，以子午相对也。人乃一小天地也，故任、督二脉亦以子午为阴阳，以人与天地之气相为流通也。但人能穷理格物，明天地间气域中之变化，悉从火、气、水、土四元行之升降相薄，如天之慧孛、地之化育，人之情欲疾病，皆系四元行之胜负也。身之十二经络，犹天之列宿；奇经之八脉，犹天之有经纬也。然人惟赖四液之补养，一或失调，疾病频兴，故人身谓一小天地也。四液，详在二卷。

《骨空论》曰：督脉生疾，从小腹上冲心而痛，不得前后，为冲疝。女子为不孕、癃闭、遗溺、嗌干，治在骨上。谓腰横骨上毛际中，曲骨穴也。甚者在脐下营。脐下一寸，阴交穴也。

王启玄曰：此乃任、冲二脉之病，不知何以属之督脉？

李时珍曰：督脉虽行于背，而别络自长强、走任脉者，则由小腹直上，贯脐中，贯心入喉，上颐环唇，而入于目之内眦，故显此诸症。启玄盖未深考尔。

督脉之别络，名曰长强。挟膂，上项，散头上，下当肩胛，左右别走太阳，足太阳膀胱也。入贯膂。实则脊强反折，虚则头重高摇之。头痛难支，必从高而摇之也。挟脊之有过者，此皆挟脊之有病所致也。取之所别也。病皆取此长强别络穴治之也。

秦越人曰：督脉为病，脊强而厥。

王海藏曰：此病宜用羌活、独活、防风、荆芥、细辛、藁本、黄连、大黄、附子、乌头、苍耳之类。

张仲景曰：脊强者，五痓之总名。其证卒口噤，背反张而瘛疭。诸药不已，可灸身柱、大椎、陶道穴。

又曰：痓家，脉筑筑而弦直、上下行。

王叔和曰：尺寸俱浮，直上直下，此为督脉。腰背强痛，不得俯仰，大人癫病，小儿风痫。

又曰：脉来中央浮，直上下动者，督脉也。动苦腰痛膝寒，大人癫，小儿痫，宜灸顶上三壮。

《内经·风论》曰：风气循风府而上，则为脑风。风入系头，则为目风眼寒。

王启玄云：脑户乃督脉，定太阳之会故也。

○经穴歌：

龈交唇内断逢乡，兑端正在唇中央。水沟一名人中。鼻下沟内索，素髎音窌，一名而土。宜向鼻端详。头形北高面南下，先以前后发际量。分为一尺有二寸，发上五分神庭当。庭上五分上星位，囟音信，盖骨也，谓之囟门。会星上一寸强。上至前顶一寸半，寸半百会一[1]名三阳，一名五会，一名天满。居中央。神聪、百会取四面，各开一寸风痫详。后顶、一名交冲。强间、一名大羽。脑户一名合囟。脑前曰颅。《传雅[2]》顶颅谓之髑髅也。三，相去各是一寸五。后发五分定痖门，一名喑门，一名舌横，一名舌厌。门上五分是风府。一名舌本。上有大椎下尾骶，分为二十有一椎。

古来自有折量法，《灵枢》凛凛细推详。九寸八分一寸四，上之七节如是量。百劳一名大椎。第一节上是，一椎节下陶道知。身柱第三椎节下，神道第五不可扬。灵台第六至阳一名肺底。七，筋缩第九椎下当。脊中、一名神宗，一名脊腧。悬枢、命门一名属累，一名精宫。穴，十一十三十四节。阳关镇住十六椎，二十一下腰腧音书。一名背鲜，一名腰户，一名髓孔，一名腰柱，一名髓腧。洋。其下长强别络曰长强，一名为之，一名阴郄。趺地取，督脉之部脊中量。

量督脉法：

○人之脊骨节，大椎至尾骶，其二十一节，须分上、中、下。取上七节，长九寸八分，每节长一寸四分；中七节，长一尺一寸四分，每节长一寸六分三厘；下七节，长八寸八分，每节长一寸三分六厘。

又一法：

○命门穴与脐相当。上至百劳十四节，下至尾骶七节。

阴 维 脉

阴维起于诸阴之交。其脉发于足少阴筑宾穴，为阴维之郄，在内踝上五寸，腨肉分中。上循股内廉，上行入小腹会，足太阴、厥阴、少阴、阳明于府舍上，会足太阴于大横、腹哀，循胁肋会足厥阴于期门。上胸膈，挟咽，与任脉会于天突、廉泉，上至顶前而终。凡一十四穴。

---

1 一：原为一字空，其后“名五会”前亦为一字空。据文义体例，此缺“一”字，当补。下同。

2 传雅：是否书名，尚不明了。存疑。

阳　维　脉

阳维起于诸阳之会。其脉发于足太阳金门穴（在足外踝下一寸五分，上外踝七寸，会足少阳于阳交，为阳维之郄），循膝外廉，上髀厌，抵少腹侧，会足少阳于居髎，循胁肋，斜上肘，上会手阳明、手足太阳于臂臑，过肩前，与手少阳会于臑会、天髎，却会手足少阳、足阳明于肩井。入肩后，会手太阳阳蹻于臑俞，上循耳后，会手足少阳于风池，上脑空、承灵、正营、目窗、临泣，下额，与手足少阳、阳明五脉会于阳白，循头入耳，上至本神而止。凡三十二穴。

二 维 为 病

越人曰：阳维、阴维者，维络于身，溢蓄不能环流，灌溉诸经者也。故阳维起于诸阳之会，阴维起于诸阴之交。阳维维于阳，阴维维于阴。阴阳不能自相维，则怅然失志，溶溶溶溶，缓慢貌。不能自收持。王叔和《脉经》曰：怅然者，其人惊即维脉缓，缓则令身不能自收持，即失志，善忘恍惚也。

又曰：阳维为病苦寒热，阴维为病苦心痛。王叔和《脉经》曰：阳维为卫，卫为寒热；阴维为营，营为血，血者主心，故心痛也。

张洁古曰：卫为阳，主表。阳维受邪，为病在表，故苦寒热。营为阴，主里。阴维受邪，为病在里，故苦心痛。阴阳相维，则营卫和谐矣。营卫不谐，则怅然失志，不能自收持矣。何以知之？仲景云：病常自汗，是卫气不与营气和也。宜桂枝汤和之。又云：服桂枝，反烦不解，先刺风池、风府，却与桂枝汤。此二穴乃阳维之会也。谓桂枝后，尚自汗，发热恶寒，其脉寸浮、尺弱，而反烦，为病在阳维，故先针此二穴。仲景又云：藏无他病，时发热，自汗出而不愈，此卫气不和也，桂枝汤主之。

又曰：阴维为病，苦心痛，治在三阴之交。太阴证则理中汤，少阴证则四逆汤，厥阴证则当归四逆汤、吴茱萸汤主之。

李濒湖曰：阳维之脉，与手足三阳相维，而足太阳、少阳则始终相联附者，寒热之证，惟二经有之。故阳维为病，亦苦寒热。盖卫气昼行于阳，夜行于阴。阴虚则内热，阳虚则外寒。邪气在经，内与阴争而恶寒，外与阳争而发热，则寒热之在表而兼太阳证者，有汗当用桂枝，无汗当用麻黄。寒热之在半表半里，而兼少阳证者，当用小柴胡加减治之。若夫营卫惵卑而病寒热者，黄芪建中及八物汤之类主之。洁古独以桂枝一证属之阳维，似未扩充。至于阴维为病主心痛，洁古独以三阴温里之药治之，则寒中三阴者宜矣。而三阴热厥作痛，似未备矣。盖阴维之脉虽交三阴而行，实与任脉同归，故心痛多属少阴、厥阴、任脉之气上冲，而然。暴痛无热，久痛无寒。按之少止者为虚，不可按近者为实。凡寒痛，兼少阴及任脉者，四逆汤；兼厥阴者，当归四逆汤；兼太阴者，理中汤主之。凡热痛兼少阴及任脉者，金铃散、延胡索散；兼厥阴者，失笑散；兼太阴者，承气汤主之。若营血内伤，兼夫任、冲、手厥阴者，则宜四物汤、养荣汤、妙香散之类。因病药之如此，则阴阳虚实庶乎其不差矣。

王叔和《脉经》曰：寸口脉从少阴斜至太阳，是阳维脉也。动苦肌肉痹痒，皮肤痛，下部不仁，汗出而寒。又苦颠，僵仆[1]，羊鸣，手足相引，甚者失音不能言，宜取客主人。

又曰：寸口脉从少阳斜至厥阴，是阴维脉也。动苦癫痫僵仆，羊鸣，又苦僵仆失音，肌肉痹痒。应时自发汗出恶风，身洗洗然也。取阳白、金门、仆参。

李濒湖曰：王叔和以癫痫属阴维、阳维。《灵枢经》以癫痫属阴跻、阳跻。二说义异旨同。盖阳维由外踝而上循阳分，而至肩肘，历耳、额而终行于卫分诸阳之会。阴维由内踝而上循阴分，而上胁至咽，行于营分诸阴之交。阳跻起于跟中，循外踝上行于股外，至胁肋肩髆，行于一身之左右，而终于目内眦。阴跻起于跟中，循内踝上行于股内阴气，行于一身之左右，至咽喉，会任脉，而终于目内眦。邪在阴维、阴跻则发癫邪，在阳维、阳跻则发痫。痫动而属阳，阳脉主之癫，静而属阴，阴脉主之。大抵二疾当取之四脉之穴，分其阴阳而已。

王叔和曰：诊得阳维脉浮者，暂起目眩，阳盛实者苦肩息，洒洒如寒。○诊得阴维脉沉大而实者，苦胸中痛，胁下支满心痛，其脉如贯珠者，男子两胁下实，腰中痛，女子阴中痛，如有疮状。

《素问·腰痛论》曰：阳维之脉，令人腰痛，痛上怫然肿，刺阳维之脉，与太阳合腨间，去地一尺。

○王启玄曰：阳维起于阳，则太阳之所生，并行而上，至腨下，复与太阳

1 僵仆：原作"蒲"，据《脉经》卷十订补。

合而上也。去地一尺，乃承山穴也，在锐腨肠下分内间陷中，可刺七分。

○肉里之脉令人腰痛，不可以咳，咳则筋缩，急刺肉里之脉，为二痏，在太阳之外，少阳绝骨之后。

○王启玄曰：肉里之脉，少阳所生。阳维脉气所发，绝骨之后，阳维所过，分肉穴也。在足外踝，直上绝骨之端，如后二分筋肉分间，刺可五分。

○飞阳之脉令人腰痛，痛拂拂然，甚则悲以恐。

○启玄曰：此阴维之脉也。去内踝上五寸腨分中，并少阴经而上也。刺飞阳之脉，在内踝上一寸，少阴之前，与阴维之会，筑宾穴也。○《甲乙经》云：太阳之络别走少阴者，名曰飞阳。

阴 跻 脉

阴跻者，足少阴之别脉。其脉起于跟中，足少阳然谷穴之后，同足少阴循内踝，下照海穴，上内踝之上二寸，以交信为郄。交信在内踝骨上，少阴前，太阴后廉筋骨间。直上，循阴股，入阴，上循胸里，入缺盆，上出人迎之前，至咽咙，交贯冲脉，入頄目下为頄。内廉，上行属目内眦，与手足太阳、足阳明、阳跻五脉，会于睛明而上行。凡八穴。

张紫阳《八脉经》云：八脉者，冲脉在风府穴下，督脉在脐后，任脉在脐前，带脉在腰，阴跻脉在尾闾前、阴囊下，阳跻脉在尾闾后二节，阴维脉在顶前一寸三分，阳维脉在项后一寸三分也。

阳 跻 脉

阳跻者，足太阳之别脉。其脉起于跟中，出于外踝下足太阳申脉穴，当踝后绕跟，以仆参为本，上外踝上三寸，以附阳为郄。直上，循股外廉，循胁后胛上，会手太阳、阳维于臑腧。上行肩膊外廉，会手阳明于巨骨，会手阳明、少阳于肩髃。上人迎，夹口吻，会手足阳明、任脉于地仓，同足阳明上而行巨窌，复会任脉于承泣，至目内眦，与手足太阳、足阳明、阴跻五脉，会于睛明穴。从睛明上行入发际，下耳后，入风池而终。凡二十二穴。

《难经》曰：跻脉从足至目，长七尺五寸，合一丈五尺。

《甲乙经》曰：跻脉有阴阳，何者当其数？曰：男子数其阳，女子数其阴。当数者为经，不当数者为络。气之在身也，如水之流，如日月之行不休。故阴脉营其藏而阳脉营其府，如环之无端，莫知其纪，终而复始。其流溢之气，内溉藏府，外濡腠理。

二跻为病

秦越人曰：阴络者，阴跻之络；阳络者，阳跻之络。阴跻为病，阳缓而阴急；阳跻为病，阴缓而阳急。张世贤曰：诸阴脉盛，散入于阴跻。阴跻受邪，病在阴分而不在阳也，故阳缓而阴急也。诸阳脉盛，散入于阳跻，阳跻受邪病，在阳分而不在阴也，故阴缓而阳急也。

《脉经》曰：阴跻在内踝，病即其脉急，当从内踝以上急，外踝以上缓。阳跻在外踝，病即其脉急，当从外踝以上急，内踝以上缓。

又曰：寸口脉前部左右弹者，阳跻也。动苦腰背痛。又为癫痫僵仆，羊鸣，恶风偏枯，瘰痹身体强。又曰：微涩为风痫，并取阳跻在外踝上三寸，直绝骨是穴。附阳穴也。

又曰：寸口脉后部左右弹者，阴跻也。动苦癫痫寒热，皮肤淫痹。又为少腹痛，里急，腰及髋窌下相连阴中痛，男子阴疝，女人漏下不止。髋，髀骨也。窌，腰下穴也。

又曰：癫痫瘈疭，不知所苦。两跻之下，男阳女阴。

张洁古曰：跻者，捷疾也。二脉起于足，使人跻捷也。阳跻在肌肉之上。阳脉所行，通贯六府，主持诸表，故名为阳跻之络。阴跻在肌肉之下。阴脉所行，通贯五藏，主持诸里，故名为阳跻之络。阴跻为病，阴急则阴厥，胫直，五络不通，表和里病；阳跻为病，阳急则狂走，目不昧，表病里和。阴病则热，可灸照海、阳陵穴。阳病则寒，可针风池、风府。风府乃督脉、太阳，阳维之会也。又曰：在阳，表者当汗之；在阴，里者当下之。又曰：癫痫，昼发灸阳跻，夜发灸阴跻。

《内经》曰：腰痛不可举者，申脉、仆参举之。太阳之穴，阳跻之本也。

《腰痛论》曰：会阴之脉，令人腰痛，痛上漯漯然汗出。汗干令人欲饮，饮已欲走。刺直阳之脉上三痏，在跻上郄下五寸，横居，视其盛者出血。

○启玄曰:足太阳之脉,循腰,下会于后阴,故曰会阴。直阳之脉,挟脊下行,贯臀,至腘,循腨,过外踝之后,条直而行者,故曰直阳之脉也。跻为阳跻,所生申脉穴也。跻上郄下,乃承筋穴也,即腨中央,如外陷者中也。太阳脉气所发,禁针刺,但视其两腨中央有血络盛满者,乃刺之出血。

又曰:昌阳之脉,令人腰痛,痛引膺,目䀮䀮然。甚则反折,舌卷不能言。刺内筋为三痏,在内踝上,大筋前,太阴后,上踝二寸所。

○启玄曰:阴跻,脉也。阴跻者,足少阴之别也。起于然骨之后,上内踝之上,直上循阴股,入阴而循腹入胸里,入缺盆,上出人迎之前,入頄内廉,属目内眦,会于太阳、阳跻而上行,故病状如此。内筋即阳跻之郄,交信穴也。

《素问•缪刺论》曰:邪客于足阳跻之脉,令人目痛。从内眦始,刺外踝之下半寸所,各二痏。即申脉也。左刺右,右刺左,如人行十里顷而已。

《灵枢经》曰:目中赤痛,从内眦始,取之阴跻。交信穴也。

又曰:风痉反折,先取足太阳及腘中,及血络出血。若中有寒邪,取阴跻及三毛上,及血络出血。

○李濒湖曰:足太阳,京骨穴也。在足外侧小指本节后,太骨下赤白际陷中。针三分,灸七壮。腘中,委中穴也。在曲膝后横纹中,针三分。阴跻取交信穴。见前三毛大敦穴也,在足大指外侧三毛中,肝脉之井也。针三分,灸三壮。血络者,视其处有络脉盛满者,出其血也。

又曰:阴跻、阳跻,阴阳相交。阳入阴,阴出阳,交于目锐眦。阳气盛则瞋目,阴气盛则瞑目。热厥,取足太阳、少阳。

《甲乙经》曰:人病目闭不得视者,卫气留于阴,不得行于阳。留于阴则阴气盛,阴气盛则阴跻满。不得入于阳,则阳气虚,故目闭也。

○病目不得瞑者,卫气不得入于阴,常留于阳。留于阳则阳气满,阳气满则阳跻盛;不得入于阴,则阴气虚,故目不瞑也。

《灵枢》曰:五谷入于胃也,其糟粕、津液、宗气,分为三隧。故宗气积于胸中,出于喉咙,以贯心肺而行呼吸焉。营气者,泌其津液,注之于脉,化而为血,以荣四末。内注五脏六府,以应刺数焉。卫气者,出其悍气之慓疾,而先于四末分肉皮肤之间而不休焉。昼日行于阳,夜行于阴。常从足少阴分间,行于五脏六腑。今厥气客于五脏六腑,则卫气独卫其外,行于阳,不得入于阴。行于阳则阳气盛,阳气盛则阳跻陷。不得入于阴,则阴气虚,故目不瞑也。治当补其不足，泻其有余，以通其道而去其邪。饮以半夏汤一剂，阴阳已通，其卧立至。其方，用流水千里以外者八升，扬之万遍，取其清五升，煮之，炊以苇薪。火沸，置秫米一升，治半夏五合，徐炊令至一升半，去其滓，饮汁一小杯，日三，稍益，以知为度。故其病新发者，覆杯则卧，汗出则已，久者三饮而已。

○按濒湖曰：《灵枢》有云：足太阳之筋为目上纲，足阳明之筋为目下纲。寒则筋急，目不合；热则筋纵，目不开。又云：壮者血气盛，肌肉滑，营卫不失其常，故昼精而夜瞑。老人气血衰，气道涩，卫气内伐，故昼不精而夜不瞑。又云：多卧者肠胃大而皮肤涩，分肉不解，卫气行迟故也。张子和曰：思气所至为不眠，为嗜卧。巢元方云：脾病困倦而嗜卧，胆病多烦而不眠。王叔和云：水流夜疾有声者，土休故也。人亦应之。人夜卧则脾不动摇，脉为之数疾也。一云脾之候在睑，睑动则知脾能消化也。脾病则睑涩嗜卧矣。数说皆论目闭、目不瞑，虽不言及二跻，盖亦不离乎阴阳，营卫虚实之理可互考者也。

冲　脉

冲为经脉之海，又曰血海。其脉与任脉皆起于少腹之内胞中。其浮而外者，起于气冲。足阳明穴也。并足阳明、少阴二经之间，循腹上行至横骨。足阳明去腹中行二寸，少阴去腹中行五分，冲脉行于二经之间也。○横骨在阴上横骨中，宛如偃月，去腹中行一寸半。挟脐左右各五分，上行，历大赫、气穴、少阴冲脉之会也。四满、中注、肓腧、商曲、石关、阴都、通谷、幽门，至胸中而散，凡二十四穴。

《灵枢经》曰：冲任皆起于胞中，上循背里，为经络之海。其浮而外者，循腹右上行，会于咽喉，别而络唇口。血气盛则充肤热肉，血独盛则渗灌皮肤，生毫毛。妇人有余于气，不足于血。月下[1]数脱血，任冲并伤，脉不荣其口唇，故须髭不生。宦者去其宗筋，伤其冲脉，血泻不复，皮肤内结，唇口不荣，故须亦不生。天宦不脱于血，而任冲不盛，宗筋不强，有气无血，唇口不荣，故须亦不生。

1　月下：《灵枢·五音五味》作“以其”。

《素问·水热穴论》曰:三阴之所交结于脚也,踝上各一行者,此肾脉之下行也,名曰太冲。

○启玄注曰:肾脉与冲脉并下行,循足合而盛大,故曰大冲。一云:冲脉起于气冲,冲直而通,故谓之冲。

《阴阳离合篇》论曰:圣人南面而立,前曰广明,后曰太冲。太冲之地,曰少阴。其冲在下,名曰太阴。

○启玄注曰:心脏在南,故前曰广明。冲脉在北,故后曰太冲。足少阴肾脉与冲脉合而盛大,故曰太冲。两脉相合为表里也。冲脉在脾之下,故曰其冲在下,名曰太阴。

《灵枢经》:黄帝曰:少阴之脉独下行何也?岐伯曰:不然。夫冲脉者,五藏六府之海也。其上者出于颃颡,渗诸阳,灌诸精;其下者,注于少阴之大络,起于肾,下出于气街,循阴股内廉,斜入腘中,伏行骭骨内廉,并少阴之经,下入内踝之后,入足下。其别者,并于少阴,渗三阴,斜入踝,伏行,出属跗属,下循跗,上入大指之间,渗诸络而温足胫肌肉,故其脉常动则络,结则跗上不动,不动则厥,厥则寒矣。

浩然按:李时珍言三焦即命门之用,与任、冲、督相通之论,但尚未发明原委也。夫三焦者,指人一身从头至心,心至脐,脐至足,分为上、中、下三焦。命门者,在背脊骨,从尻骨下上数七节间,有命门穴,乃真元精气之息所,即受胎时所禀之元气,乃充达周身百节,经络营卫,无不贯通。而五藏六府、奇经八脉,亦惟此一气之运用,非独任、冲、督可相通也。

冲脉为病

《难经》曰:冲脉为病,逆气而里急。肾气不足,伤于冲脉,逆气不上行也,里急腹胀痛也。

《灵枢》曰:气逆上,刺膺中陷下者,与下胸动脉。腹痛,刺脐左右动脉。按之立已。不已,刺气街,按之立已。

李东垣曰:秋冬之月,胃脉四道,为冲脉所逆。胁下少阳脉二道,而反上行,名曰厥逆。其证气上冲咽,不得息,而喘息有音,不得卧,宜调中益气汤,加吴茱萸五分,随气多少用之。○夏月有此,乃大热之症。用黄连、黄柏、知母各等分，酒洗，炒为末，白汤为丸，每服一二百丸，空心白汤下。即以美膳压之，不令停留胃中，直至下元，以泻冲脉之邪也。盖此病随四时寒热温凉治之。

又曰：凡逆气上冲，或兼里急，或作躁热，皆冲脉逆也。若内伤病，此宜补中益气汤，加炒蘗、炒连、知母，以泄冲脉。○凡肾火旺及任督冲三脉盛者，则宜用酒炒黄蘗、知母，亦不可久服，恐妨胃也。○或腹中刺痛，或里急，宜多用甘草。或虚坐而大便不得者，皆属血虚。血虚则里急，宜用当归。○逆气里急，膈咽不通，大便不行者，宜升阳泻热汤主之。方见《兰室秘藏》。○麻木，厥气上冲，逆气上行，妄闻妄见者，宜神功丸主之。方见《兰室秘藏》。

孙真人《千金方》云：咳唾，手足厥逆，气从小腹上冲胸咽，其面翕热如醉，因复下流阴股，小便难，时复冒者，寸脉沉，尺脉微，宜茯苓五味子汤，以治其气冲。其方用茯苓、五味子三钱，桂心、甘草一钱，水煎服。胸满者去桂。

程篁墩曰：太平侯病膻中痛，喘呕吞酸，脐上一点气，上至咽喉，如冰。每子后申时辄发，医以为太寒不效。祝橘泉曰：此得之大醉及厚味过多，子后申时相火自下腾上，故作痛也。以二陈加苓、连、栀子、苍术，数饮而愈。

《素问·痿论》曰：治痿独取阳明者，何也？曰：阳明者，五藏六府之海也，主润[1]宗筋。宗筋主束骨而利机关。冲脉者，经脉之海，主渗灌溪谷，与阳明合于宗筋，会于气冲。而阳明为之长，皆属于带脉，而络于督脉。故阳明虚则宗筋纵，带脉不引，故足痿不用。治之当各补其荥[2]而通其俞，调其虚实，和其逆顺，筋脉骨肉，各以其时受月则病已。谓肝甲乙、心丙丁、脾戊己，王气法时月也。

李东垣曰：暑月病甚则传肾，肝为痿厥。痿乃四肢痿软，厥乃四肢如火，或如冰。心烦，冲脉气逆上，甚则火逆，名曰厥逆。故痿、厥二病多相须也。《经》曰：下气不足则痿厥，则心悗，宜以清燥去湿热之药，或生脉散合四苓散，加酒炒黄蘗、知母，以泄其湿热。

李濒湖曰：湿热成痿，乃不足中有余也，宜渗泄之药。若精血枯涸成痿，乃不足中之不足也，全要峻补之药。

《灵枢经》曰：胸气有街，腹气有街，头气有街，胫气有街。故气在头者，止之于脑。气在胸者，止之膺与背腧。气在腹者，止之背腧与冲脉于脐之左

1 润：原作“关”，据《素问·痿论篇》改。
2 荥：原作“营”，据《素问·痿论篇》改。

右之动脉。气在胫者，止之于气街与承山踝上以下。取此者，用毫针，先按在上，久应手，乃刺而予[1]之。所治者，头痛眩仆，腹痛中满暴胀，及有新积作痛。

《举痛论》曰：寒气客于冲脉，冲脉起于关元，随腹直上。寒气客则脉不通，脉不通则气因之，故喘动应手。

王叔和曰：两手脉浮之俱有阳，沉之俱有阴。阴阳皆实盛，此冲、督之脉也。冲、督之脉为十二经之道路也。冲、督用事，则十二经不复朝于寸口，其人苦恍惚狂痴，不者，必当犹[2]豫，有两心也。

又曰：脉来中央坚实，径至关者，冲脉也。动苦少腹痛，上抢心，有瘕疝，遗矢[3]溺，胁支满烦，女子绝孕。

又曰：尺寸俱牢，直上直下，此乃冲脉，胸中有寒疝也。

张仲景曰：伤寒动气在右，不可发汗，汗之则衄而渴，心苦烦，饮水即吐。先以五苓散，次以竹叶汤。不可下，下之则津液内竭，头眩咽燥，鼻干心悸。竹叶汤。○动气在左，不可发汗，汗之则头眩。汗不止，筋惕肉瞤，此为难治。或先用防风白术牡蛎汤，次用小建中汤。不可下，下之则腹里拘急不止，动气反剧，身虽有热，反欲拳。先服甘草干姜汤，次服小建中汤。○动气在上，不可发汗，汗之则气上冲，正在心端。李根汤。不可下，下之则掌握热烦，身热汗泄，欲水自灌。竹叶汤○动气在下，不可发汗，汗之则无汗，心中大烦，骨节疼，头痛目运，恶寒吐谷。先服大陈皮汤，次服小建中汤。不可下，下之则腹满，卒起头眩。食则下清谷，心中痞坚。甘草泻心汤。

浩然按：时珍言脐之左右上下有气，筑筑然牢而痛，正冲、任、足少阴、太阴四经病也。成无己注以为左肝右肺，上心下肺，盖未审四藏乃兼邪耳，但下动是肾，乃无己误肺也。

岐伯曰：海有东西南北，人亦有四海以应之。胃者，水谷之海，其输上在气冲，下至三里。冲脉为十二经之海，其输上在于大杼，下出于巨墟之上下廉。膻中者，为气之海，其输上在于柱骨之上下，前在人迎。脑为髓之海，其输上在于盖，下在风府。○气海有余，气满胸中，悗息面赤。气海不足则气少，不足以言。○血海有余，则常想其身大，怫然不知其所病。血海不足，亦

1　予：原作“与”，据《灵枢·卫气》改。
2　犹：原作“由”，据《脉经》卷二“平奇经八脉病”改。
3　矢：原脱，据《脉经》卷二“平奇经八脉病”补。

常想其身小，狭然不知其所病。○水谷之海有余，则腹满；水谷之海不足，则饥不受食。○髓海有余，则轻劲多力，自[1]过其度；髓海不足，则脑转耳鸣，胫酸眩冒，目无所见，懈怠安卧。

浩然按：诸髓皆属于脑。又肾生髓，髓生肝。足太阳经入络于脑，故五脏之精和合而为膏者，内渗入于骨孔，补益于脑髓。今视藏象，其脊骨中髓上至于脑，下至于尾骶，其两傍附筋脊，每节两向皆有细络，一道内连腹中与心肺系，及五脏相连也。

带 脉

带脉者起于季胁。足厥阴之章门穴，同足少阳，循带脉穴，章门穴，厥阴、少阳之会。带脉穴属足少阳经。围身一周，如束带，然又与足少阳会于五枢、维道[2]。凡八穴。

《灵枢经》曰：足少阴之正，至腘中，别走太阳而合，上至肾，当十四椎，出属带脉。

杨氏[3]曰：带脉总束诸脉，使不妄行，如人束带而前垂，故名。妇人恶露，随带脉而下，故谓之带下。

带脉为病

秦越人曰：带脉为病，腹满，腰溶溶如坐水中。溶溶，缓慢貌。

《明堂》曰：带脉二穴至腰腹，纵溶溶如囊水之状，妇人小腹痛，里急后重，瘈疭，月事不调，赤白带下，可针六分，灸七壮。

张洁古曰：带脉之病，太阴主之。宜灸章门二穴，三壮。

《素问》曰：邪客于足[4]太阴之络，令人腰痛，引小腹控眇，不可以养息。眇谓季胁下之空软处。

---

1 自：原作“目”，据《灵枢·海论》改。
2 道：原字残破，据《黄帝明堂经》补正，与残字合。
3 杨氏：此见于《奇经八脉考》所引，原出处待考。
4 足：原脱，据《素问·缪刺论篇》补。

张仲景曰：大病瘥后，腰以下有肿气，牡蛎泽泻散主之。若不已，灸章门穴即效。

王叔和曰：带脉为病，左右绕脐，腰脊痛，冲阴股也。

王海藏曰：小儿癞[1]疝，可灸章门三壮而愈。以其与带脉行于厥阴之分，而太阴主之。〇女子经病，血崩久而成枯者，宜涩之、益之。血闭久而成竭者，宜益之、破之。破血有三治：始则四物入红花，调黄芪、肉桂；次则四物入红花，调鲮鲤甲、桃仁、肉桂，童子小便和酒煎服。末则四物入红花，调易老没药散。

张子和曰：十二经与奇经七脉，皆上下周流，惟带脉起少腹之侧，季胁之下，环身一周，络腰而过，如束带之状。而冲任二脉循腹胁，挟脐旁，传流于气冲，属于带脉，络于督脉。冲、任、督三脉，同起而异行，一源而三歧，皆络带脉。因诸经上下往来，遗热于带脉之间。客热郁抑，白物满溢，随溲而下，绵绵不绝，是谓白带。《内经》云：思想无穷，所愿不得，意淫于外，入房太甚，发为筋痿，及为白淫。白淫者，白物淫衍，如精之状。男子因溲而下，女子绵绵而下也。皆从湿热治之，与治痢同法。赤白痢乃邪热传于大肠，赤白带乃邪热传于小肠。后世皆以赤为热，白为寒，流误千载，是医误之矣。又曰：《资生经》载，一妇人患赤白带下，有人为灸气海，未效。次日为灸带脉穴，有鬼附耳云：昨日灸亦好，只灸我不着。今灸着我，我去矣，可为酒食祭我。其家如其言，祭之，遂愈。予初怪其事，因思晋景公膏肓二鬼之事，乃虚劳已甚，鬼得乘虚居之。此妇亦或劳心虚损，故鬼居之。灸既着穴，不得不去。自是，凡有病此者，每为之按此穴，莫不应手酸痛。令归灸之，无有不愈。其穴在两胁季肋之下一寸八分，若更灸百会穴尤佳。

《内经》云：上有病，下取之；下有病，上取之。又曰：上者下之，下者上之。是矣！

刘宗厚曰：带下，多本于阴虚阳竭，营气不升，经脉凝涩，卫气下陷，精气积滞于下焦、奇经之分，蕴酿而成。以带脉为病得名，亦以病形而名。白者属气，赤者属血。多因醉饱房劳，服食燥热所致。亦有湿痰流注下焦者，肾肝阴淫湿胜者。或惊恐而木乘土位，浊液下流；或思慕无穷，发为筋痿。所谓"二

---

1 癞：原误作"癞"，据《奇经八脉考》引"王海藏"改。

阳之病发心脾”也。或余经湿热，屈滞于少腹之下；或下元虚冷，子宫湿淫。治之之法，或下、或吐，或发中兼补，补中类利，燥中兼升发，润中兼温养。或温补、或收涩。诸例不同，亦病机之活法也。

巢元方曰：肾着病，腰痛冷如冰，身重腰如带五千钱，不渴，小便利。因劳汗出，衣里冷湿而得，久则变为水也。

○《千金》用肾着汤，《三因》用渗湿汤，东垣用独活汤主之。

《医学原始》

卷之七

云间浩然子惠源王宏翰著辑
吴门太医院生洲尤　乘参订

经络色脉主症

《素问》[1]：黄帝曰：皮有分部，脉有经纪，筋有结络，骨有度量。其所生病各异，别其分部，左右上下，阴阳所在，诸经[2]始终。岐伯曰：欲知皮部以经脉为纪者，诸经皆然。

马玄台注曰：此言皮部以经脉为纪，尽各经而皆然也。人身之皮分为各部。如背中行为督脉，督脉两傍四行，属足太阳经；肋后背傍属足少阳经，肋属足厥阴经等义是也。其结络骨度已于各藏腑部内，俱详悉矣。

又曰：皮者，脉之部也。邪客于皮则腠理开，开则邪入客于络脉，络脉满则注于经脉，经脉满则舍于脏府也。故皮者有分部，不与而生大病也。言皮部邪初感时不能分理，而大病从是生也。

又曰：百病之始生也，必先于皮毛也。邪中则腠理开，开则入客于络脉。留而不去，传入于经；留而不去，传入于腑，廪于肠胃。邪之始入皮也，泝[3]然起毫毛，开腠理。其入于络也，则络脉盛，色变。其入客于经也，则感虚乃陷下。其留于筋骨之间，寒多则筋挛骨痛，热多则筋弛骨消，肉烁䐃破，毛直而败。

直行者为经，傍行者为络。络脉主表，经脉主里。经有常色，而五色各异。心赤、肺白、肝青、脾黄、肾黑也。络脉之色无常变。阴络之色应其经，阳络之色变无常，随四时而行也。寒多则凝泣，凝泣则青黑；热多则淖泽，淖泽则黄赤。此皆常色谓之。无病多青则为痛，多黑为痹，多白则寒，黄赤则热。五色俱见，为寒热相兼也。

俞穴所属补泻法

五脏脏俞左右五十穴，井、荥[4]、俞、经、合之穴，木、火、土、金、水也。所

1 《素问》：原作《灵枢》，然以下文字出《素问·皮部论篇》，据改。

2 诸经：《素问·皮部论篇》作“病之”。

3 泝：多作“溯”之异体。然《素问·皮部论篇》“泝然”，乃恶寒貌，此非“溯”之义，故保留此字。

4 荥：原作“荣”，据《灵枢·九针十二原》改。下同径改。

出为井，所流为荥，所注为俞，所行为经，所入为合。脏属阴，阴井，木井也。六府府俞，左右七十二穴。井、荥、俞、原、经、合之穴，金、水、木、火、土以相生也。府属阳，阳井，金井也。阴井木，阳井金，阴荥火，阳荥水，阴俞土，阳俞木，阴经金，阳经火，阴合水，阳合土也。井、荥、俞、经、合，各配五行，各有子母也。故《经》曰：虚则补其母，实则泻其子。假如肝病实，则泻肝之荥，属火，是其子也。虚则补肝之合，属水，是其母也。若他邪相乘，阴阳偏胜，先补其不足，后泻其有余，此针之大要也。

夫从前来者为虚邪，从后来者为贼邪，从所不胜来者为微邪，本经自病者为自邪。虚者补之，实者泻之，不虚不实，以经取之。逐日养子，五度循环流注。惟三焦为阳气之父，包络为阴气之母。二经尊重，不系五行所摄，或壬癸日刺之也。

针法浅深禁宜论

春夏刺至肌肉，用二十四息；秋冬刺至筋骨，用三十六息。如春刺肌肉，无令伤筋骨，卧针而刺之。秋刺筋骨，无令伤肌肉血脉，先以指摄所针荥俞之处，气散乃纳针，不如是则伤皮肤。遇秋三月，令人咳嗽，伤血脉。遇夏三月，令人心痛，伤肌肉。遇四季，令人黄疸，伤筋骨。遇冬三月，令人骨节痛。切宜戒之。

春刺井，夏刺荥，秋刺经，冬刺合，兼刺原，及交会之处。更详井、荥、俞、经、合所主病也。假令气在足太阳经，春刺阴穴，兼刺京骨原穴，其交会之处，睛明穴是也。并井、荥、俞所主病，并主心下满之类是也。

禁针穴歌

禁针穴道要分明，脑户囟会及神庭。络却玉枕角孙穴，颅囟承泣随承灵。灵台神道膻中穴，水分神阙并会阴。横骨气冲手五里，箕门承筋及青灵。更加臂上三阳络，二十二穴针须停。孕妇不宜针合谷，三阴交内亦通论。石门针灸俱须忌，女子终身无妊孕。一有云门并鸠尾，缺盆客主人莫深。肩井深时多晕倒，三里急补人还平。

禁灸穴歌

禁灸之穴四十五，承光哑门及风府。天柱素髎临泣上，睛明攒竹迎香数。禾窌颧窌丝竹空，头维下关与脊中。肩贞心腧白环腧，天牖人迎共乳中。周荣渊腋并鸠尾，腹哀少商鱼际充。经渠天府及中冲，阳关阳池地五会。隐白漏谷阴陵泉，条口犊鼻及阴中。伏兔髀关并委中，殷门申脉承扶同。

针灸尻神禁忌图穴歌

尻神所在足跟游，坤内外踝震口留。巽位神居头乳口，中宫两骨尻眉求。面目背从乾上数，兑官手膊亦须修。艮腰颈项针难下，膝肋离宫最可愁。坎末若周禁忌法，肚中肘脚亦神流。

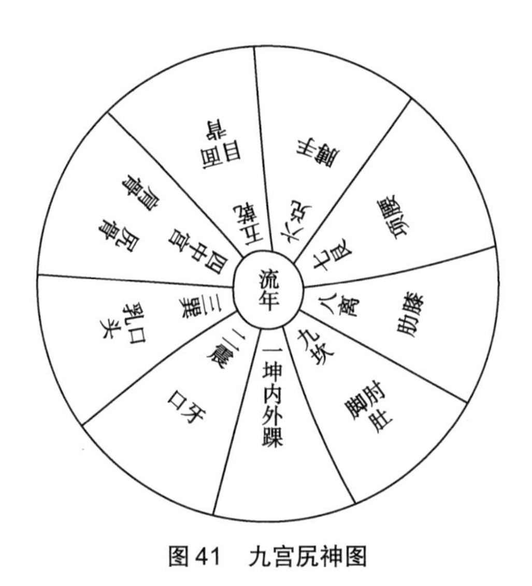

图41　九宫尻神图

手少阳三焦经俞穴主症

左右共四十六穴

关冲二穴，金也。在手无名指，第四指也。去爪甲角如韭叶。手少阳脉所出，为井也。针一分，沿皮向后三分，可灸三壮。专治喉咙闭塞，头目昏花，心胸烦闷，肘臂不能举动，目生翳膜，视物昏花，羞明怕日，看虚实补泻。

液门二穴，水也。在小指次指歧骨陷中。一取法：捻拳，覆按桌上，陷中是穴。手少阳脉所流，为荥也。针一分，沿皮向后三分，可灸三壮。专治手背腕骨红肿疼痛，宜弹针出血；并手臂不能举动，寒热，头目昏花，语言失忘，看症补泻。

中渚二穴，木也。在小指次指本节后陷中，去液门五分是穴。手少阳脉所注，为俞也。针一分，沿皮向后二寸，透阳池。岐伯云：专治热病汗不出，手臂红肿疼痛，十指挛拳不能屈伸。大治脊间心腹疼痛，看症补泻。

阳池二穴，在表腕上大骨下两筋陷中。手少阳脉所过，为原也。针三分，灸三壮。岐伯云：治寒热疟疾，寒多则补，热多则泻。或跌折，手腕疼痛不能举。看症补泻。

外关二穴，手少阳别络也。在腕后二寸陷中。针透内关，可灸三壮。专治手臂不能屈伸，五指疼痛，不能握物。耳聋不听，此穴亦通。

支沟二穴，火也。在腕后三寸两筋陷中。手少阳脉所行，为经也。直针透间使，可灸三壮。岐伯云：专治筋骨疼痛，大便闭涩，泻之立通。又治四肢不能举动，语言謇涩，口噤不开，暴哑难言，可灸二七壮，看症补泻。

会宗二穴，在支沟外傍一寸空中。灸三壮。主耳聋，肌肤痛，风痫。

三阳络二穴，在支沟上一寸。灸七壮，禁针。岐伯云：专治身倦，耳聋气闭，暴哑不言，口噤，肘臂不能举，看症补泻。

四渎二穴，在肘前五寸外廉陷中，主呼吸短气，咽中如息肉状，耳暴聋，下牙痛。

天井二穴，土也。在肘上大骨后一寸两筋陷中，屈肘取之。手少阳脉所入，为合也。针一分，灸三壮。岐伯曰：专治心腹疼痛，咳嗽气喘、瘰疬等症。未溃者泻，已溃者补，灸七壮立效。又治伤寒发热，项强不能回顾，兼治瘾疹。

清冷渊二穴，在肘上三寸，伸肘举臂取之。灸三壮，主肩臂不举，头痛目黄，胁痛振寒。

消泺二穴，在肩下臂外，开腋斜肘分取之。针五分，灸三壮。主治头痛，项如拔，颈有大气寒热痹。

臑会二穴，在臂前廉，去肩头三寸。针五分，灸五壮。主瘿瘤气，咽肿，寒热，瘰疬，颠疾，肘节痹，臂酸重，腋急痛，肘臂痛，难伸屈。

肩髎二穴，在肩端外陷臑会上，斜举臂取之。针七分，灸三壮。主臂痛重不举。

天窌二穴，在缺盆上，毖骨际陷中。针八分，灸三壮。主肩臂肘痛，或引颈项急，寒热胸满，缺盆中痛，汗不出。

天牖二穴，在耳下颈大筋外，缺盆上，天容后，天柱前发际。针一分，沿皮向外一寸。主治头颈项强，不能回顾。禁灸，灸则令人面肿，眼闭。切戒切戒！

翳风二穴，在耳珠后陷中，按之引耳中。针三分，灸七壮。主耳痛鸣聋，口噤，口眼㖞斜，下牙齿痛，失欠，脱腮，颊肿，牙车急痛。

瘈脉二穴，在耳本后鸡足青脉上。禁用针灸。

颅囟二穴，在耳后上青脉间。禁针，灸七壮。主头重目昏，风聋耳痛，耳塞耳鸣，呕吐，胸胁引痛，不得俯仰，及发痫风疭。

角孙二穴，在耳廓上中间发际下，开口有空。禁针，灸三壮。主目生肤翳，牙痛，颈肿项痛。

丝竹空二穴，在眉尾骨后陷中。一取法：在眉尖后入发际陷中。禁灸，灸则令人眼小。针一分。且如头风等症，针头宜向后一寸。一切眼疾，针头宜向前，透瞳子窌。治偏正头风不可忍。大凡眼赤头痛，痁疾伤寒，此穴乃太阳盛则泻，若清凉方可补之。

禾窌二穴，在耳门前兑发下横动脉。针三分。主风痛，头重牙车急，耳鸣，颔颊肿。禁灸。

耳门二穴，在耳前起肉、当耳缺处。针三分，灸三壮。主治耳痛鸣聋，有脓，汗出生疮，耳聤，耳痔，齿痛。

手太阴肺经俞穴主证

左右共二十二穴

中府二穴，在云门下一寸，乳上三肋间。针一分，沿皮向外一寸。可灸二七壮，治症同前。

云门二穴，在巨骨下，挟气户傍开二寸。针一分，沿皮向外一寸。治喉瘋等症，咳嗽气急，不得安卧，胸腹痛，一切等症，并灸五十壮，禁防晕。

天府二穴，在腋下三寸动脉中，取法：用鼻尖点臂上，到处是穴。横针入一寸，禁灸。岐伯云：专治逆气喘急，不能安息，或鼻衄不止，两臂不能举，肩酸疼，头项强不能回顾。

侠白二穴，在天府下去肘五寸，动脉中。灸五。主治咳逆干呕，烦闷心痛。

尺泽二穴，水也。在肘中约纹上，与曲池相近动脉中。手如弓，方得下针。手太阴脉所入，为合也。针入一寸。岐伯云：专治肘后筋紧，宜泻。或臂不能举，手不能屈。又治腰间疼痛，不能俯仰，看虚实补泻。

孔最二穴，在侧腕上七寸，针三分，灸五壮。治热病汗不出，肘臂厥痛，不及头。

列缺二穴，在腕骨上侧一寸五分。取法：以手交叉，食指点处是穴，两骨罅中。手太阴脉别络，走足阳明。针入一分，沿皮向前，透经渠穴。岐伯云：专治半身不遂，口眼㖞斜，或口禁不开，肚腹疼痛。针宜沿皮向后一寸。大治咳嗽寒痰。沿皮透太渊，看虚实补泻。

经渠二穴，金也。在手寸口脉陷中。一取法：用食指交叉，列缺为准，次取食指爪甲角下是穴也。手太阴脉所行，为经也。针入二分，沿皮向前透太渊。岐伯云：专治久虚寒热。寒，补多泻少；热，补少泻多。又治心烦，两肋拘急，背膊酸疼。用针看虚实补泻，禁灸。

太渊二穴，土也。在手掌后横纹陷中。手太阴脉所注。为俞也。针入二分。岐伯云：治胸膈疼痛，宜泻；牙齿痛，宜补。灸三壮。如伤寒饮食过多，咳嗽痰涎，手心热，目生翳膜，狂言妄语，尊卑不识，看虚实补泻。

鱼际二穴，火也。在大指内侧饰[1]后散脉中，手太阴脉所流，为荥也。针入一分，沿皮向后，禁灸。岐伯云：专治烦热，或手心热，或身热头痛，咳嗽痰涎，背痛，不得安卧，看虚实补泻。

少商二穴，木也。在手大指端内侧。去爪甲如韭。手太阴脉所出，为井也。针入一分，沿皮向后一分，禁灸。岐伯曰：专治喉风或乳鹅。用三棱针微出血。又治伤寒闭结，水谷不下，宜泻不宜补。

---

1 饰：原文如此，在此处义不明。《太平圣惠方·针经》“鱼际”有“在手大指节后内侧散脉中是穴”之句，故疑“饰”为衍文。

手少阴心经俞穴主症

左右共十八穴

少冲二穴，水也。在手小指内侧去爪甲如韭。手少阴脉所出，为井也。针入一分，沿皮向后三分。岐伯云：专治心腹疼痛，咳嗽痰涎，乍寒乍热，手挛不伸，肘后疼痛。

少府二穴，火也。在手小指本节后骨缝陷中，相对掌心劳宫穴。一取法：屈掌折纹是穴。治病如前。手少阴脉流，为荥也。针入二分，灸三壮。专治掌心发热，心胸膨胀，看症补泻。

神门二穴，土也。在掌后兑骨端陷中。手少阴脉所过，为俞也。针入一分，沿皮向前透腕骨。岐伯云：专治五痫等症。又治呕、咯等症。可灸七壮。看症补泻。

阴郄二穴，在神门后半寸。治盗汗不止。灸七壮。又治惊恐心痛，失喑，洒淅厥逆，霍乱胸满，衄血。

通里二穴，在腕后一寸。针入三分，灸三壮。岐伯云：治心中懊恼，烦闷，头目昏疼，肘臂不举，面目皆红。看虚实补泻。

灵道二穴，金也。去腕后寸半。手少阴脉所行，为经也。针入一分。沿皮向前一寸半。岐伯云：治心中恐怯。先补后泻。

少海二穴，水也。在肘内廉横纹头尽处陷中。一法：肘内廉节后大骨外，去肘端五分。针入三分，灸三壮。一曰禁灸。手少阴脉所入，为合也。主治头痛，目黄目眩，项强齿痛，呕吐，肩背、肘腋、胁引项痛，癫痫，吐舌，疟疾寒热，汗出，四肢不举。看虚实补泻。

青灵泉二穴，在肘上三寸，伸肘举臂取之。禁针，灸三壮。主头痛，目黄，胁痛，肩不能举。看虚实补泻。《甲乙经》无此穴。

极泉二穴，在腋下筋间动脉入胸处。灸七壮。主目黄，咽干，心痛胁满，干呕烦渴，四肢不收。

手厥阴心包络经俞穴主证

左右共十八穴

中冲二穴，水也。在手中指端去爪甲如韭。手厥阴脉所出，为井也。针入一分，沿皮向后三分，灸一壮。岐伯云：专治心腹疼痛，手心发热，此穴能决人死生。且如中风之症，非止一也。有中风、中气、中暑，此三者，五藏六府受病，中府可疗，中藏难治。如中心，针中冲，无血出，补之；不知痛，不省人事，此乃心藏气绝也。针少商，无血出，不知痛，肺藏气绝也。针大敦，补之，无血，不知痛者，肝绝也。针隐白穴，不知疼痛，不省人事，脾藏绝也。针涌泉，不知痛，又无血出，肾藏绝也。

黄帝曰：何以知五藏受病？岐伯曰：五藏者，心、肝、脾、肺、肾也。取井穴针之，不知痛者，乃五藏绝也。思岐[1]曰：大概中风先刺两手中冲，用三棱针出血可治。无血，非仙不可治也，故述于此。

劳宫二穴，火也。在手掌中屈无名指点处是穴。手厥阴脉所流，为荥也。针入二分，禁灸。岐伯曰：专治翻胃心痛，言语謇涩，热病汗不出，胸膈不宽，呕吐不已，五心烦热，口内生疮。此穴上针一度，令人虚一度。凡针有补泻，凡灸亦有补泻。就艾炷上吹火，播去为泻，按火为补。

大陵二穴，土也。在手掌后横纹两筋间。手厥阴脉所注，为俞也。主治热病汗不出，心中疼痛，浑身发热，悲喜无常，大小艰难，气血不和，生疮。针入三分，看虚实补泻。

内关二穴，在手掌后横纹二寸、两筋间陷中。别走手少阳。宜针透外关，此穴通阴跻络。岐伯云：专治心腹疼痛，胃脘停寒，呕吐酸水，暴哑不言。针八五分，看症补泻。语言謇涩，可灸三壮。

间使二穴，金也。在掌后三寸，两筋间陷中。手厥阴脉所行，为经也。灸七壮。直针，透支沟穴。岐伯云：专治寒热疟疾，热多则泻，寒多则补。又治心中恐怯惊惕，宜补；心中烦闷。宜泻。

郄门二穴，在掌后横纹五寸。针三分，灸五壮。一法：在大陵后五寸。主治心中疼痛，鼻血不止，心中恐怯，神气不足，盗汗不止。看虚实补泻。

曲泽二穴，水也。在肘内陷中，屈肘取之，大筋内横纹中是穴。手厥阴脉所入，为合也。主治心气疼痛，忧愁思虑过多，郁结于心，以致心痛无常，浑身发热，口渴唇焦，或吐呕血。针三分，灸三壮。看虚实补泻。

天泉二穴，在曲腋下二寸，举臂取之。针三分，灸三壮。主治咳逆，胸胁

---

1 思岐：此出处不详，待考。

支满,膺背胛臂内廉骨痛。

天池二穴,在乳后二寸,侧胁陷中。一法:在腋下乳后一寸,腋下三寸。针三分,灸三壮。主头痛寒热。胸满腋肿,上气,喉中有声。

足太阴脾经俞穴主症

左右共四十二穴

隐白二穴,木也。在足大指端内侧,去爪甲如韭。足大阴脉所出,为井也。治腹胀泄泻,不得安卧,呕吐,饮水不下,暴泄不止,足寒不能立,妇人月事过多不止。针入一分,沿皮向后三分,看症补泻,禁灸。一云:灸三壮。

大都二穴,火也。在足大指本节后内侧陷中。足太阴脉所流,为荥也。针三分,灸三壮。治热病汗不出,手足厥冷,五心烦热,口吐酸水。又治脚面红肿,宜弹针出血。

太白二穴,土也。在足内踝本节核骨下陷中。足太阴脉所注,为俞也。横针三分,灸三壮。治浑身发热,肢体倦怠,饮食不化,呕吐酸水,大便脓血,小便闭,腰疼。

公孙二穴,在足大指本节后一寸。一法,太白后一寸,别走阳。横针五分,治伤寒痁疾,不饮食,面浮心烦,狂言,肚壮腹满。又治脚背肿痛,看症补泻。

商丘二穴,金也。在足内踝下微前陷中。足太阴脉所行,为经也。针五分。治腹胀肠鸣,寒热进退,脚气红肿,心中恐怯,五痔等疾。可灸七壮。

三阴交二穴,在足内踝上三寸,骨节陷中。针三分,灸三壮。治腹中癖块,膝股内痛,小便不利,四肢沉重,小肠疝气,偏坠难产,胎衣不下,恶露不尽,败血冲心,针之立愈。此穴最能堕胎,孕妇禁针,切戒之。

漏谷二穴,在内踝上六寸,骨下陷中。针三分,禁灸。治心悲气逆,肠鸣腹胀,饮食不为肌肤,痃癖冷气,小便不利,失精湿痹,不能行,足热痛,腿冷,麻痹不仁。

地机二穴,在膝下五寸,大骨后,伸足取之。针三分,灸三壮。《标由赋》

云：治腰肩背痛在表[1]之疾。

阴陵泉二穴，水也。在膝下内侧䏠[2]骨下陷中，伸足取之。足太阴脉所入，为合也。针三寸，半透阳陵；禁灸。治腰痛，饮食少思，胸腹不快，逆气上喘，不得安卧，霍乱，疝气，小便不利，五麻等症。大能开通水道。

血海二穴，在膝膑上内廉赤白肉际二寸，用手按于膝上，大拇指向内廉，中指向外廉，指头尽处是穴。针三寸半。岐伯云：治妇人漏下崩中，月事不通，气逆腹胀，可灸七壮。又两腿内廉血疯等疮，肾藏风，针之立愈。

箕门二穴，在鱼腹上越筋间，阴股内动脉中。一法：血海上六寸。灸三壮，禁针。治淋，小腹肿痛。

冲门二穴，在横下五寸，横骨两端约纹中。针一分，沿皮向外灸二七壮。治寒气满腹，积痛阴疝，难乳，子气上冲。

府舍二脉，在腹结下三寸，针一分，沿皮向外寸半，灸五壮，治心腹胁痛，积聚霍乱。

腹结二穴，在大横下三寸。一云：一寸三分。针一分，沿皮向外寸半，灸五壮。绕脐冷痛，抢心腹，寒泄咳逆。

大横二穴，在腹哀下三寸，平直脐傍四寸半。针一分，沿皮向外寸半，灸五壮。治腹热，欲走大息，四肢不可动，多汗洞泄，大风逆气，多寒善愁。

腹哀二穴，在日月下一寸。针一分，沿皮向外一寸，禁灸。一云：灸十井穴，能治风痫。

食窦二穴，在腋下三寸六分，乳外一寸五分。一云：天溪下一寸六分，举臂取之。针四分，灸五十壮。治痰饮气食等症。

天溪二穴，在胸乡下一寸六分陷中，仰而取之。针四分，灸五壮。治喘气、乳肿，痈溃贯膺。又治胸胁支满，膈间雷鸣。

胸乡二穴，在周荣下一寸六分，仰面取之。针四分，灸三壮。治胸胁支满，引胸皆痛。

周荣二穴，在中府下一寸六分陷中，仰取之。针四分，禁灸。治胸胁支

1 表：原作“里”。据《杨敬斋针灸全书》引《标由赋》作“表”改。

2 䏠：据《黄帝明堂经》等，此字当作“辅”，唯《新雕孙真人千金方》作“转”。考“䏠”在此后凡三见，有两处为“䏠侧”，其中一处据《铜人腧穴针灸图经》当作“转侧”，一处“䏠手取之”用“转”亦通。故初步判断此字当为“转”字。

满,咳唾脓血,咳逆上气,饮食不下。

大包二穴,脾之大络也。在腋下三寸,灸三壮。禁针。治胸腹胀满。

足厥阴经俞穴主症

左右共二十八穴

大敦二穴,木也。在足大指端,去爪甲如韭及三毛中。足厥阴脉所出,为井也。针三分,灸三壮。岐伯曰:专治小肠膀胱疝气,小便不利,阴囊肿痛。大治顽麻气块,其人昏晕,痛不可忍,按腹则不痛。看症补泻。

行间二穴,火也。在足大指端动脉应手陷中。一法:大指次指歧骨间动脉,足厥阴脉所流,为荥也。直针三分,灸三壮。专治腹胀满,腰间疼痛,脚红肿,湿气流注络,或脚背红肿,一切等症皆治。弹针出血立效,兼疗膝肿目疾。

太冲二穴,土也。在足大指本节后二寸陷中。一法:行间上二寸动脉,足厥阴脉所注,为俞也。伤寒症,此穴脉能决人生死。岐伯曰:专治小便不利,大便滑泄,小腹疼痛,胸胁胀满,面色苍黄,或心血妄行,脚气红肿,行步艰难。针一分,沿皮向后透行间穴,直针亦可,灸三壮。

中封二穴,金也。在足内踝前一寸,仰足取之,陷中是。内踝骨尖上横过一寸半,针五分。足厥阴脉所行,为经也。岐伯曰:专治久疟不瘥,寒热往来,面色苍黄,四支厥冷,手足不仁,腰间疼痛。可灸七壮。

蠡沟二穴,在足内踝上五寸。针二分,灸三壮。主卒疝小腹肿,时小腹暴痛,小便癃闭,数噫,恐悸,少气腹痛,咽如有息肉,背拘急,女子赤白带下,暴腹刺痛。

中都二穴,在足内踝上七寸、胫骨中。针三分,灸五壮。主肠澼㿗疝,小腹痛,妇人崩漏,因恶露不绝,足下热,胫寒不能久立,湿痹不能行。

膝关二穴,在犊鼻下骨旁间五分陷中,内为膝,外为穴眼,左透右,右透左。专治膝头红肿,脾家受湿,流于两腕。又治鹤膝风。针三分,灸五壮,看症补泻。

曲泉二穴,水也。在足内踝前辅骨下,大筋上,小筋下陷中。一取法:居士内屈膝取之，上尖是。横针一寸，灸三壮。足厥阴脉所入，为合也。专治小便难，大便闭，胸腹胀，四肢不举，或头痛，看症补泻。

阴包二穴，在膝上四寸，股内廉两筋间陷中，足厥阴脉所纳也。岐伯云：治腰尻痛，小腹疼，遗溺不禁。针一分，灸三壮。看症补泻。

五里二穴，在气冲下三寸，阴股中动脉。灸五壮。主治热闭，不得溺，嗜卧，四肢不得摇动。

阴廉二穴，在气冲下二寸动脉中。灸三壮。治妇人绝产。若未经生产者，灸三壮，即有子矣。

羊矢二穴，在气冲外一寸动脉中，阴旁股内约纹缝中皮肉间，有核如羊矢，与急脉相近。诸书皆无，惟《甲乙经》存之。

章门二穴，在脐上二寸，横取六寸，侧胁季肋端陷中，侧卧屈上足，伸下足，举臂取之。针八分，灸三壮至百壮止。主治翻胃吐食，大便闭结。又治中风伤寒，潮热，腹中冷积气痛，呕吐，不进饮食，乍寒乍热，久疟不愈，灸之立效。

期门二穴，肝之募也。在不容外一寸半，直乳下，第二肋间。一取法：在乳下二寸是穴。主治腹满，血崩，伤寒过经，泄利腹胀，气喘不得安卧，胁下积气，女人产后诸症，饮食不下。针一分，沿皮向外一寸半。看症补泻。

足少阴肾经俞穴主症

左右共五十四穴

涌泉二穴，木也。在足心陷中，屈足拳指第三纹中。足少阴脉所出，为井也。针三分，灸三壮。专治腰疼，大便难，心中结热，五心烦躁，心痛，不嗜食，妇人无孕，咳嗽身热，劳怯。汉北齐王阿母患足下发喘满，医云：此热厥也，刺此穴立愈。又治遗溺，男左女右，立效。

然谷二穴，火也。在内踝前起骨陷中。足少阴脉所流，为荥也。横针一寸。专治喉中痛，心中恐惧，足跗红肿，不能履地；寒疝，小腹痛，胸胁满，咳血；男子遗精，女人血崩；骱骨酸痛，不能久立。看症补泻。

太溪二穴，土也。在足内踝后五分，跟骨上动脉中。足少阴脉所注，为俞也。横针入透昆仑。治心疼，手足寒战，骨节疼，呕血，吐痰，口中如胶，小肠疝气，大便难，小便数。大治红肿，寒湿脚气及牙疼。看症补泻。

大钟二穴，在太溪下五分。针二分，灸三壮。主治：实则小便淋闭，洒洒，腰脊强痛，大便闭涩，嗜卧，口中热虚，则呕逆多寒，欲闭户而处，少气不足，胸胀喘息，舌干，咽中多噎，不得下，善惊恐不乐，喉鸣咳血，腹满便难，多寒少热。

水泉二穴，在太溪下一寸。针二分，灸三壮。治月事不来，来则心下闷痛，目不能远视，阴挺出，小便淋沥，腹中痛。

照海二穴，在足内踝下白肉际。横针入半寸。治喉肿痛，久疟不瘥，小腹疼，呕血，男子偏枯，半身不遂，女子淋沥，中风秘结，翻胃，泻之。可灸二七壮。余症看虚实补泻。

复溜二穴，金也。在足内踝后骨尖上二寸陷中。足少阴脉所行，为经也。针一分，沿皮顺骨上一寸。此穴能决人生死，补之能回六脉。虚汗、盗汗，补之立验。

交信二穴，在足内踝上二寸，复溜前，三阴交后筋骨间。针四分，灸三壮。主气淋㿉疝，阴急股引腨内廉骨痛，泄痢赤白，女子崩漏。

筑宾二穴，在足内踝上腨分中，骨后大筋上，小筋下，屈膝取之。针三分，灸五壮。主小儿疝痛，不得乳，颠狂呕沫，足腨痛。

阴谷二穴，水也。膝内辅骨大筋下，按之应手，屈膝内横纹尖尽处是穴。足少阴脉所入，为合也。治膝肿，不能屈伸，舌纵涎出，股内廉痛，女子崩漏，男子梦鬼交，白浊，肚腹胸胀，不得安卧。可灸二七壮。治小便难，女子转脬等症。

横骨二穴，在大赫下一寸，阴上横骨宛曲如仰月陷中，曲骨外寸半。治五藏虚竭，腹胀，小便难，失精阴痛。《外台》云：治大便不利，奔豚疝气等症。灸三壮，禁针。一云刺五分。

大赫二穴，在气穴下一寸，去中行五分。针一分，灸五壮。治虚劳失精，阴上缩，茎中痛，灸三十壮，女子赤淋。

气穴二穴，在四满下一寸，去中行五分。左为子户，右为胞门。针一寸，灸五壮。治女子月经不调，泄痢不止，贲豚气痛，上下攻冲，腰间疼痛。

四满二穴，在中注下一寸，去中行五分。针一寸，灸五壮。治腹痛，奔豚，脐下积疝，妇人胞中恶血疠痛。

中注二穴，在肓俞下一寸，去中行五分。针一寸，灸五壮。治病同商曲。

肓俞二穴，在商曲下一寸，去中行各一寸，平脐两傍各寸半。针一寸，灸五壮。治病同商曲。

商曲二穴，在石关下一寸，去中行五分。针三分，灸二七壮。治腹中积聚，饮食不下。

石关二穴，在阴都下一寸，去中行五分。针一寸，可灸二七壮。治大便闭结，女人无子，胞有恶血，腹中痛，不可忍，治之如神。

阴都二穴，在通谷下一寸，挟中脘相去五分。针三寸，灸三壮。治浑身发热，虚病，心下烦闷。一云：可灸二七壮。

通谷二穴，在幽门下一寸。针五分，灸五壮。治头痛目昏，鼻鼽清涕，项强口㖞，暴喑，咽喉不利，心中愦郁，惊悸，呕吐，胸满，留饮癖积。

幽门二穴，在巨阙两傍各寸半。针一分，沿皮向后一寸。治胸膈心惊，气喘呕吐，痰涎吐血。灸二七壮。

步廊二穴，在神封下一寸六分，去中行外二寸，仰卧取之。针四分，灸五壮。治鼻塞，胸胁支满，喘息，不得举臂。

神封二穴，在灵墟下一寸六分，去中行二寸。针四分，灸五壮。主胸满不得息，咳逆，乳痈，恶寒。

灵墟二穴，在神藏下一寸六分陷中，去中行二寸，仰卧取之。针一寸，沿皮向外。治病同彧中。

神藏二穴，在彧下一寸六分陷中，去中行二寸，仰卧取之。针四分，沿皮向外一寸。治病同彧中。

彧中二穴，在俞府下一寸六分，去中行二寸，仰而取之。针一分，沿皮向外一寸，灸五壮。治咳嗽气喘，两胁攻筑疼痛。

俞府二穴，在巨骨下，璇玑两傍各二寸，仰而取之。针一分，沿皮向后一寸，可灸二七壮。治逆气喘，呕吐，胸膈痞满。

《医学原始》

卷之八

云间浩然子惠源王宏翰著辑

上海　　　恺士卢敏元参订

足阳明胃经俞穴主症

左右共九十穴

头维二穴，在额角入发际，本神两傍各开一寸五分。针五分，禁灸。主治头风疼痛如破，目痛如脱，泪出不明。

下关二穴，在目前动脉下廉，合[1]口有空，张口则闭。针一分，沿皮向前二寸，可灸三壮。治唇吻不收，耳聋鼻塞，牙关紧急，口噤，偏正头风，耳内蝉鸣，眼斜。

颊车二穴，在耳珠下曲颊陷中。针一分，沿皮向下二寸，透地仓。治耳关不开，口噤不言，额角肿痛。又治口眼歪斜，歪左泻右，歪右泻左。可灸七壮，灸同针同。

承泣二穴，在目下七分，上直瞳子。禁针灸。

四白二穴，在目下一寸。针三分，不可深，深则恐伤目睛。治头目眩，眼生膜，且如生膜，下生则合谷泻之，上生则泻临泣。

巨髎一穴，侠鼻孔旁八分，直瞳子。针三，灸七壮。主风寒，鼻准肿痛，瘈疭口僻，目赤痛痒，多泪，白翳遮睛。

地仓二穴，侠口吻两傍各四分，近下有脉微微动中。针一分，沿皮向上二寸，透颊车。治中风口眼㖞斜，目不得开。失音口歪，右针左。

大迎二穴，在曲颔前一寸三分骨陷中动脉。针三分，灸三壮。治头痛面浮，目口㖞，口噤不言，下牙齿痛，寒热，瘰疬，数欠气，风痉，颊颔肿连面。

人迎二穴，在颈大筋动脉应手陷中，结喉傍一寸半，仰面取之。针一分，沿皮向外二分。禁灸。治症同缺盆。

水突二穴，在颈大筋前，人迎下挟气舍上，内贴气喉两穴之中。针一分，沿皮向外，治同缺盆。

气舍二穴，直人迎下，挟天突两傍陷中，贴骨尖[2]上有缺。针一分，沿皮向外三分，灸三壮。治症同缺盆。

---

1 合：原作“舍”，据《黄帝明堂经》改。

2 尖：原作“光”，据《类经图翼》卷六改。

缺盆二穴，在肩上横骨下陷中。针五分。治寒热，瘰疬，痈疽发背，缺盆中肿痛，脑膈热痛，咳嗽等症。宜灸二七壮。

气户二穴，在巨骨下，挟俞府两旁各二寸陷中，仰卧取之。针一分，沿皮向外一寸，灸五壮。治病同库房。

库房二穴，在气户下一寸六分，仰卧取之。针一分，沿皮向外一寸。灸五壮，治胸背拘急，卧不得安，饮食不知味。

屋翳二穴，在库房下一寸六分。针一分，沿皮向外寸半，灸五壮。治四肢肿满，气喘咳嗽，痰涎壅盛。大治乳痈，寒热进退，坐卧不安。

膺窗二穴，在屋翳下一寸六分。针四分，灸五壮。治胸胁痈肿，肠鸣泄泻，乳痈寒热，短气，睡卧不安。

乳中二穴，当乳中，即乳头上。禁灸，宜针一分。治乳痈等症。

乳根二穴，在乳中下一寸六分，仰面取之。治哮喘痰涎。灸二七壮。

不容二穴，在幽门两傍各寸半。针五分，灸五壮。治胸膈痃癖，不思饮食，肠鸣呕吐，两胁痛。

承满二穴，在不容下一寸。针一寸，灸二七壮。治病同前。

梁门二穴，在承满下一寸。针一寸，灸二七壮。治症同前。

关门二穴，在梁门下一寸。针一寸，灸二七壮。治症同前。

太乙二穴，在关门下一寸。针八分，灸五壮。治症同前。又治颠狂、吐舌心烦。

滑肉二穴，在太乙下一寸。或以不容至天枢七穴折量之。针二寸半，灸二七壮。治症同太乙。

天枢二穴，在脐两傍各三寸。针三寸。治赤白痢疾，藏府冷痛，脾[1]泄不止，妇人月水不通，血成块，肠鸣腹痛，男子遗精白浊。可灸二七壮至五十壮，多灸，极妙。又治面浮肿，吐血狂言，呕吐。《千金》云：魂魄之舍，禁针。

外陵二穴，在天枢下一寸。针三寸，灸二七壮。治症同天枢。

大巨二穴，在外陵下一寸。天枢下二寸。针三寸，灸二七壮。治病同天枢。

---

1 脾：原字被墨迹掩盖。据《针灸腧穴通考》引《窦太师针经》《针方六集》均有“脾泄不止”主治改。

水道二穴，在大巨下三寸。针一寸半。治小腹痛，阴中疼，腰背强，不能屈伸，膀胱疝气，二焦结热，大小便不利。灸五十壮。

归来二穴，在水道下一寸。针三寸半，灸二七壮。治牘豚，卵上阴中，膀胱寒。

气冲二穴，在归来下一寸，天枢下八寸，鼠溪上动脉应手宛宛中。灸五壮，禁针。大治腹中热，大便闭结，不得安卧，腹中逆气上攻，心腹胀满，女子月水不调，身发寒热。

髀关二穴，在膝上伏兔后跨[1]骨横纹中。针六分，灸三壮。主治黄疸，痿痹不得屈伸，股内筋急。

伏兔二穴，在膝上六寸起肉，膝[2]盖上七寸正，跪坐取之。针三分，禁灸。治虚劳气逆，膝冷，不能屈伸，动止艰难。

阴市二穴，在膝上三寸，直伏兔陷中，拜而取之。针三分，禁灸。治腹满痿厥，少气，腰如冰[3]冷，痛不可顾。

梁丘二穴，在膝上二寸两筋间。针三分，灸三壮。治大惊乳痛，屈膝不能伸。治病如犊鼻。

犊鼻二穴，在膝膑下外侧骱骨上尖陷大筋中。针一分。岐伯云：专治鹤膝风，膝中酸疼，不能跪拜，膝若无力。宜补不宜泻，禁灸。

三里二穴，土也。在犊鼻下三寸，骱骨外廉两筋间，举足取之。足阳明脉所入，为合也。针三分。治五劳七伤，胃气不足，饮食则吐，心腹胀满，胃脘停寒，呕吐酸水，肠鸣泄泻，诸病皆治。食气蛊毒，水肿胀满，膝骱酸痛，目无所见。华陀云：专治劳怯，形气羸瘦，脚气等疾。《外台》《明堂经》曰：古人年三十以上，若不灸三里，火气攻上眼目。可灸三七壮，以泻火也。

上廉二穴，在三里下三寸，举足取之。一法：在条口上一寸。针三寸半，灸三壮。治四肢胀满，胁痛，饮食不化，喘息不能行动。又治五脏不足，邪气相搏[4]，手足不仁，四肢偏枯，拘急瘫痪。

条口二穴，在三里下五寸，下廉上一寸，举足取之。横针三寸半，禁灸。

---

1 跨：通“胯”，《说文解字》：“胯，股也。”

2 膝：原作“际”，据《铜人腧穴针灸图经》卷下改。

3 冰：原作“汞”，此“氷”之异写形误，据文义改。

4 搏：原字为墨迹掩盖大部，据其残笔及上下文义，似为“搏”字，姑改。

治膝中疼，足缓不收，脚气红肿。看症补泻。

下廉二穴，在上廉下三寸，两筋骨间陷中，举足取之。一法：丰隆上一寸。治病同丰隆。一法：三里下六寸。

丰隆二穴，在足外踝上八寸下廉，骺骨外廉陷中，别走足太阴也。针三寸半，灸五壮。治逆气上冲，胸膈疼痛，大小便不便，面目浮肿，行步艰难，咽喉肿痛不能语。

解溪二穴，火也。在足腕[1]上，冲阳后寸半系鞋带处。一法：去内庭上六寸半，足阳明脉所行，为经也。直针五分，灸三壮。治头目浮肿，气冲眼目，面赤，身发红肿，四肢倦怠，行步艰难，头风及偏坠。右取左，左取右也。

冲阳二穴，在足趺上五寸，去陷谷二寸。足阳明脉所过，为原也。针一分，沿皮向前二寸。治偏风，口眼歪斜，脚膝难伸，饮食不化，脐腹痛，或登高弃衣而走。可灸七壮。

陷谷二穴，木也。在足二指内侧本节后陷中，去内庭一寸。足阳明脉所注，为俞也。针一分，沿皮向前透内庭，灸三壮。治面目浮肿，水肿腹胀，阳明热病，汗不出。

内庭二穴，水也。在足次指、三指歧骨间中，足阳明脉所流，为荥也。直针五分，灸三壮。治四肢厥冷，肚腹胀满，恶闻人声，心中惊悸，喉中疼，久虚等症。看症补泻。

厉兑二穴，金也。在足第二指端、去爪甲如韭。足阳明脉所出，为井也。针一分，沿皮向后三分，灸一壮。专治胸腹胀满，寒热往来，胃弱饮食不化，浑身浮肿。看症补泻。

手太阳小肠经俞穴主證

左右三十八穴

少泽二穴，金也。在小指外侧，去爪甲如韭。手太阳脉所出，为井也。针入一分，沿皮向后二分。岐伯云：专治乳痈之症，宜补。吐出痰涎为妙。左为

---

1 腕：原作“脆”，不通，据《黄帝明堂经》改。

乳痈，右为乳房[1]，左右皆可疗之。又治舌强，语言艰难，咳嗽痰涎。无乳汁，针之立通也。先泻后补，余症看虚实。

前谷二穴，水也。在小指外侧，本节前陷中。手太阳脉所流，为荥也。针入一分，沿皮向后溪。岐伯云：专治热病汗不出，耳内蝉鸣，咳嗽衄血，鼻塞不开。看虚实补泻。

后溪二穴，木也。在小指外侧本节后陷中，手太阳脉所注，为俞也。屈掌外侧横纹尖尽处是穴。横针透掌心一寸，灸一壮。岐伯云：专治伤寒头疼，久虚不愈，手心烦热。看虚实补泻。

腕骨二穴，在手外侧腕前起骨下陷中，转[2]手取之，手太阳脉所过，为原也。针入三分，灸三壮。岐伯云：专治浑身发黄，热痛汗不出，头痛烦热，臂膊曲伸难，掘物无力，身如疸症，灸七壮尤佳。

阳谷二穴，火也。在手外侧，兑骨下陷中。一取法：大筋上，大骨下纹尖当中是穴。手太阳脉所行，为经也。针三分，灸五壮。岐伯云：专治颠狂等症，热病汗不出，头顶强痛。针入沿皮透向前腕骨。看症补泻。

养老二穴，在腕骨后一寸陷中。灸三壮。主治手挛肩痛，目昏。

支正二穴，在腕后五寸。别络走少阴。针入一分，沿皮向后寸半，灸三壮。岐伯云：专治寒热头痛，手臂不能动，眼目不明。

小海二穴，土也。在肘内大骨外去肘端五分陷中，屈肘乃得。手太阳脉所入，为合也。针入二分，灸五壮。岐伯云：治小肠攻刺，膀胱疝气，手臂外廉红肿，疼痛。窦太师云：治四肢不举[3]，府股风肿，小腹急痛，疝气疟疾，羊痫颠走。平针一分，灸七壮。

肩贞二穴，在肩髃后两骨罅间。针一分，禁灸。主治颔痛，头强，耳鸣耳聋，肩、手臂风痹不举。

臑[4]俞二穴，在肩窌后大骨下胛上廉陷中，举臂取之。针三分，灸三壮。

---

1 乳房：此非病名，疑有误。经查未能得解，存疑。

2 转：原作"䟦"。考《扁鹊神应针灸玉龙经》"手腕痛"，腕骨可"翻手得穴"。本书前注"䟦"当作"转"。"转"字用于此亦通。

3 不举：前一字下部及第二字均为墨迹遮蔽。查小海穴主治，《黄帝明堂经》《铜人腧穴针灸图经》均有"四肢不举"，故补。

4 臑：原字为墨迹遮蔽，据字残迹及该穴位置确定为"臑"。

主寒热肩肿，引胛中痛，臂酸无力。

天宗二穴，在秉[1]风后大骨下陷中，针三分，灸三壮。主肩重臂痛，肘后廉痛，颊颔痛。

秉风二穴，在天髎外，小髃后，举臂有空。针五分，灸三壮。主肩痛不举。

曲垣二穴，在肩中央曲胛陷中，按之应手痛。灸十壮。主周痹，肩胛拘急疼闷。

肩外俞二穴，在肩胛上廉，去大杼傍三寸。针入一分，沿皮向后一寸，可灸七壮。主肩胛痛，至肘引项急，寒热。

肩中俞二穴，在胛内廉，去大杼傍二寸陷中。灸三壮，主目昏，咳嗽吐血，上气寒热。

天窗二穴，在颈大筋前曲颊下，扶突后动脉应手陷中。针入一分，沿皮向后三分，灸三壮。主治耳聋，耳颔喉中痛，肩颈痛，难回顾。

天容二穴，在耳下曲颊后陷中。针一分，沿皮向后一寸。灸三壮。主治喉中闭塞，井骨哽等症。

颧窌二穴，在面颊兑骨下，下廉陷中。禁灸。主治目黄赤，口㖞僻，齿痛。

听宫二穴，在耳前珠子傍。针一分，灸三壮。主耳鸣聋，口噤喉鸣，心腹痛满，臂痛，失音。

手阳明大肠经俞穴主病

左右共四十穴

商阳二穴，金也。在次指内侧、去爪甲如韭。手阳明脉所出，为井也。针入一分，沿皮向后三分。岐伯云：专治气满喘嗽，耳内蝉鸣，五心烦热。

二间二穴，水也。在次指本节前内侧横纹尖尽处陷中。手阳明脉所流，为荥也。针入一分，沿皮向后透三间。治病与商阳同，看症补泻。

三间二穴，木也。在次指本节后内侧横纹尖尽处是穴。针入一分，沿皮向后透合谷。可灸三壮。岐伯云：专治喉咙闭塞，胸胁攻筑疼痛，五心烦热。用针直向后透合谷，治病如前，看虚实补泻。

---

1 秉：原字为墨迹遮蔽，据《黄帝明堂经》补。

合谷二穴,在手大指次指两筋陷中是穴。手阳明脉所过,为原也。针入寸半。岐伯云:专治口眼㖞斜,中风不语,语言謇涩,眼赤痛,羞明怕[1]日目疾,头风等症。齿痛,耳聋,口噤不开,并治伤寒一切疾病。看虚实补泻。

阳溪二穴,火也。在腕中上侧两筋陷中。手阳明脉所行,为经也。直针二分。岐伯云:专治狂言乱语,如见鬼神,厥足头痛,腹胸膨胀。看虚实补泻。

偏历二穴,在腕后三寸。针入三分,灸三壮。主寒热疟[2]风汗不出,目视䀮䀮,颠疾多言,耳鸣口㖞,齿痛喉痹,嗌干,鼻鼽衄血。

温溜二穴,在腕后五寸,即大士六寸,小士五寸间。针入三分,灸三壮。主头痛面肿,口㖞喉痹,肠鸣腹痛,哕逆,肩不能举,伤寒身热,癫狂见鬼。

下廉二穴,在曲池下四寸,兑肉分外斜。一法:在三里下一寸。针入三分,灸三壮。主头风,肘臂痛,溺赤,肠鸣,气走注痛。

上廉二穴,在三里下一寸。直针入三分,可灸三壮。岐伯云:专治头痛,两臂不能举动,握手艰难,或筋寒骨痛。看虚实补泻。

三里二穴,在曲池下二寸。按之肉[3]起,兑骨之端。针入五分,灸三壮。主治肩臂疼痛。又治齿痛颊颔肿,瘰疬。

曲池二穴,土也。在肘外,以手按横纹尖是穴。手阳明脉所入,为合也。针二寸半。岐伯云:专治两筋之拘挛,宜补;四肢瘫痪,宜泻。半身不遂,口眼㖞斜,语言謇涩,两臂不能举动,十指挛拳疼痛。大治浑身发热,伤寒宜泻。又治阴虚发热,宜补;虚羸劳怯之弱,宜先补后泻。看虚实补泻。

肘髎二穴,在肘大骨外廉陷中。针入三分,灸三壮。主肘节风痹,臂痛挛急。

五里二穴,在肘上三寸,行向里大脉中央。一取法:在曲池横纹尖尽上二寸是穴。宜灸,禁针。岐伯云:专治风劳惊恐,四肢不能举动,寒热往来,或有瘰疬等症。灸十壮。

臂臑二穴,在肘上七寸䐃[4]肉端,平手取之。针入五分,灸三壮。主寒热,颈项拘急,瘰疬,肩臂痛,不能举。

---

1 怕:原作“伯”,据上下文义及字形改。

2 疟:原字为墨迹遮蔽,据《铜人腧穴针灸图经》该穴主治补。

3 肉:原字为墨迹遮蔽,据《黄帝明堂经》补。

4 䐃:原字被墨迹遮蔽,据《黄帝明堂经》补。

肩髃二穴，在肩端上两骨间，举臂取之，有陷是穴。又，手按于腰，四肢向前，大指向后方。可针，针入六分，灸七壮。风盛，灸二七壮为率[1]。过多恐致臂细。主治偏风不遂，手臂挛急，臂细无力，筋骨酸疼，肩中热，头不可顾，一切风热瘾疹。

巨骨二穴，在肩端上行两骨间陷中。针入一寸，可灸七壮。专治手痹骨痛，不能掘物，针灸甚效。又治痈疽发背。

天鼎二穴，在缺盆上一寸。一法：侧颈直缺[2]盆，扶突后一寸。针入一分，沿皮向后三分，灸三壮。主治耳聋，耳颔喉中痛，颈难回顾。

扶突二穴，在人迎后寸半。针入三分，沿皮向后三分，灸三壮。一云在颈曲颊下一寸，仰面取之。治病同前。又治舌本出，咳逆上气，喘急，喉中如水鸡声。

禾窌二穴，直鼻孔下，挟水沟旁五分。针入一分，禁灸。主治鼻窒口僻[3]，鼻多清涕不止，鼽衄，有疮，口噤不开。

迎香二穴，在鼻孔两旁直纹是穴。一法：禾窌上一寸。鼻孔旁五[4]分，针入三分，禁灸。主治鼻塞无闻香臭，偏正头痛。看症补泻。

足少阳胆经俞穴主症

左右共八十八穴

瞳子窌二穴，去目外眦两傍各五分。一法：在眉梢头尖下尽处。治偏正头风不可忍，及眼赤头痛，疟疾伤寒。

听会二穴，在耳珠前陷中，上关下一寸，开口有空动脉中，张口得之。一取法：尽口内衔之，方可针三分，灸二七壮。治耳鸣聋，齿痛口噤，牙车急痛或脱，呕吐，骨酸，癫狂瘈疭。

客主人二穴，在耳前起骨上廉，开口有动脉宛中。针一分，沿皮向前一寸，治唇吻不收，耳聋鼻塞，牙关紧急，口噤，偏正头风，耳内蝉鸣，眼斜。可

1 率：原字主体被墨迹遮蔽，据残字形及文义补。
2 缺：原字被墨迹遮蔽，据《黄帝明堂经》补。
3 僻：原作“辟”，据《黄帝明堂经》改。
4 孔旁五：原字被墨迹遮蔽，据《铜人腧穴针灸图经》补。

灸二七壮，艾不可大，针不可深，深则令人呼吸不得。看症补泻。

颔厌二穴，在颞颥上廉，对耳额角外。针一分，灸二七壮。治头风耳聋虚鸣。

悬颅二穴，斜上额角中，在悬厘间，针三分，灸三壮。主面皮赤肿，身热烦满，汗不出。余同颔厌。

悬厘二穴，从额斜上头角下陷。针三分，灸三壮。治偏头痛，目外眦赤痛，面赤痛，羊癫，烦满，热病汗不出。

曲鬓二穴，在耳上入发际曲隅陷中，鼓颔有空，以耳掩前尖处是穴。针三分，灸三壮。主暴喑，齿龋，颊颔肿，口噤，牙车急痛。

率谷二穴，在耳尖上入发际寸五分。针三分，灸三壮。治病同窍阴。

天冲二穴，在承灵后一寸半耳上如前三分。针三分，灸三壮。主头痛，牙肿，颠症，善惊恐。

浮白二穴，在耳后入发际一寸。直针五分，灸七壮。治咳嗽逆痰，胸中胀满，气喘急，直耳聋虚鸣。

窍阴二穴，在完骨上，枕骨下，摇耳有空。针三分，灸七壮。治胸膈寒涎，饮食过多，伤于肺，久不治变为肺痈，并额角锥痛。

完骨二穴，在耳后发际四分。针三分，灸七壮。主头面痛，口㖞，牙车急，齿痛，喉痹，颈项肿，耳颊痛，肘肿足痿，颠仆狂疟，小便黄赤。

本神二穴，在临泣外一寸半。一云：神庭各开三寸，曲差旁一寸五分。治颠疾，呕吐涎沫。

阳白二穴，在眉上一寸，直瞳子。针二分，灸三壮。治瞳子痛痒，昏蒙，目系急，上插头目痛，目眵背寒。

临泣二穴，在目上发际五分。针一分，沿皮向外一寸，禁灸。治中风不语，目生翳。

目窗二穴，在临泣后一寸。针入，向外一寸，灸五壮。治鼻中疼痛，目昏头风等症。一云：主诸阳之热。

正营二穴，在目窗后一寸。针入，向后半寸，灸五壮。治病同承灵。

承灵二穴，在正营后一寸五分。治鼻中痛，牙疼，唇吻不收，项痛不回顾，偏正头风。针三分，灸七壮。

脑空二穴，在承灵后一寸五分，挟玉枕傍，枕骨陷中。针四分。治羸弱之症，项不回顾，可灸七壮。魏武患头风，发则心下闭闷，不省人事，华陀刺之立愈。

风池二穴，在耳后一寸半，横挟风府。一云：脑空后发际陷中。针三分，灸七壮，至一百壮止。一法：先取风府后，用同身寸四寸，合开二寸是穴。治热病汗不出，头风项强，伤风眼赤，中风不语，瘫痪，宜泻；四肢挛，宜补。

肩井二穴，在肩上陷中，缺盆上，大骨前一寸半。一取法：以手小指头节按于巨骨上，取中指第二节横纹是穴。针三寸。治肩膊骨胖[1]疼。又治痈疽发背等症。华陀云：此穴不可针到穴，令人闷倒不省，宜三度停针方可泻。岐伯云：此乃真气所集之地，不可多泻，泻则令人耗散五脏之阳，故谓险穴也。如针此穴晕倒，急补三里。孙真人云：此穴下针，可入二寸，得气。凡合谷走气至此穴，要接一针，向右方可过也。

渊腋二穴，在侧腋下三寸宛中，举臂取之。针一分，沿皮向外。治痰饮气食等症，禁灸。

辄筋二穴，在腋下三寸，复前行一寸着胁。针三分，沿皮向外。治心腹胀痛。

日月二穴，在期门下五分，乳下三肋端。针一分，沿皮向外寸半，灸五壮。主小腹热，欲走大息，喜怒不常，多言语，唾不出[2]，四肢不收。

京门二穴，在监骨下，腰中挟脊处。季肋本针三分，灸三壮。主腰痛，不得俯仰，寒热䐜胀，引臂不得息，小便赤涩，小腹痛肿，肠鸣洞泄，髀枢引痛，肩背寒痓，肩胛内廉痛，脊痓反折，体痛。

带脉二穴，在季肋下一寸八分。针六分，灸五壮。主妇人小腹坚痛，月水不调，赤白带，里急瘈疭。

五枢二穴，在水道旁一寸半。针一分，灸五壮。主男子寒疝，阴卵上入小腹痛，妇人带下赤白，里急瘈疭。

维道二穴，在章门下五寸三分。针八分，灸三壮。主呕逆不止，三焦不调，水肿咳逆。

居窌二穴，在环跳上一寸。针入四寸。一云：章门下八寸三分陷中。针

1 胖：原文如此。"胖痛"，疑为肿痛。
2 唾不出："唾"字被墨迹遮蔽，"出"原作"止"。今据《明堂灸经》补正。

八分，灸三壮。思岐曰：子用针极效，每每不可缺，治病同前。

环跳二穴，在髀枢砾子骨[1]后、伸屈宛宛中，侧卧蜷上足、伸下足取之。治疯痹、湿疯瘾疹、偏风不遂、腰膝胯痛，不得安卧转[2]侧，可灸五七壮，针入五寸，此穴翳枢髀骨尖下一寸陷中是。治翳尖疼痛，腰间小腹痛，治诸般中风症。

风市二穴，在膝上外廉两筋中，直立，以两手垂腿中，指点到处是穴。治一切厉风症。针五分，灸五壮。

中渎二穴，在膝上五寸，大骨外分肉陷中。禁针灸。

阳关二穴，在阳陵上一寸，犊鼻外廉陷中。针二寸半。治病同阳陵泉，禁灸。

阳陵泉二穴，土也。在膝品骨下一寸外廉辅骨陷中，蹲坐取之，足少阳脉所入，为合也。针三分得气，即泻又宜久停为妙。专治足膝不得屈伸，半身不遂，脚冷。又治鹤膝风，宜灸七壮至七七壮。

阳交二穴，在外踝斜七寸。一云：与外丘斜向三阳分肉间。针六分，灸三壮。治寒厥惊狂，喉痹，胸满面肿，寒痹膝胫不收。

外丘二穴，在外踝上七寸骨陷，针五分，灸三壮。主治皮肤痿痹，胸胁胀满，颈项痛，恶风寒癫疾。

光明二穴，在外踝上五寸。针三分半，灸五壮。专治心中发热汗不出，膝肿不能久立，与辅骨疗病一般。又治眼目疼痛。

阳辅二穴，火也。在足外踝上四寸，绝骨前三分。一云：丘墟上七寸，足少阳脉所行，为经也。针三分半。岐伯云：治左瘫右痪，筋脉拘挛，浑身节痛，脚气酸疼，风痹不仁，可灸二七壮。

悬钟二穴，在足外踝上三寸。一取法：用手小指头节按骨上尖指第二节横纹尖上是穴。横针三寸半，透三阴交，灸三壮。岐伯曰：治浑身发热，筋寒骨痛，脚气红肿，心腹胀满，胃中热饮，食不下，起坐艰难。

丘墟二穴，在足外踝微前陷中，去临泣三寸。足少阳脉所过，为原也。直针五分。专治红肿绕踝，风气痛，坐卧不能起；目生翳膜，腿膝酸疼，小肠疝

1 砾子骨：《针灸腧穴通考》引《太平圣惠方·明堂》作“砚子骨”，《针灸玉龙歌》作“研骨”，《医学入门》作“碾子骨”。相当于股骨大转子。

2 转：原作“𧽚”。本条下“侠溪穴”亦有“𧽚侧”一词，可考为“转侧”，故径改。

气，寒热疼痛。可灸二七壮，看症补泻。

临泣二穴，木也。在足小指次指端本节后陷中，去侠溪二寸。一法：一寸五分。足少阳脉所注，为俞也。治胸中痛，缺盆中及腋下肿，马刀瘰疬，妇人月水不调，两支满，厥逆气喘，不能行。又治咳嗽，疟疾，目红肿痛，并脚面肿痛。大治水肿与出血，一身之水。针一分，沿皮向后一寸，灸三壮。看症补[1]泻。

地五会二穴，在本节后，去侠溪一寸五分。一法：去侠溪一寸。针一分，沿皮向前三分。治内伤吐血，足外皮肤疼痛。此穴不宜灸，灸则令人羸瘦，不过三年。

侠溪二穴，水也。在小指次指骨间本间陷中。足少阳脉所流，为荥也。直针三分，灸三壮。治胁肋肢满，寒热进退，汗不出，视物羞明，胸中痛，转[2]侧难。

窍阴二穴，金也。在足小指次[3]指端外侧，去爪甲如韭。足少阳脉所出，为井也。针一分，沿皮向外，灸三壮。专治气逆，腹胀胁肋疼痛，手足发热，心下虚寒，怕惊。看症补泻。

足太阳膀胱经俞穴主病

左右共一百三十四穴

睛明二穴，在目内眦直纹中是穴。针三分。一云：目内眦红肉陷中。禁灸。治瘾瘼后生上黑子，恶风，一切目疾。

攒竹二穴，在两眉头尖陷中。针一分。沿皮向外一寸，透鱼腹。治眼疾赤烂，或生翳膜。大治头风，用三棱针出血，热气散，目自明。禁灸。

眉冲二穴，直眉头，上神庭，曲差之间。针三分，禁灸。主五痫，头痛鼻塞。

曲差二穴，在前发际、侠神庭两傍各一寸五分，足太阳脉所发。针一分，

1 看症补：三字原空。据本卷体例补。

2 痛，转："痛"字原缺。"转"作"祛"。据《铜人腧穴针灸图经》此穴主"胸中痛不可转侧"，补"痛"字，改"祛"为"转"。

3 次：原作"火"，据《灵枢•本输》改。

沿皮向后一寸,灸七壮。治心中烦闷,汗不出,头项痛,及偏正头风。

五处二穴,在上屋旁寸半。针一分,沿皮向前三分,灸五壮。治鼻不闻臭,口眼㖞斜,鼻流清涕,头目昏眩,呕吐痰涎。

承光二穴,在五处后一寸五分。治病同前,禁灸。

通天二穴,在承光后一寸五分。针三分,灸三壮。治头痛重,暂起僵仆,鼻塞,喘息不利,口㖞多涕,鼽衄,有疮。

络却[1]二穴,在通天后一寸五分。灸三壮,禁针。治头旋耳鸣,目盲内障,颠狂僵仆,瘈疭,腹胀满,不得息。

玉枕二穴,在络却后一寸五分。一取法:起肉枕骨入发际三寸。禁针。治眼痛,贼风入脑中,寒不可忍,可灸七壮。

天柱二穴,在项后发际大筋外廉陷中。针三分。治头项筋急,不能回顾,头痛。针五分,得气即泻,立愈。禁灸。

大杼二穴,在第一椎两旁各开寸半陷中。针一分,沿皮向外一寸,可灸五七壮。治项强,伤寒汗不出,久嗽劳怯,浑身发热,胸腹痛。

风门二穴,在二椎两傍各寸半。直针一分,沿皮向后寸半,可灸三七壮。治腠[2]理不密,不时伤风。大治伤寒,颈项强,鼻渊不已,并治五劳七伤、咳嗽等证。

肺俞二穴,在第三椎两傍各寸半。针三分,可灸二七壮至百壮。治日久咳嗽,五劳七伤,身热,传尸劳瘵。

厥阴俞二穴,在四椎下两傍各寸半。针一分,沿皮向后寸半,可灸二七壮。治逆气呕吐,痰饮流注,胸膈饮食不下。

心俞二穴,在五椎下两傍各寸半。针一分,沿皮向外寸半。治咳嗽呕逆,胃家停寒痰涎,饮食不下,一切胸膈满,两肋痛,四肢倦,身黄,遍体痛、禁灸。专治心气疼,或先泻后补,不可深泄其气。

督俞二穴,在六椎下两傍各寸半。灸三壮。主寒热心痛,腹痛,雷鸣气逆。

膈俞二穴,在七椎下两傍各寸半。灸五壮。主喉痹,胸胁痛,肩背不能倾

---

1 络却:原作"络郄"。《铜人腧穴针灸图经》正文作"络却",然卷下作"络郄"。《针灸腧穴通考》谓"络却"有"返行"之义,是其命名原义,"络郄"当误,故改。

2 腠:原作"膝",据文义乃"腠"之形误,因改。

侧，心痛，痰饮吐逆，汗出寒热，骨痛虚胀，支满痰疟，痃癖气块，膈上痛，身常温，不食。

肝俞二穴，在九椎下两傍各寸半。针一分，沿皮向后寸半。治一切目疾痛赤，昏花，视物不明，或生瘖瘼。可灸七壮。

胆俞二穴，在第十椎下两傍各开寸半。针一分，沿皮向后寸半，可灸二七壮。治一切腹胀满，饮食不思，口苦，舌干，喉痛，面目黄，两肋痛，不能转侧。

脾俞二穴，在十一椎下两傍各寸半。针一分，沿皮向外寸半。大治胃中停寒，呕吐酸水。可灸二七壮。

胃俞二穴，在十二椎下两傍各寸半。针三分，灸三壮。治胁痛脊痛，腹胀腹痛，胁鸣呕吐不食，筋脉挛急。

三焦俞二穴，在十三椎下两傍各寸半。针一分，沿皮向外寸半。治腹中肠鸣，饮食不化，腰脊强痛，不能屈伸。大治三焦涌热、发背等症。灸二七壮。

肾俞二穴，在十四椎下两傍各寸半。针一分，沿皮向外寸半，可灸七壮至百壮。或随年壮，多灸为妙。一取法：用一根竹与脐平，量，折断，移后对脐脊，点墨为记，两傍各用寸半是穴。治久虚，夜梦鬼交，遗精白浊，小便出血，此乃肾家大败也。五劳七伤，四肢倦怠，两膝痛，坐立不得，只可五分，泻后补也。

气海俞二穴，在十五椎两傍各寸半。主腰痛、痔病。

大肠俞二穴，在十六椎下两傍各寸半。针一分，沿皮向外，可灸三壮。治肠鸣绕脐痛，大小便不利，洞泄不止。看症补泻。

关元俞二穴，在十七椎下两傍各寸半。治风劳腰痛，泄痢虚胀，小便难，妇人瘕聚诸疾。

小肠俞二穴，在十八椎下两傍各寸半。针一分，沿皮向外寸半。治小便数，五般淋沥，大便脓[1]血，五般痔漏，妇人赤白带下，可灸二七壮。

膀胱俞二穴，在十九椎下两傍各寸半。针一分，沿皮向外寸半。治膀胱疝气、小肠偏坠、肾硬等症。可灸三壮。治病同前。

中膂俞二穴，在二十椎两傍各寸半，伏而取之。针三分，可灸三壮。治赤白痢，虚渴汗出，腰不能俯仰，腹胀胁痛，疝寒，热痓反折。

1 脓：原字半边被墨迹遮蔽，据《铜人腧穴针灸图经》补正。

白环俞二穴,在二十一椎下两傍各寸半。针一分,沿皮向外寸半。治腹中冷气,泄泻不止,五痔等症。阳气虚,阴中汗湿。可灸二七壮。治肾臀痛等症。

上窌二穴,在腰髁骨下第一空,挟脊两傍陷中。余三窌少斜,上阔下狭是也。针二寸,灸三壮。治鼻衄,呕逆,寒热,腰痛,妇人绝子,痎[1]疟寒热,阴挺出不禁白沥[2],痓反折,大小便利。

次窌二穴,在第二空挟脊两傍陷中。针二寸,灸三壮。主腰下至足不仁,恶寒,妇人赤白沥下,心下积胀,大小便利,疝气下坠。

中窌二穴,在第三空挟脊两傍陷中。针二寸,灸三壮。主五劳七伤,六极腰痛,妇人赤淫,时白气癃,月事少,大便难,小便利,腹胀飧泄。

下窌二穴,在第四空挟脊陷中。针二寸,灸三壮。主腰痛,妇人下泔汁,不禁,赤沥,阴中痒痛,引小腹,不可俯仰,大小便利,肠鸣腹胀,欲泄。

会阳二穴,在阴尾骨两傍各开寸半。针八分,灸三壮。主腹中有寒,泄泻肠澼,便血久痔,阳虚,阴汗湿。

附分二穴,在脊第二椎下,两傍各开三寸,正坐求之。针一分,沿皮向外。治肩背拘急,风冷入腠理,颈项强痛,难回顾。

魄户二穴,在脊第三椎下两傍各三寸。针一分,沿皮向外寸半。治症同附分。

膏肓二穴,在脊第四椎微下一分,五椎微上二分,两傍各开三寸是穴。百脉皆从此经过,无病不疗。虚羸劳怯,遗精白浊,五劳七伤,一切骨蒸、咳逆等症。多灸为佳,禁针。

○取穴法:

○一令人正坐,曲脊伸两手,以臂着膝前,令正[3]直,手大指与膝头齐,以物支肘,勿令臂得摇动。从胛[4]骨上角,摸索至胛骨下头,其间当有四肋三间。灸中间。从胛骨之里,去胛骨容侧指许,摩肋肉之表,筋骨空处,按之,但觉牵引肩骨中,是穴动。左右各灸百壮,多至千

1 痎:原脱,据《黄帝明堂经》补。

2 沥:原作"痢",据《黄帝明堂经》改,与上文之义合。

3 正:原字被墨迹遮蔽,据《灸膏肓腧穴法》补。

4 胛:原字被墨迹遮蔽,据《灸膏肓腧穴法》补。

壮，当觉气[1]下砻砻然，如流水状。若停痰宿疾，亦必有所下也。○若病人已困，不能正坐，当令侧卧，挽一臂令前求穴灸之也。

○又法：以右手搭左肩上，中指头所不及处是穴。左手亦然，乃以前法灸之。若不能正坐，常伸两臂，亦可伏衣幞上，伸两臂，令人挽两胛骨，使相离[2]，不尔，胛骨遮穴，不得真穴也。所伏衣幞，当令大小得宜，不然则失其穴也。此穴灸后，令人阳气康盛，当消息以自补养，身体平复，则病无所不治也。

○一法：医者先自坐，以目平正，却于壁上以墨作一大圈，却令息者坐，常使其目视圈，不使斜视别处，此亦良法也。令患人正坐，曲脊伸臂依法，医士以指揣颈后脊骨[3]，一节为一寸，自一椎至五椎，逐一墨点记，令上下端直分明。然人有颈[4]骨者，亦有无者，当以平肩为一椎，是百劳穴也。以四椎至五椎，用秆心比量两椎上下远近，折为三分，亦以墨界脊上椎间，取第四椎下二分微多，五椎上一分微少，用笔点定，横过相去六寸之中，左右以为两穴，交下远近之准，大要两椎上下，合同身寸，一寸三分七厘[5]微缩，有无大段长短不同。可与奇经内督脉有量脊骨之法，两相参考，庶得真穴也。

○若人肥大背厚，骨节难寻，当以平脐十四椎命门穴为准，上自大椎，下至命门折量。

○一法：令患人正坐曲脊，伸臂如前法，以草心于中指第二节横纹内一寸，量六寸，以椎骨一寸四分记六寸，先将笔点百劳穴为准，下六寸尽头点墨，将草心折中横两傍，尽处是穴也。

○一法：令病人两手交在两膊上，灸时亦然，胛骨遂开，其穴立见。以手指摸索第四椎下两傍各三寸，四肋三间之中，按之酸疼是穴，灸至千壮，少亦七七壮也。当依《千金方》立点立灸，坐点坐灸，卧点卧灸为准。

○又法：取膏肓二穴，当除第一椎小骨不算。若连第一椎数下，当五椎下两傍各三寸半，共折七，分两傍，按其酸疼处，乃是真穴。每依此法量，灸疗治诸症。

神堂二穴，在五椎下两傍各三寸，正坐取之。针一分，沿皮向外一寸。治肩背酸疼，胸膈胀满，寒热进退，脊膂痛。可灸二七壮。

譩譆二穴，在六椎下两傍各三寸，膊内廉，以手压之，令病人抱肘作譩譆之

---

1 气：原脱，据《灸膏肓腧穴法》补。
2 离：原作“椎”，不通，据《灸膏肓腧穴法》改。
3 骨：原作“第”，据《针灸大全》卷六“《千金方》论取膏肓腧穴法”改。
4 颈：原作“头”，据《针灸大全》卷六“《千金方》论取膏肓腧穴法”改。
5 厘：原作“缠”，据《针灸大全》卷六“《千金方》论取膏肓腧穴法”改。

声,则指动矣。灸五壮,针一分,沿皮向外一寸。治五劳七伤等症。

膈关二穴,在七椎下两傍各三寸,正坐开肩取之。针五分,可灸五壮。治背痛脊强,食不下,吐唠涎沫。

魂门二穴,在九椎下两傍各三寸。针五分,灸五壮。治食饮不下,腹中雷鸣,大便不节,呕吐多涎。

阳纲二穴,在十椎下两傍各三寸。针五分,灸五壮。治小便黄,肠鸣泄泻,消渴身热,面目黄,怠惰不嗜食。余治同魂门。

意舍二穴,在十一椎下两傍各三寸。针一分,沿皮向外一寸。治肚腹臌胀,饮食不化,恶寒热,一切痈疽等疾。可灸二七壮。

胃仓二穴,在十二椎下两傍各三寸。针五分,灸五壮。主腹内虚胀,水食不消,恶寒,不能俯仰,水肿肤胀,饮食不下。

肓[1]门二穴,在十三椎下两傍各三寸。针五分,灸三十壮。主心下坚满,妇人乳有余疾。

志室二穴,在十四椎下两傍各开三寸。针五分,灸五壮。主腰脊强,腹痛,阴痛下肿[2],失精,小便淋沥。

胞肓[3]二穴,在十九椎下两傍各开三寸。针一分,沿皮向外一寸。治病同志室。

秩边[4]二穴,在二十一椎两傍各开三寸。针五分,灸三壮,伏而[5]取之。主腰痛尻重,不能举,发肿,五痔等症。

承扶二穴,在尻臀下,阴股上横纹中。针五分,禁灸。主腋下肿,脊腰尻臀、阴股寒痛,痔疮,小便不禁,大便直出,遗精胞寒。又治大便难。

殷门二穴,在承扶下六寸。针五分,禁灸。主腰脊不可俯仰,股外肿,因瘀血注之。

浮郄二穴,在委阳上一寸,屈膝取。针五分,灸三壮。主小腹热,大便坚,膀胱经热,大肠结,股外筋急。

1 肓:原作“盲”,据《黄帝明堂经》改。
2 肿:原字被墨迹遮蔽,据《铜人腧穴针灸图经》补。
3 肓:原作“盲”,据《黄帝明堂经》改。
4 边:原字被墨迹遮蔽,据该穴位置补。
5 而:原字被墨迹遮蔽,据《黄帝明堂经》补。

委阳二穴，在膝腕横脉尖外廉两筋间，委中外二寸，屈身取之。针七分，灸三壮。主阴跳遗精，小便难，小腹坚痛，引阴中淋沥，腰痛脊强，瘈疭颠疾，头痛筋急，腋肿胸胀，身热，飞尸遁注，痿厥不仁。

委中二穴，土也。在膝腕内腘横纹中动脉应手。足太阳脉所入，为合也。针五分，禁灸。此穴以紫血出为妙，若无紫血止取穴。治腰痛、一切痈疽，及伤风沙瘴，疮疥，并宜出血。寒湿脚气，流注于经络，并宜弹针出血可治也。

合阳二穴，直委中下三寸。针五分，灸五壮，主腰脊强痛，引腹膝股热胻酸痛，癀疝，女人崩中，腹痛肠澼[1]，阴痛。

承筋二穴，在胫后腨股中央，从脚跟上七寸。灸三壮，禁针。治头痛鼻鼽衄，指肿腰脊腹痛，疝气大便难，脚挛，胫酸痹，跟痛，足下热，不能久立，转筋霍乱，瘈疭久痔，支肿，寒热汗不出。

承山二穴，在肠腨一分肉间，拱足去地一尺取之。一法：在足后跟横纹上八寸是穴。横针二寸半。治腰背痛，脚挛筋拳，不能久立。肠风下血大便难，小便数，霍乱转筋，刺之立安。可灸二七壮，大治久疟不瘥，不思饮食，刺之立效。看症补泻。

飞扬二穴，在外踝上七寸骨后。针五分，灸三壮。主头痛目眩，鼻衄，颈项疼，历节风，足指不能屈伸，腰痛腨痛，寒疟狂疟，癫疾，吐舌，痓反折，痔篡伤痛，野鸡痔，逆气足痿，失履不收。

附阳二穴，足外踝上三寸，太阳脉处，小阳脉后两筋陷中。针一分，灸三壮。治症同昆仑。

金门二穴，外踝下骨空陷中。针三分，灸三壮。主癫疾，马痫反张，尸厥暴死，转筋霍乱，脚胫酸、身战，不能久立。

昆仑二穴，火也。足外踝骨上陷中。足太阳脉所行，为经也。横针二寸半，透太溪，灸三壮。主治腰尻骨痛，足不能履地，鼻衄，脚气红肿，左瘫右痪，脚腕疼痛。

仆参二穴，在足后跟骨下赤白肉陷中。针三分。治症同申脉。

申脉二穴，在外踝下五分，容爪甲，赤白肉际陷中。针三分，禁灸。治目反上视或赤痛，从内眦始，腰痛胫寒热，不能久立坐，癫疾鼻衄。

---

1 澼：原字被墨迹遮蔽，据《备急千金要方》卷三十补，与文义相合。

京骨二穴，在足外侧大骨下，赤白肉际中。足太阳脉所过，为原也。针三分，灸三壮。治膝痛不能屈伸，寒热疟疾，项不能回顾，腰不能俯仰，鼻衄不止，脚气红肿，横针寸半。

束骨二穴，木也。在足小指外侧本节后陷中，足太阳脉所注，为俞也。针一分，沿皮向后半寸。治腰疼不能屈伸，两眼痛，耳聋虚鸣，伤风头强，不能回顾，眼赤。看症补泻。

通谷二穴，水也。在足小指外侧本节后陷中。足太阳脉所流，为荥也。针三分，治病同至阴。

至阴二穴，金也。在足小指端外侧、去爪甲如韭。足太阳脉所出，为井也。针一分，沿皮向后三分，灸三壮。专治目生翳膜，鼻塞头痛，胸胁痛，无常处，小便不利。看症补泻。

《医学原始》

卷之九

云间浩然子惠源王宏翰著辑

男圣来王兆文参订

任脉俞穴主症

腹部中行,共二十四穴。

会阴穴,在肛门前,前阴后,两阴间。禁针,可灸二七壮。主五痔。治女人阴门痛,产后昏迷,及经水不通。男子阴寒、阴缩,不得大小便,前后相引痛,阴汗,阴中诸病。一云:女为会阴,男为海底,其实一也。

海底一穴,在阴囊十字纹中。避外肾,针入一寸半。治小便缩阴中,肿大如斗。三棱针出血为妙。

曲骨穴,在横骨之上毛际陷中,动脉应手。一法:在中极下一寸,毛际陷中。针一寸半,灸五壮。治小腹膨胀,小便不利,淋沥,遗精白浊,女人赤白带下,一切膹豚疝气。

中极穴,在脐下四寸。针一寸二分,日灸三七壮,至三百壮。主治阳虚淋漓,失精恍惚,尸厥膹豚,水肿疝气,小便赤涩,尿[1]道痛,脐下积块如石,妇人白带,产后恶露不止,遂成疝瘕。或月事不调,血结成块,拘挛腹疝,月水不下,乳余疾,绝子,阴痒,子门肿痛,小腹苦[2]寒,饥不能食,胎衣不下,转脬,不得小便。

关元穴,在脐下三寸。针三寸半。治小便闭涩不通,妇人转胞,小腹胀满。不宜针,可灸三七壮。又小便频数,大便闭结,宜泻不宜补;大便附泄,宜补。男子遗精白浊,女人赤白带下,一切膹豚疝气,妇人三十四不破腹。可灸五十壮,针三寸半,补之立妊。

石门穴,在脐下二寸。针五分,灸二七壮至百壮。惟妇人灸之及针令绝孕。治病同气海。

气海穴,在脐下一寸五分。针三寸半。治脐下疼痛,上攻心腹,小便赤涩,妇人月事不调,产后恶露不止,绕脐疼痛。此乃生气之海也。大治脏气虚惫,元气不足。一切气疾,结如覆杯之状。大宜针灸,气至泻而即补也。又治小儿囟不合。

阴交穴,在脐下一寸。针三寸半,可灸七七壮。治小腹痛,手足拘挛,女人月水不调,或产后恶露不止,绕脐痛,男子遗精,女人赤带。

神阙穴,在脐中央。禁针。盐泥填孔,可灸三十壮。治小便闭涩,水肿,

---

1 尿:原脱,据《太平圣惠方·针经》补。

2 苦:原作“若”,据《黄帝明堂经》改。

单腹胀，肠鸣。又治泄泻不止，久冷虚惫，中风不省人事，急灸即苏。大治百病，老人虚人泄泻。

水分穴，在下脘下一寸，脐上一寸。治水肿腹胀，四肢浮肿，肠鸣，头目昏沉。宜灸七壮，禁针。

下脘穴，在建里下一寸，脐上二寸。针灸治病同建里。

建里穴，在中脘下一寸。一法：鸠尾下四寸。针六分。治呕饮食。心腹痛。宜灸二七壮。

中脘穴，在上脘下一寸，脐上四寸。一法：鸠尾下三寸。针一寸二分，日灸二七壮至百壮止。治翻胃吐食。心下胀满，状如伏梁，胃胀[1]，伤寒，呕吐清水，心腹痛，五积，痰涎癖块。

上脘穴，在鸠尾下二寸，脐上五寸。一法：巨阙下一寸。针三寸。治心中积热，贲豚气胀，饮食不进，霍乱吐泻，或吐血，乃心血妄行，热则行，寒则止。又治心膈气胀，灸二七壮。

巨阙穴，心之募也。在鸠尾下一寸。拒者小凌强一寸，中有鸠尾拒之[2]。直针三寸，可灸七壮。治症同鸠尾。

鸠尾穴，在臆前蔽骨下五分。一取法：令人仰卧，致下针，令人将冷水一盏，针透皮，即噀水一口于患人面上，患人惊恐，即针入三分半。非高手不可针此穴。岐伯云：针中心，随针而死。中肝二日死，中脾三日死，中肺四日死，中胆五日死。禁灸，灸则令人骨蒸劳热。治五劳七伤，传尸骨蒸，消渴。此穴乃一身之原，诸脉从此行过，乃五藏所聚之地。五藏皆系于心。穴中三寸三分。思岐云：此穴乃一身主宰生血之源道，不可轻针，恐伤于心。宜端坐，仰倒头，于后抬起手于后，方可针。盖头目金木水火土，手亦有六经，头手俱起于心，可亦吊起，故刺之无碍。大治心气，诸病皆治。看症补泻。

中庭穴，在鸠尾上一寸，膻[3]中下一寸六分陷中。直针三分，灸五壮。治胸满噎气，饮食不下，呕血翻胃。

---

1 胀：原作“脘”。据《黄帝明堂经》所载主治，当为“胀”，因改。

2 拒者……拒之：此句《铜人腧穴针灸图经》原作：“鸠尾拒者，少令强一寸。中人有鸠尾拒之。”黄龙祥《针灸腧穴通考》释曰其前一句为：“若鸠尾骨短者，则本穴在鸠尾穴一寸稍多些。”后一句乃说明有人的鸠尾骨会短些。

3 膻：原作“肿”，据《黄帝明堂经》改。下“膻中”穴亦同此误，径改。

膻中穴,在玉堂下一寸六分,直向两乳中间陷中,仰卧取之。治诸气喘,或生肺俱[1],或哮喘,或吐鲜血,胸膈闷闷,上膈气塞。灸二七壮。禁针,针则令人寿夭。

玉堂穴,在紫宫下一寸六分陷中,仰面取之。针三分,灸五壮。主胸满喘息,膺骨痛,吐逆,上气烦心,呕吐,寒疾。

紫宫穴,在华盖下一寸六分。针三分,灸五壮。治胸胁满痛,膺骨痛,饮食不下,呕逆上气,烦心。

华盖穴,在璇玑下一寸陷中,仰头取之。针一分,沿皮向外三分,可灸五壮。治胸膈胀满,咳嗽逆上气喘,不能言语。

璇玑穴,在天突下一寸陷中,仰面取之。针一分,沿皮向外寸半,可灸五壮。治胸膈咽痛,水粒不下。

天突穴,在结喉下三寸宛宛中。一法:结喉下一寸,中央[2]宛宛中,乃阴维、任脉之会也。针一分,沿皮向外一寸,左右皆可治气喘咳嗽,伤寒闭塞,或生乳疖,或疮气壅,或呕吐鲜血,咽喉干燥,生疮,水粒不下,状如鸡声,宜灸七壮。

廉泉穴,在颔下结喉上中央,舌本间。针三分,灸三壮。治舌下肿,难言,瘈疭涎多,咳嗽少气,喘息,呕沫口噤,舌根急缩,饮食难下。

承浆穴,在颐前下唇下宛宛陷中,开口取之。针五分。治偏风,口眼㖞斜,面目浮肿,宜泻,可灸七壮。颈项强痛,不能回顾,亦宜泻。或牙关紧急不开,先泻后补。又治疾灌经络,语言謇涩,暴哑不言。一云:可灸三壮或四十九壮,停四五日,灸多则恐伤阳明脉断,令风不差,此艾炷止许一分半大。

督脉俞穴主症

头背中行共二十七穴

龂交穴,在唇内,齿上缝中央,为任督之会。可逆刺之。针三分;灸三壮。主鼻窒,喘息不利,口㖞僻,多涕,鼽衄,有疮,鼻生息肉,鼻头额颏中痛,鼻中蚀疮,口噤,项如拔,面赤,颊中痛,心烦痛,颈项急,小儿面疮。

兑端穴,在上唇中央尖尖上。灸三壮。主唇吻强,上齿龋痛,颠疾,吐沫,

---

1 生肺俱:义不明。考诸书所载膻中主治,疑作“主肺痈”,不敢遽定。
2 中央:原作“宜潭”,与诸书所载相差太远。今据《黄帝明堂经》改。

小便黄，舌干消渴，衄血不止。

水沟[1]穴，在鼻准下离五分，含水一口，空珠是穴。针五分，吐水，方可补泻。治牙关紧急，口眼㖞斜，唇吻不收，水粒漏出。宜先补后泻也。

素窌穴，在鼻准上陷中。针三分，禁灸。

神庭穴，在额前，直鼻，入发际五分。取法：用手掌后横纹按于鼻，大上中指尽处是上星穴也。先取上星，下五分是穴也。督脉、太阳、阳明之交会也。禁针。治鼻无闻，伤寒鼻流清涕，鼻衄鼻痔等症。宜灸二七壮。

上星穴，直入发际一寸，督脉所发。针一分，沿皮向后。治头风，宜补。不闻香臭，眼疼，不能远视，用细棱针略出血为度。此乃诸物阳热气攻于目，可灸七壮。

囟会穴，在上星后一寸陷中，督脉所发。禁针，针则令人寿夭。可灸二七壮。治面风[2]发肿，鼻塞。

前顶穴，在囟会后一寸半骨陷中。针四分。治头风，目眩，头面赤肿，小儿痫症，鼻流精涕，可灸七壮。

百会穴，在前顶后一寸半，头顶中央。取法：将两耳尖量记，当中是穴。督、足太阳交会。针一分，沿皮向后三分，可灸百五十壮。停三五日讫，绕四围以三棱针出血，以井水淋之，令气宣通。频灸，拔气上升，免令人眼暗。治诸头风，中风不省，言语不能，口眼㖞斜，女人小产，产后恶血冲心，口不开，灸立愈。但头风等症，诸般风痛，偏坠，治皆立愈。取百会、三阴交。

后顶穴，在百会后一寸半，枕骨上督脉气所发。治头风痛不可忍，伤风、伤寒可灸，立愈。

强间穴，在后顶穴后一寸五分。治头风，并心下烦闷，呕吐不止，头项不能回顾。针五分，宜灸七壮。

脑户穴，在强间后寸半。禁针，针则令人哑。宜灸二七壮。治症同强间。

风府穴，在脑户后寸半。一法：项后入发际上一寸，大筋内宛宛中，督脉、太阳脉之后。禁灸，灸则令人失音。主治头项急，鼻衄，咽喉肿痛，中风不语，脊膂强。针五分，不可深，深则令人哑。

---

1 沟：原作"海"，此部位无此穴名。《针灸腧穴通考》"水沟"引《窦太师针经》："在鼻柱下三分，口含水，凸珠上是穴"，其定穴法与该穴同。"空珠"即"凸珠"，据改。

2 风：原作"疯"。据敦煌卷子《灸法图·甲卷》有"灸人面上游风……灸天窗"（见《敦煌医药文献辑校》），"天窗"即"囟会"。故"面疯"实即"面风"，因改。

哑门穴，在项后入发际五分宛宛中，仰头取之。禁灸，灸则令人哑。针五分，不可深，深则令人言语蹇[1]涩。治头颈项痛，不能回顾，舌缓不言，鼻衄伤风，汗出不止，一切头面等症。

大椎穴，一名百劳。在第一椎上平肩节中。针五分，可灸二七壮。治五劳七伤，寒热日作，脊膂强，鼻衄劳嗽，痁疾。

陶道[2]穴，在大椎下，针三分，可灸二七壮。治病同前。

身柱穴，在三椎下间。针五分，灸五壮。治颠疾瘈疭，怒欲杀人，胸热口干，烦渴喘息，头痛，吐而不出。

神道穴，在五椎下间。禁针，灸三壮。主腰脊急强，痎疟，恍惚悲愁，健忘惊悸，寒热往来，热喘，目昏头痛。

灵台穴，在六椎下。针三分，可灸二七壮。治寒热进退，劳嗽久嗽，痰涎，腰脊强痛。看症补泻。

至阳穴，在七椎骨节下间。针三分，可灸七壮。治胫酸四肢重痛，怒气难言。

筋缩穴，在九椎骨下间。针三分，灸七壮。治惊痫狂走，颠疾，脊急强，目转上垂。

脊中穴，在十一椎骨节下间。针三分，禁灸，灸则令人伛偻。治癫痫劳症，腹中积块，心腹疼痛，背脊强，不可屈伸。

悬枢穴，在十三椎骨下间。直针三分，可灸二七壮。治水谷不化，下利，腰脊强痛，不能屈伸，并治一切积块，胸腹痛，胃脘停寒，口吐酸水。

命门穴，在十四椎骨下间。针三分，宜灸三壮。主头痛如[3]破，身热如火，汗不出，瘈疭里急，腰腹引痛。

阳关穴，在十六椎下间。针三分，禁灸。治症同悬枢。

腰俞穴，在二十一椎下间。针三分，灸二七壮。治腰脊痛，或痈疽，四肢无力，并治。

长强穴，在脊骶尾骨端，伏地取之。针一分，沿皮向旁开二寸。大治肠风下血，五肿痔疾，脊膂强痛。可灸三七壮。此痔根聚也。切忌房事注[4]冷之

---

1 蹇：原作“塞”，据文义及字形改。

2 陶道：原字被墨迹遮蔽。据此穴位置、残字形确认为“陶道”。

3 如：原脱，据《黄帝明堂经》补。

4 注：疑为“生”字之误，待考。

物。专治赤痢，大肠有热，下血可泻。

奇穴主症

小骨空二穴，在手小指二节。治眼疼。

大骨空二穴，在手大指二节。可灸七壮。

中魁二穴，在手中指节尖。可灸五壮。治翻胃吐食。

五虎四穴，在食指二节。可灸七壮、治五指坚挛不开。

八斜二穴，在足指缝中。治手背红肿。针宜出血，大效。

独阳二穴，在足第二指内踝尖骨上。可灸七壮。治妇人胎衣不下，男子小肠疝气。

手肘尖骨二穴，在肘骨尖上。可灸七壮。治瘰疬等症。

骨髓二穴，在膝上梁丘两傍开五寸。针寸半，可灸二七壮，治两腿疼痛。

龙玄二穴，在手侧腕上交叉紫脉中。可灸七壮。治牙疼。

内迎香穴，在鼻孔中。治两眼红肿不可开。用芦管或竹叶尖搐之出血。

鬼眼四穴，在手足两拇指爪甲边半肉半爪处是也。用线将手足两拇指并缚，向缝灸七壮。主治癫狂，发时灸之。

海泉一穴，在舌底根当中。用三棱针出血，主治舌肿。

金津一穴，在舌底左边紫脉中。用小三棱针出血。主治舌肿木。

玉液一穴，在舌底右边紫脉中。用小三棱针出血，主治舌肿木。

四脉穴，在膝腕后横纹四畔紫脉上。治忽然肚胀大痛者，霍乱吐泻，人呼为吸沙症。出血神效。

十宣穴，在十指端，井穴出血。治中风不省人事。三棱针出血立效。

两乳中穴，在乳下肋中。针一分，沿皮向外寸半。治妇人乳痈等症，泻男子，忽然气喘泻，可灸七壮立效。

气中二穴，在气海两傍寸半。针入二寸半。治妇人血弱气盛，先补后泻，腹痛肠鸣。可灸三壮。

阑门二穴，在玉茎两傍各开三寸半。针二寸半，或灸三十壮。治偏坠木肾、乳弦等症。

鹤顶二穴，在膝盖骨尖上。或灸七壮。治两腿无力，两足瘫疾。

海底穴，在脬囊海底下十字缝中。治阴中湿痒，外肾生疮。或灸二七壮。泻任脉内已详。

外膝穴，在膝两曲纹尖中。可灸三七壮。治膝挛、筋不开。

内踝尖穴，治牙疼，取穴如前。

至阳一穴，在足小指第二节。可灸七壮。治红肿脚气，眼目红肿疼痛，头运头旋。

足根二穴，在正面后跟，赤白肉际骨下。针三分，弹针出血。可灸二七壮。治红肿脚气，两足生冻疮。

印堂一穴，在眉中间。治孩儿惊风，应百会穴。

岐伯四花穴

治二十四种骨蒸。先取肾腧二穴，然后以口角线量作某字样，却取四寸为准，即脾俞二穴，即肾俞二穴，共四穴。灸，大效。

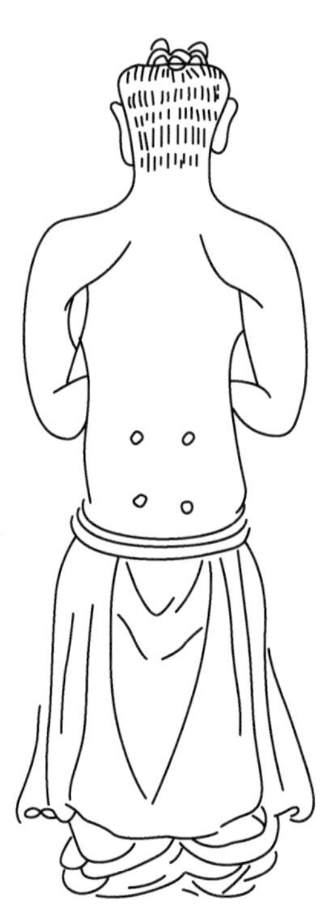

图 42　岐伯四花穴

崔氏四花六穴图

此三穴，名曰串门。此四穴名四花。故曰四花六穴。

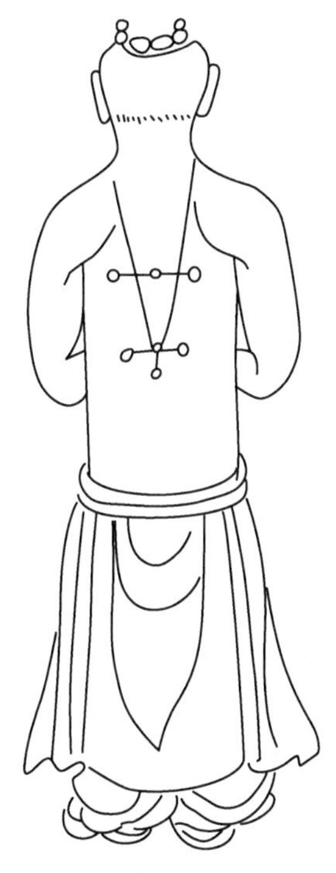

图43　崔氏四花六穴图

崔氏灸治骨蒸劳瘵，若人初得此疾，即便如此法灸之，无不效者。但医者多不得真穴，以致有误。今具真格，使学者一见了然。

先用细绳一条，约三四尺，以蜡抽之，勿令展缩。以病人脚底贴肉量，男取左足，女取右足。从足大拇指头齐起，从脚板底当脚跟中心，向后引绳，循脚肚贴肉直上，至膝腕曲，又中大横纹，截断。次令病人解发，分开两边，令见头缝；自囟门平分至脑后。乃平身正坐，取前所截绳子一头，从鼻端齐鼻尖也引绳向上，正循头缝至脑后，贴肉垂下，循脊骨引绳向下，至绳尽处，当脊骨以量点记。此墨不是灸穴。别以稻秆心，令病人合口，将秆心按于口上，两头至吻，却勾起秆心中心至鼻端根下，如“人”字样，齐两吻截断。将秆展直，于先在脊中墨记处，取中横量，勿令高下于秆心两头，以墨记之，此是灸穴，名曰患门二穴。初灸七壮，累灸至一百壮妙。初只灸此二穴，次令病人平身正坐，稍缩臂膊，取一绳绕项，向前平结喉骨，骨平大杼骨，俱以墨记。向前双垂下，与鸠尾齐，即截断。

却翻绳向后，以绳原点结喉墨，放大杼上；大杼墨放结喉上，脊中双绳头齐会处，以墨点记。此亦不是灸穴。别取秆心，令其人合口，无得动笑，横量齐两吻，截断，还于背上墨记处折中，横量两头，点之，此是灸穴。又将循脊直量，上下点之，此是灸穴，名曰四花穴。初灸七壮，累灸至百壮，迨疮愈。疾未愈，依前法复灸。故云"累灸至百壮"。但当脊骨上两穴，切宜少灸。凡一次只可灸三五壮，多灸恐人蜷背。凡灸此六穴，亦要灸足三里穴，以泻火气为妙。若妇人缠足，以致足短小，所以一次患门穴难以准量，但取右手眉髃穴，贴肉量至中指为尽亦可。不若，只取膏肓穴灸之，其穴载于足太阳经。次灸四花穴亦效。

万康叔四花穴图

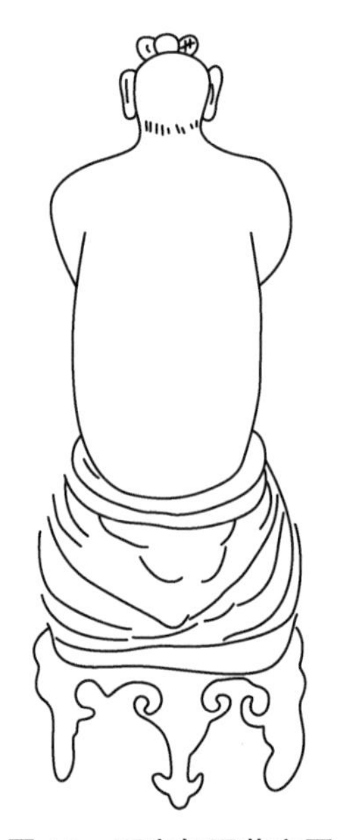

图44　万康叔四花穴图

万氏灸治劳症，第四椎骨下中心各取二寸，两边各垂下二寸是穴。俱灸五壮。治虚劳咳嗽。更于三椎下脊中，灸三壮而安。

○治黄肿病，将线于颈上过，则□[1]头复住，将线转则背上住，横各一寸半；又用线则脐中住，又复线则背脊止，却各一寸半阔，灸。

○治肠风脏毒下血，宜平立，视脊骨平处，椎上灸七壮。或年深岁久，下椎骨两傍，各灸七壮。

1 □：此字残，左似"女"字旁，右大部残脱。此法未见其他书籍记载，故无考补。存疑。

校后记

《医学原始》9卷为医学基础理论及针灸书,清·王宏翰著辑于康熙二十七年(1688)。康熙三十一年(1692)体仁堂初刊,此本今仅残存前四卷。另日本存有据初刊本抄成的江户时期抄本全帙。以上即今校点底本。

一、作者与内容特点

据底本各卷卷首署名,《医学原始》为“王宏翰著辑”。王宏翰,字惠源,号浩然子,清康熙间云间(今上海松江)人。该书韩菼序提到“闻王子为文中子之裔,河汾家学,独得其传”。沈宗敬序亦载:“王子乃文中子之裔,而儒本家传,因知其探程朱之奥,明太极西铭之理,以儒宗而演羲、黄之学,宜其阐发之精也。”文中子即隋代大儒、哲学家王通(584—617),绛州龙门(今山西河津)人。韩菼借此以示王宏翰有家传儒学的深厚根底。王宏翰之祖王国臣、父王廷爵皆为儒士。王宏翰自幼“勤习儒业,博学遍览。因母病癖,潜心岐黄,参究有年”(韩菼序),可见家传儒学的经历对作者探讨医理确有深刻的影响。

王宏翰自叙也介绍了其所学渊源:“从师讨究,博访异人,而轩岐、叔和、仲景、东垣、河间诸家,及天文、坤舆、性学等书,罗核详考”。由此可知除传统儒学、医学之外,王氏还得到了“异人”“性学”之传。他说的“异人”,指明末清初在华的西洋传教士。据考王宏翰世受西学影响,广涉西书,且入天主教[1]。其书明确提到的西士有意大利天主教耶稣会传教士艾儒略(Julio Aleni)、高一志(Alphonso Vagnoni)。其中艾儒略所著《性学㡳述》(1624年刊),介绍人体五官功能、各种知觉及寿夭生死之理;高一志所著《空际格致》则介绍古希腊四元行说及若干解剖知识。王氏所云“性学”,即西洋教士阐发西洋灵魂与身体相关的性命之学。这些与中医传统理论迥然不同的西来之学,给王宏翰以“披云睹日”般的震撼,也给他的《医学原始》增添了新的内容。

《医学原始》,即探究医学的本原,性命的“本来之原”。王氏引进西说,谓“元神、元质”乃人立命之原。“元质”又本于“四元行”(火、气、水、土),“资饮食而成四液,繇四液以发知觉,而五官、四司,得以涉记明悟”,从而使人具有不同于其他生物的灵性。王氏进而论五脏六腑,解释胎生(先天)病原;又于各脏腑之下,详论经脉络穴起止病原;兼述周身腧穴主病及针灸补泻之法。

---

1 范行准《明季西洋传入之医学》卷一对此有详细介绍。

以上即《医学原始》的主体内容。

《医学原始》前两卷主述“立命之原”，运用西来性命之学，解释人之受形立命本原，胎分男女之因，元神与灵性、元质与知觉的关系，并阐释“四元行”理论体系的构成与运用，以及“四液”（黄、黑、白、红四种体液）的形成与作用。此外，又详述人知觉相关的外五官（视官、闻官、嗅官、啖官、触官）、内四司（总知、受相、分别、涉记），解释与脑功能相关的印象、甄别、记忆、寤寐睡梦等，其中许多理论与中医传统理论完全不同。

该书其余7卷，内容与风格为之一变。卷三至卷五，次第介绍中医的经脉营卫呼吸、骨度、内景。然后以脏腑为纲，每一脏腑先出图说与脉诊，次列相应的经脉腧穴图说，讲述经络循行途径与相应的腧穴位置。卷六论奇经八脉及其病状。卷七至卷九以腧穴主症为中心，介绍各种针灸治疗方法，与临床联系密切。要之，该书前两卷内容属于中医基础理论，后7卷则属针灸学范畴。

王宏翰《医学原始》属于早期引进西医知识较多的中医著作之一。其中使用的许多新名词术语，被日本医家翻译西医书籍用作参考。王宏翰介绍的“四元行”“四液”等说乃是西方旧式传统理论。至明末清初，西方医学在解剖、血液循环等方面的新发现、新理论迭出，旧式理论日渐式微，不受待见。而在中国，其时传统阴阳五行、气血营卫理论根基深厚，如日中天，与临床结合紧密，故很难理解、接纳外来的“四元行”“四液”等学说。尽管其中脑主记忆等说颇为新鲜诱人，却无法动摇中医理论的根基。因此，清初出现的《医学原始》虽然对考察西医传入具有重要的参考价值，却无法对当时的中医理论体系产生影响。也因此该书虽经刊行，清代却再无翻印本，在中国也无全帙存世。

二、底本流传及校勘用书

据《医学原始》现存的序与自叙，可知该书在撰成后数年就由体仁堂刊行。清•赵魏（1746—1825）《竹崦庵传钞书目》著录了王宏翰《医学原始》，其卷数却仅为一卷[1]，可见残损严重。国内中华医学会上海分会图书馆藏康熙初

---

1 转引自李茂如等编著的《历代史志书目著录医籍汇考》。

刊本《医学原始》，亦仅有前4卷。

初刊本残卷之前有康熙三十一年韩菼、康熙二十八年徐乾学序，康熙二十七年王宏翰“医学原始自叙”。次为目录，其中仅有前4卷之目，卷四之末原有“五卷”二字，被剜去。次为正文。该残本于1989年被作为《明清中医珍善孤本精选十种》之一影印问世[1]。该书诸序均未提及原书卷数，影印本“内容提要”也未检查书中内容，就断言该书四卷[2]。须知该书卷四有三焦、肺、心、心包络、脾、肝、肾，合计为五脏两腑。按王宏翰自叙，其书“一藏一府之下，详论经脉络穴起止病原，分列每经正侧细图，致内照灼然，及奇经八脉之奥，亦并陈缀”。据此，卷四之后还应该有胃、小肠、大肠、膀胱四腑，以及奇经八脉。故谓该书全帙为4卷并非事实。

本世纪初，在从日本抢救复制回归中国散佚古医籍时，发现日本国立公文书馆内阁文库尚存有王宏翰《医学原始》江户抄本全帙，遂将其复制回归。该抄本8册，书号：302-83。抄本首为手绘底本扉页，题字为“致知格物洞彻性理/云间王惠源先生著/医学原始/体仁堂藏板”。据此可知，该抄本的底本即康熙体仁堂刻本。该本依次有康熙三十一年韩菼序、缪彤序、徐乾学序，康熙二十八年沈宗敬序，二十七年王宏翰“医学原始自叙”。比初刊残本还多出缪彤序。此后为原书目录，其中卷四之目后，还有五到九卷的目录，其内容与王宏翰自叙所言吻合。其后为正文。对照现存康熙初刊本，抄本虽无版框行格，但其每半叶9行，行20字，与初刊本全同，据此，可以认定此江户时期抄本的底本就是康熙间体仁堂刻本，该抄本高27.4厘米，宽18.6厘米，无抄写人名。

此江户抄本卷首有藏书印六枚，依次为“石川文库”“多纪氏藏书印”“江户医学藏书之记”“大学东校典籍局之印”“图书局文库”“日本政府图书”。此六印中，除“石川文库”之印来源不明外，其余五印，均为该书曾为多纪家藏书，后归江户幕府官办医学馆，明治间再转藏大学东校、图书局文库、内阁文库时所钤。

将日本江户抄本与康熙刻残本比较，前者为全帙，还有残刻本所无的缪

1 见《明清中医珍善孤本精选十种》收录的清·王宏翰《医学原始》。

2 影印四卷本清·王宏翰《医学原始》书前的“内容提要”称“《医学原始》四卷”，实误。

形序，以及少数初刻残本原缺之字，后者为残本，故江户抄本更能反映《医学原始》的全貌。但抄本毕竟经过转抄，且抄写水平并不高，故其转绘的图形、文字准确性等方面自然也不如残刻本。此外，抄本卷二原脱两叶，卷四有两处装订错简，此均须据残刻本予以补正。有鉴于此，本书校点时，前四卷采用双底本方式，即同时使用康熙初刻残本与日本江户抄本，择善而从。尤其是前4卷的附图，均从残刻本中复制。

但该书卷五至九，仅有江户抄本，此外世间再也没有可供对校之本。抄本中的错字及墨迹污损处较多。遇此种情况，只有追溯原书所引的文献，或就原书腧穴的部位主治等，遍查各种清初以前古医籍所载相应的内容，予以订正。详见下文。

三、校点中所遇问题与处理法

《医学原始》的校点，前4卷有原刻本残卷，故校点时花在纠正错简、校勘错字、墨迹遮蔽方面的功夫大大减少。本次校点之前，已经根据原刻本纠正了抄本的错简、缺叶问题，并在校点本相应之处予以注明，故不赘述。原刻本字大而工，每卷又由王宏翰的儿子王兆文（圣来）、王兆武（圣发）、友人郑元良（萍斋）、尤乘（字生洲，苏州名医）、卢敏元（恺士）等校订，且多数有简单的句读，这对该书前四卷的校勘、标点多有裨益。

但该书在进入“详论经脉络穴起止病原”部分时，出现了“注中有注”的情况，例如“手少阳经脉络筋穴图说考”之下论经脉络穴的文字为：

手少阳之脉起于小指次指之端上出次指之间循手表腕……此经起于小指次指之端关冲穴在手小指次指端去爪甲角如韭叶上出次指之间液门穴在手小指次指间陷中中渚穴在手小指次指本节后间陷中循手表腕表为阳部故手少阳循手表腕上陷中阳池穴在手表腕上陷中也出臂外两骨之间上贯肘……

此段注释经络循行的小字中，又再增注所经之腧穴位置的文字。古书只有大小字两种字号，不可能再用更小的字。如此则给现代标点带来了麻烦。即便能将文字予以断句，也无法方便读者理解这种“注中有注”的表达形式。为此，本书把“注中注”用圆括号括起来，既使腧穴位置明了，又不影响阅读经络循行的文字：

手少阳之脉，起于小指次指之端，上出次指之间，循手表腕……此经起于小指次指之端关冲穴（在手小指次指端，去爪甲角如韭叶），上出次指之间液门穴（在手小指次指间陷中）、中渚穴（在手小指次指本节后间陷中），循手表腕，表为阳部，故手少阳循手表腕上陷中阳池穴（在手表腕上陷中也）。出臂外两骨之间，上贯肘……

古籍中“注中有注”的情况比较少见，本书尝试采用加圆括号的方法是否合理方便，也希望能接受读者的检验。

《医学原始》出自儒学出身的王宏翰之手，故其所引文字大多都能出示原文出处。但在古籍中，引文出处并无法定规矩。因此《医学原始》出示的文献出处或用书名（如《灵枢》《素问》等），或用某书中的篇名（如《天年篇》《金匮篇》《淫邪发梦篇》《修明堂式》等），或用作者名（如艾儒略、吴草庐、泰西南怀仁、钱豫斋、张鸡峰等），这对利用所引文献旁校文字十分不利。好在本书的职责是“校点”而非“注释”，故凡例中规定“若文理通顺，意义无实质性改变者，不改不注”，故无需每条引文均予追溯原文。该书所有引文的文献准确出处，惟有留待后来注释研究该书者来完成。

《医学原始》卷五至九惟有江户抄本存世。此手抄本书法尚可，但与刻本相比，不仅文字清晰准确度降低，还消除了刻本的句读，错别字陡然增多，尤其是一些形似字（如“肓”“盲”、“顶”“项”等），经常混用。第九卷还常出现墨迹遮蔽文字现象。对此，本书校勘文字，只有追溯其引用原文，予以纠正。若未出示引文出处者，则考察经络穴位的位置、功用，以作为判别原字的证据。在这方面，黄龙祥《针灸腧穴通考》一书成为本书寻找校勘线索的重要参考书。该书分经考穴，广搜古代针灸典籍原创之论，文献出处详明，考证精细，从而为本书校勘未出示引文的条文提供了重要线索。

《医学原始》曾在2010年有王咪咪首次校点本。本次校点在汲取首次校点成果的基础上又进一步予以考订改进。其中可能还有不完善之处，敬请读者批评指正。